中国有了疼痛科

——疼痛科建科十周年

韩济生　主　编

北京大学医学出版社

ZHONGGUO YOULE TENGTONGKE: TENGTONGKE JIANKE SHIZHOUNIAN

图书在版编目（CIP）数据

中国有了疼痛科——疼痛科建科十周年 / 韩济生
主编 . -- 北京：北京大学医学出版社，2018.5
ISBN 978-7-5659-1792-9

Ⅰ . ①中 ⋯ Ⅱ . ①韩 ⋯ ②樊 ⋯ Ⅲ . ①疼痛—诊疗
Ⅳ . ① R441.1

中国版本图书馆 CIP 数据核字 (2018) 第 075752 号

封面题词 © 韩济生

中国有了疼痛科——疼痛科建科十周年

主　　编：韩济生
出版发行：北京大学医学出版社
地　　址：（100191）北京市海淀区学院路 38 号　北京大学医学部院内
电　　话：发行部 010-82802230；图书邮购 010-82802495
网　　址：http ://www.pumpress.com.cn
E － mail : booksale@bjmu.edu.cn
印　　刷：北京圣彩虹制版印刷技术有限公司
经　　销：新华书店
责任编辑：陈　然　　责任校对：金彤文　　责任印制：李　啸
开　　本：889mm×1194mm　1/16　　印张：16.5　　字数：380 千字
版　　次：2018 年 5 月第 1 版　2018 年 5 月第 1 次印刷
书　　号：ISBN 978-7-5659-1792-9
定　　价：198.00 元

《中国有了疼痛科》
——疼痛科建科十周年
编辑委员会

顾　问　韩启德　张雁灵　饶克勤

主　编　韩济生

副主编　王福根　樊碧发　于生元　刘延青

编　委 （按姓氏笔划排序）

于生元	万　有	万笑笑	王　文	王　昆	王全美	王杰军
王泉云	王家双	王祥瑞	王福根	卢振和	冯　艺	吕　岩
吕国蔚	任莉梅	庄志刚	刘　慧	刘小立	刘延青	刘晓光
齐金石	关新民	孙　燕	严相默	李仲廉	李荣春	李勇杰
肖　军	吴大胜	吴云松	吴玉莲	吴承远	汪言安	宋文阁
张少臣	张达颖	林　建	郑汉光	郑宝森	赵　英	赵志奇
赵　磊	俞永林	夏仁云	夏令杰	高崇荣	黄　东	黄　丽
崔健君	康妹娟	蒋乃珺	蒋宗滨	韩济生	傅志俭	谭冠先
熊东林	熊利泽	樊碧发	薛荣亮	戴　丹		

代　序

中国疼痛医学大会暨疼痛科成立十周年新闻发布会讲话

尊敬的韩济生院士，尊敬的各位来宾，同志们，朋友们：

今天我们在这里召开中国疼痛医学大会，同时纪念疼痛科成立十周年，是一件大事。我至今仍然清楚记得，十年前的大会上，吴阶平院士和我见证中国疼痛科宣告成立，并对疼痛学科发展寄予厚望。但是真没有想到仅在短短十年里，我国疼痛医学就取得了如此飞速的发展。从事疼痛医学的医务人员、医师队伍迅速壮大，到疼痛科就医的病人数量也增加了十倍。我为疼痛界的同事们感到自豪，发自内心地赞赏和钦佩大家发愤图强的精神，由衷感谢大家！

中国疼痛医学事业的发展离不开韩济生院士的致力推动。记得20年前，我还在北京医科大学担任部分领导工作，韩院士提出要发展疼痛学科，当时我对此十分认同，努力为他在校医院楼上找出不到一层的空间。外面挂的牌子比较大——"中法疼痛治疗中心"，实际上规模却很小。但星火燎原，他和同事们逐渐把疼痛学科建设了起来。2007年，在国家卫生部的大力支持下，在包括各地从事疼痛医学领域研究的医学专家等各方的努力下，疼痛医学终于在我国正式建科了。又经过十年，发展到今天，成就了这样一个竞相绽放的局面。我相信在大家的努力下，中国疼痛医学一定会在世界上占有一席之地。

回顾往事，韩济生院士之所以能在20年前就提出发展我国疼痛学科，缘于他的经历。1965年，周总理提出要研究针刺麻醉，韩院士首批进入这个领域。1972年，也就是45年以前，他首先用兔脑交叉灌流实验证明针灸通过释放一定的化学物质产生作用。此后，他不断发现新的机制。到了30年前的1987年，韩院士出版了论文集《针刺镇痛的神经化学研究原理》（第一卷）。又过了10年，在1997年美国国立卫生研究院主持的听证会上，他向全世界介绍关于针刺镇痛的神经化学研究成果。现在，这些基础研究的成果已经广泛应用于疼痛医学的临床实践。

一位学者在 52 年的时间里坚持从事一个方向的研究，始终不改初衷，最后取得成果，并不断推动扩大应用，实在难得，值得医学界和科学技术界广大成员学习。韩济生院士这样的精神若能得到弘扬，相信我国医学、科技事业的发展一定会呈现出更加欣欣向荣的景象。

　　在今天这个场合，我也感到有一点小小的遗憾。屠呦呦女士因为发现青蒿素获得了诺贝尔奖。实际上，针刺镇痛的应用更加广泛，更好地保持了传统医学的精髓，也是中国人率先在作用机制研究方面取得的重大发现，但在国内外却还没有得到应有的认可。我们大家应该更好地发掘历史，向世界表明我们的贡献。与此同时，也应当看到我们对针刺镇痛原理的了解，尤其对经络本质的了解还太少，系统的临床研究也不够，当前迫切需要组织大规模跨学科的深入研究，并且把基础研究和临床研究更好结合起来。

　　我相信，金子总会发光。经过我们的努力，针灸乃至整个中国传统医学一定会在和现代化结合的道路上走得更高更远，为世界做出重大贡献。

　　谢谢大家。

中国科学院院士
中国科学技术协会名誉主席

前　言

历史的魅力就在于时空不能原样再现，已经发生的事物永远不可重复。留存在脑子里曾经鲜活印象也必然随时间而淡化，最终趋于消失。为了积累和发扬正性经验，避免负性经历重犯，忠实、及时地记录历史显得十分必要。

在医学界，随着新诊疗手段的不断出现，新治疗方法的不断积累，对疾病的认识也在不断更新。与以上日新月异的诊疗方法相比较，疾病分类学上的"诊疗科目"是相对稳定的。医学诊疗科目分为不同级别，内科、外科等称为一级科目，内科中的心血管、呼吸等称为二级科目，其下又有三级科目。但无论是哪一种科目的疾病，最常见的症状之一就是疼痛，所以人们把病和痛结合在一起，称为"病痛"。从进化的角度来看，疼痛常常发挥着一个警示作用，提醒你注意，有危险需要加以防范，有疾病需要及时治疗，在这个意义上，可以将"疼痛"奉为保持健康第一功臣。但事物都有两面性。警铃的声音再响也无人责备；但如果事件已经处理而警铃继续长鸣不停，则铃声本身已经转化为令人厌恶的魔咒。这就是"急性痛是好痛，慢性痛是坏痛"这一简明表述之根源。严重的慢性痛挥之不去，令人烦恼痛苦，甚至可以达到"痛不欲生"的地步。

对待顽固疼痛的态度因文化而异。中国古代往往把忍受疼痛列为英雄壮举。但现代科学已经发现，慢性疼痛对人产生种种不利影响，例如精神上的抑郁、焦虑，继而影响睡眠和思维，降低免疫力导致体质虚弱，严重者甚至产生轻生念头（生不如死）。因此，有了慢性痛应提倡及时就医，得到及时诊断和有效治疗，被认为是公民的应有权利，也是医生的神圣职责（韩启德副委员长语）。但鉴于慢性痛种类复杂多样，难以确切诊断和精准治疗，有必要建立一支专业的疼痛医疗队伍，建立一个一级诊疗科目加以应对。这方面，中国的疼痛医学发展已经走在世界前列。2007 年 7 月 16 日原国家卫生部发布 227 号文件，在全国二级以上医院建立独立的疼痛科，专门诊治慢性痛，不论顽固慢性痛的严重程度如何，都要负责到底，加以诊治，彻底排除了"轻痛科科都能看，重痛哪科都不管"的现象，真正做到"为民除痛，造福人寰"，受到广大疼痛病人赞美称颂。

2017 年恰逢中国疼痛科成立十周年。中国卫生行政部门出于对人民痛苦的关心，成立疼痛科，继而在全国建立 6 个疼痛重点学科点，最近又在此基础上发展疼痛专科医联体网络，尽量争取使经济发展进度较低的地区也能通过医联体得到经济发达地区同样水平的疼痛医疗服务，这都是世界级的创新之举，值得加以总结、发扬光大。中国疼痛医学能得到这样高速有效的发展，要归功于疼痛学界同道不畏艰难、持之以恒的执着精神。这是坚持学医初心、不忘普济众生的一个实例，也是对当今呈现的某些浮躁之风的一个否定。

为了忠实记录历史，发扬坚持奋斗精神，我们在举办中国疼痛医学大会纪念疼痛科成立十周年之际，发布本书，借事实和人物，用文字和照片，为中国疼痛科的发展历程及与广大疼痛医学队伍共同奋斗的奠基者、开拓者的奉献精神代代传承下去，以期作为后世同行之参鉴。

中国科学院院士

北京大学博雅讲席教授

目 录

第一章

中国疼痛医学发展历程

第一节　十年回顾——中国有了疼痛科

中国疼痛医学大会暨疼痛科成立十周年新闻发布会讲话

——韩济生

中国有了疼痛科，这个标题有点口语化，意思是中国的医学界出现了一个全新的事物："疼痛科"。这个新事物不是突然出现的，是经过了将近四十年的酝酿、筹备、奠基，再加上十年的奋斗，才有了今天局面。在今天这个大好日子，回顾既往，总结过去，是为了更好地展望未来（图1-1-1）。所谓"物有本末，事有始终。知其先后，则近道矣"《大学》。

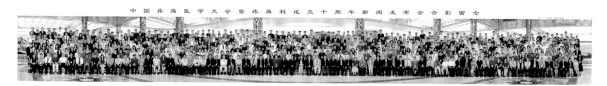

图 1-1-1　中国疼痛医学大会暨疼痛科成立十周年新闻发布会合影留念（人民大会堂 2017.7.15）

针刺研究培养了疼痛医学人才

大规模的针刺研究从 20 世纪 60 年代中国大陆开展针刺麻醉原理研究时开始，得到了周总理的关怀和支持，全国的很多大学校和科研院所都开展了针麻原理研究（图 1-1-2），这为中国疼痛医学的发展奠定了人才基础，也为中国神经科学的发展奠定了良好基础（编写神经科学大型专著：《神经科学纲要》，图 1-1-3）。

针刺镇痛原理研究的开展，为中国的针刺疗法推向国际做出了贡献。20 世纪 70 年代以前，国际上有关针刺的科研论文风毛麟角。1997 年美国国立卫生研究院（NIH）举办的针刺疗法听证会是一个转折点，这个为期两天半的大会与会者一千余人，多数为医务人员，也包

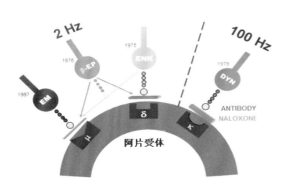

图 1-1-2　针刺镇痛神经化学原理之一

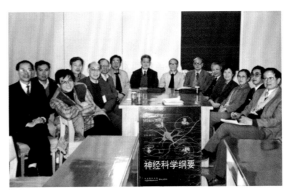

图 1-1-3　《神经科学纲要》编委会（1992）

括律师和医务政策制定者。我有幸被邀请作为学术活动的第一个报告人，把我们中国针刺镇痛的科研成果介绍给大家，让世界了解针刺镇痛的有效性和科学性，明确了针刺镇痛不只是简单的"心理作用"，而是有其物质基础。从此以后，NIH 增加了一个称为"辅助疗法研究中心"的机构，在大量科研基金的支持下，有关针刺的科研论文数量直线增长（图 1-1-4），至今未衰。我的科研团队也连续 13 年得到 NIH 的科研资助。我们对针灸国际化的另一个贡献是制定电针仪的国际标准。2012 年国际标准组织（ISO）在韩国召开会议，授权中国为主，联合韩国、日本和加拿大制定电针仪的国际标准（图 1-1-5）。

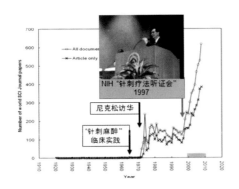

图 1-1-4　NIH 听证会后与针刺有关的论文数量急剧增加

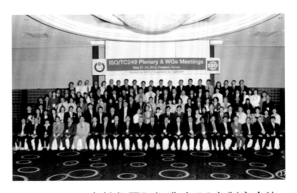

图 1-1-5　电针仪国际标准（ISO）制定会议

从 1979 年以来，我应邀访问了 27 个国家和地区，做了 209 场学术报告，介绍了中国针灸的最新科研成果（图 1-1-6）。2010 年在加拿大蒙特里尔举办的第 13 届世界疼痛大会上，我应邀做了针刺镇痛原理的报告，在会后一年内该报告的点击率在 21 个大会发言中位列第三，充分说明了国际疼痛学界对针灸的兴趣（图 1-1-7）。

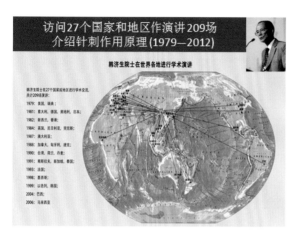

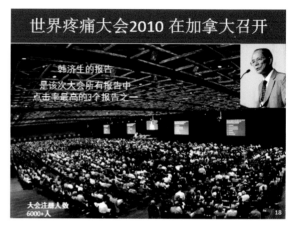

图 1-1-6　国际演讲活动　　　　　图 1-1-7　2010 年世界疼痛大会（加拿大）

2012 年在意大利米兰举办的第 14 届世界疼痛大会上，我获授 IASP 荣誉会员的资格（全球总共 35 位）（图 1-1-8）。这也是对中国疼痛医学的一个肯定。

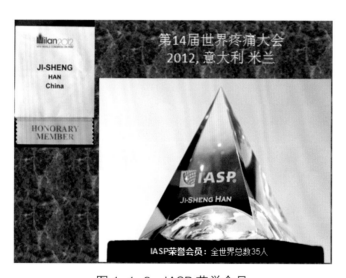

图 1-1-8　IASP 荣誉会员

疼痛研究从基础走向临床

1995 年，在时任国家卫生部陈敏章部长的帮助下，法国 UPPSA 疼痛研究所和原北京医科大学合作成立了"中法疼痛治疗中心"（图 1-1-9）。当时设在北京医科大学校医院二楼的"中法疼痛诊疗中心"不仅有疼痛门诊，而且有 18 张病床，既有临床工作，也有科研和人才培养，成为医、教、研三结合的新型机构。该中心前后共开展了十三届全国性的疼痛医学培训班，对于训练培养我们自己的疼痛医师起了重要作用（图 1-1-10）。

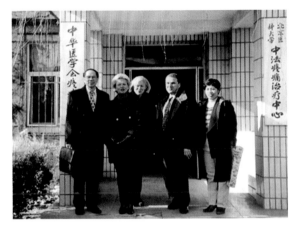

图 1-1-9　北京医科大学中法疼痛治疗中心

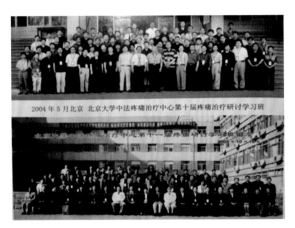

图 1-1-10　北京医科大学中法疼痛学习班
（第十届、第十一届）成员留影

国内外学术交流

1979 年，我第一次到美国参加国际麻醉药疼痛研究学会（INRC）和其后的国际疼痛会议（IASP）。在参加会议的过程中，我们对如何深入开展跨学科学术交流进行了深入学习。1989 年在北京举办了东西方国际疼痛会议（图 1-1-11），奠基会员 164 人。在今天的大会上，当年 164 位奠基会员中尚有赵志奇、王福根、高崇荣、宋文阁、张立生等人参会（图 1-1-12）。

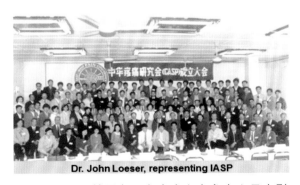

图 1-1-11　首届东西方疼痛大会参会人员合影

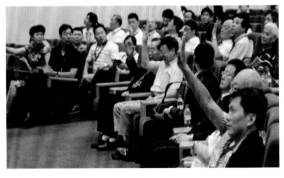

图 1-1-12　参加本会的 1989 年中华疼痛研究会部分奠基会员

特别感谢当时的 IASP 总干事 John Loeser 专程前来参会。会议期间成立了中华疼痛研究会，次年即成为 IASP 的中国分会。1989—2010 年前后共举办了 7 届东西方疼痛会议，对于了解国际疼痛学发展趋势大有裨益。

2015—2016 年我们发展了 IASP 会员 300 余人，总数达到 400 余人。2016 年在日本举办的第 16 届世界疼痛大会上也有了中国的专场报告。值得提及的是，在日本参加会议期间，樊碧发教授应邀到日本国会众议院参加慢性疼痛立法听证会并做主旨发言（图 1-1-13），介绍了中国建立疼痛科和中国疼痛医学的发展现状及进一步发展趋势。发言引起了日本疼痛学界及政界的重视，并明确表达了借鉴中国经验的愿望。

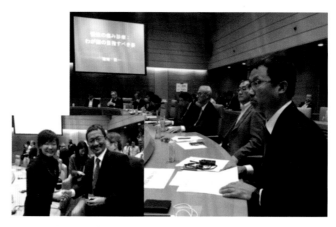

图 1-1-13　樊碧发教授在日本国会众议院介绍中国疼痛科的现状与未来

创办《中国疼痛医学杂志》和编写疼痛教科书

为了提高专业医师水平，《中国疼痛医学杂志》于 1995 年创建。由于疼痛医学是新兴学科，办刊初期收到的稿件需要花费大量时间与精力加以修改，经过多年努力，疼痛医学领域的科研水平与稿件质量同步提高，表现在《中国疼痛医学杂志》的影响因子逐步升高；有国家级基金资助的论文也进入快速增长期；这两项参数仍然是我们继续努力的目标。

2000 年，应中华医学会要求，我们组织编写了《临床技术操作规范·疼痛学分册》(2004)和《临床诊疗指南·疼痛学分册》（2007）两本书。这两本书和 2012 年编写的《疼痛学》集中了 10 年来疼痛临床医学界的智慧，代表着一个时代的产物。对促进疼痛医学发展、规范疼痛医学的诊疗行为起到了重要作用（图 1-1-14）。

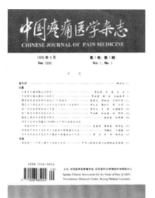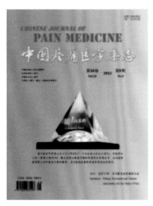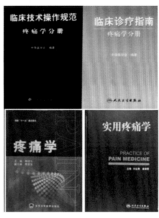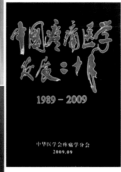

图 1-1-14　中国疼痛医学杂志 (1995 年创刊) 及疼痛医学出版物

原国家卫生部卫医发（2007）227 号文件和国家临床重点专科的建立

关于申请成立疼痛科确实是一个漫长的过程。中华医学会副会长兼秘书长吴明江在 2007 年新闻发布会上深情地回顾了这个过程。他说："5 年前我在医政司担任副司长，韩济生院士作为中华医学会主委带领有关专家拜访医政司，希望能在编制系列中设立疼痛科。我调到医学会 3 年了，韩院士又到医学会找我，反映医疗卫生界专家的意见。当时在医学会征求各方意见，关于是否成立疼痛科看法是不一致的。韩院士说，'我已经 70 多岁了，我做了一辈子疼痛医学，现在唯一的愿望就是以我现有的精力反映同行的意见，在卫生行政部门的支持下设立疼痛科'。我必须说，我们疼痛专业领域里这些专家孜孜以求的精神确实令人感动"。

今天大会的开幕式上中国医师协会张雁灵会长说，卫生部每天对外签发很多文件，但没想到这 227 号文件的签发引起这么大的动静。并不是每个文件都能产生这么大的影响力，这代表着 227 号文件反映了医学的发展方向，反映了人民的实际需求。

记得正当我们申请成立疼痛科的工作面临巨大困难时，吴阶平院士伸出援手，建议我们向医学界院士说明情况，请求支持。包括吴老在内的 18 位院士（韩启德、裘法祖、王忠诚、吴孟超、汤钊猷、顾玉东、郭应禄、孙燕、王世真、胡亚美、樊代明、陈可冀、沈自尹、秦伯益、杨雄里、陈宜张及韩济生）亲笔签字的支持信对于建立疼痛科起到了临门一脚的关键作用。10 年来我们通过具体行动给了 18 位院士们一个实实在在的回答，没有辜负他们的大力支持和对我们殷切期望！

原国家卫生部领导，特别是医政司有关领导深入研究，倾听了我们的意见，认真分析利弊，审时度势，协调了各方认识，终于签署了 227 号文件，于 2007 年 7 月 16 日向全国发布。

当时我正在哈佛大学进行科研合作，得此消息心情真的是无比激动！赶紧回国。2007年10月14日世界镇痛日前夕，在中华医学会疼痛学分会2007年会上召开新闻发布会（图1-1-15~16），吴阶平副委员长、韩启德副委员长、卫生部陈啸宏副部长、殷大奎副部长、医政司领导、美国疼痛医学会候任主席Dubois教授等分别致辞，国际疼痛学会主席Jansen博士特为此发来贺电。

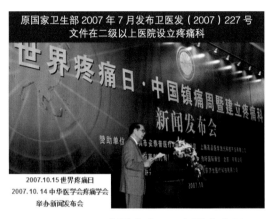
图1-1-15　世界疼痛日/中国疼痛周

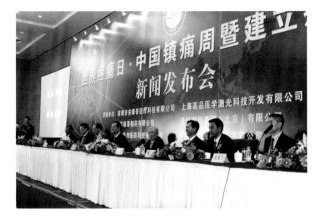
图1-1-16　建立疼痛科新闻发布会

回首过去，在我们成立疼痛学会的首个十年里，真的是工作量极大，时间极为紧迫。涉及的问题既多，需要解决的时限又短：合法行医的医师需要资格证，年轻医师要有晋升通道，疼痛业务范围有待确定，物价部门需要核定治疗费用标准，疼痛科质量监控体系需要建立，国家临床重点专科有待确认……，最后走到专科医联体的建立。回想这一步一步，每步都非常艰难。可以非常明确地说：如果没有一个无私奉献、团结奋进的团队，靠任何一个人，纵有三头六臂，也绝对完成不了这些任务。所以说，团队的力量，合作的力量是无穷的。我们今后一定要牢记这个要诀，决不能违背！有人说，创业难，守业并加以发展更难。到此我才更好地理解习主席关于"不忘初心"的叮嘱，是何等铿锵有力！

这里需要特别提一下临床重点专科的评审工作。我们疼痛科是2007年刚刚建立的科室，如果不加以特殊的努力，基本上不可能进入重点学科评定。但实际上，2013年我们就有了第一批6家医院通过了国家级临床重点专科建设项目的评审工作（图1-1-17），分别是原国家卫生计生委中日友好医院、山东省立医院、四川大学华西医院、南昌大学第一附属医院、深圳市南山区人民医院、广州医科大学附属第二医院。有了6个重点学科作为骨架，使得我们学科有更好的发展，我们将来还会有第二批、第三批的机会。在此我要向有关同仁致以诚挚的感谢。

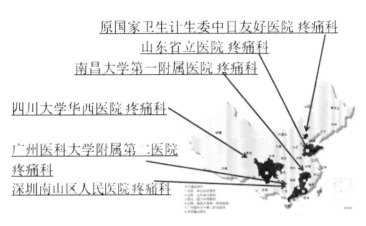

图 1-1-17　国家临床重点专科建设项目

疼痛科创业十年的业绩

在 2007 年建立疼痛科的新闻发布会上，时任全国人大常委会副委员长的韩启德院士给我们的题词是："免除疼痛是患者的基本权利和医师的神圣职责"。2009 年韩启德院士的题词是："廿载奋斗孜孜以求镍而不舍；建科创业消除顽痛惠及众生"。马晓伟副部长的题词是："为民除痛，造福社会"（图 1-1-18）。这些题词，具有长远的指导作用！

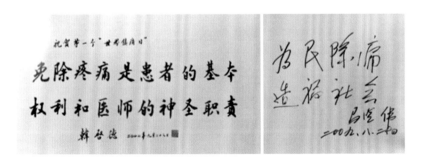

图 1-1-18　社会各界支持疼痛科建设

据初步统计，十年来疼痛科就诊病人总数由 80 万人次增长到 794 万人次，住院病人数由 6.1 万人次增长到 48.2 万人次。这都是疼痛科工作人员齐心努力干出来的。特别是有的地区，经济条件不是十分发达，但在上列指标上位居前列，令人油然产生发自内心的感佩（图 1-1-19～22）！

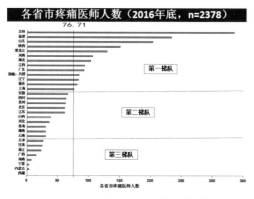

图 1-1-19　各省市疼痛医师数量

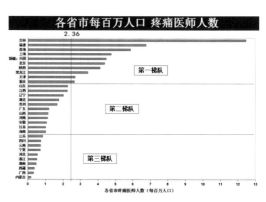

图 1-1-20　每百万人口疼痛医师人数

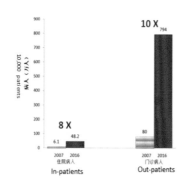

图 1-1-21　疼痛科十年就诊住院人数

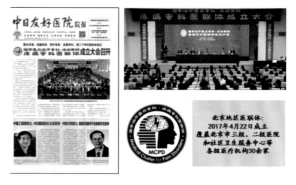

图 1-1-22　疼痛科医联体

最后我们要特别感谢孙燕、匡培根、赵志奇、崔健君、严相默、王全美、李仲廉、高崇荣、谭冠先、宋文阁、俞永林等老一辈同志的指导，中华医学会疼痛学分会韩济生、王福根、樊碧发、于生元、刘延青等历届主委的努力，以及许多年轻同事的团结奋斗精神（图 1-1-23）。

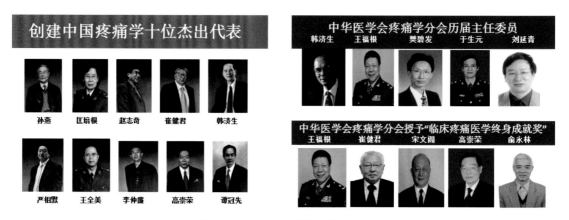

图 1-1-23　疼痛学杰出人物

今后我们的队伍将不断扩大，组织和管理的任务势必更加艰巨。但是我坚信，只要我们团结一致，不忘初心，在政府支持、疼痛医学界团结努力下，未来 10 年，中国疼痛医学必将迎来更大的辉煌！

第二节　针刺镇痛研究有助于中国疼痛医学的发展

在历史发展的长河中，人们对疼痛的认识经历了漫长的岁月。中华民族在劳动实践中也发现了很多治疗疼痛的方法，《内经·素问举痛论》详细记载了针灸治疗疼痛的方法、原则、适应证和禁忌证等内容；《后汉书·华佗》（公元 200 年）中有华佗应用"麻沸散"止痛实施外科手术的记载。

现代疼痛医学在中国的迅猛发展始于 20 世纪 60 年代对针刺镇痛麻醉的科学研究，并通过针刺麻醉研究为中国疼痛医学科研培养了大批人才。改革开放后，伴随着国际疼痛医学迅猛发展，中国学者开始参与国际疼痛医学界的学术交流，并通过疼痛学术交流和人才建设，逐步发展壮大了中国疼痛医学队伍。

针刺镇痛研究开启了中国疼痛医学发展之路，奠定了中国疼痛医学在该领域国际领先的学术地位。中国应用针灸镇痛和治病已有几千年历史，1958 年，应用针刺作为外科手术时的麻醉方法获得成功，称之为"针刺麻醉"（简称针麻），针刺麻醉的成功曾奇迹般地引起全世界对针灸疗法的兴趣和关注。由于不明确针刺的科学原理及其镇痛的物质基础，西方国家把针刺看作是一种"东方巫术"。周恩来总理对此非常重视，1965 年，指示卫生部组织力量研究"针刺麻醉"的原理，当时的卫生部钱信忠部长将这个任务交给了包括北京医学院在内的广大医学机构。同年 9 月，北医党委书记彭瑞聪找当时在生理学教研室工作的韩济生讲师谈话，希望他能担起这项任务，完成总理的嘱托。

在特定的历史和经济条件下，针刺镇痛是当时中国政府鼓励进行的少数科研项目之一。参与针刺镇痛的科研单位除了北京医学院外，还有中国科学院上海生理研究所、原国家卫生部所属的上海医学院、西安医学院和中国中医研究院等一大批科研院所。针刺镇痛的研究聚集了中国一大批优秀的神经生理学家和神经生物学家，学者们从外周、中枢、解剖和生化等多个方面开展了针刺镇痛科研。这些研究为我国疼痛医学基础研究奠定了坚实的基础。由于我国针刺镇痛的科学研究恰好处于国际疼痛研究迅猛发展的 30 年间，我国疼痛医学研究起点高、进步快，无论是研究队伍规模还是科研水平，包括研究的广度和深度，都取得了一系列重要成果，在国际疼痛医学研究的舞台占有了重要的地位。

1965 年，我国著名神经生理学家张香桐教授，在动物实验的基础上，提出了"针刺镇痛是来自穴位和来自痛源部位两种不同传入冲动在脑内相互作用的结果"的假说，并于1973年在《中国科学》上发表了世界上第一篇阐明针刺镇痛神经原理的著名论文《针刺镇痛过程中丘脑的整合作用》，其学术思想和研究成果不仅对我国针刺镇痛和痛觉研究起了很大的推动作用，而且在国际上引起重要反响，国际疼痛学术界给予了高度评价。

20世纪60年代初，中国的疼痛医学科研处于起步阶段，条件相当艰苦，北京医学院针刺镇痛小组的研究是从"一只灯泡，六块砖头"的简陋条件开始的（用一只电影放映灯泡做辐射测痛工具，用六块砖头做测痛仪的支架，开始测痛研究），韩济生讲师在深入观察针刺麻醉临床现象后，和医院合作进行了大规模的人体实验，发现针刺单个穴位需要连续针刺20~30分钟后镇痛效应才能达到高峰，这与临床上针刺麻醉的诱导期恰好吻合。停止针刺后痛阈缓慢下降，并测得其半衰期为16分钟。这一结果为以后研究针刺镇痛的神经化学原理提供了有意义的线索；在此基础上，韩济生及其同事设计了家兔脑脊液交叉灌流实验，并首次证明针刺时脑内确实产生了具有镇痛作用的神经化学物质。针刺引起自身镇痛物质的发现是人类在疼痛治疗领域取得的突破性进展。

1971年7月，美国国务卿基辛格访华为中美关系的解冻做准备。与此同时，《纽约时报》专栏作家詹姆斯·雷斯顿访问北京时患急性阑尾炎做了阑尾切除手术。术后第二天因腹痛接受了针灸镇痛治疗，取得了良好的效果，詹姆斯·雷斯顿将此经历写成报道刊发在《纽约时报》。次年美国总统尼克松访华，其随行医生特地去观看了针麻手术，自此开始形成了风靡欧美的"针灸热"。也开启了美国国立卫生研究院（NIH）对北京医学院韩济生实验室针刺镇痛连续12年的科研基金资助。

1984年，韩济生教授依据当时的研究结果绘制了《针刺镇痛的神经通路和神经递质原理图》，对针刺镇痛的神经生理学、神经化学机制作了理论上的总结。1987年出版了《针刺镇痛的神经化学原理》（第一卷）。从此，韩济生教授一直活跃在国际疼痛医学的舞台上，作为大会主席或主题发言人先后参加27个国家或地区的学术会议，展示中国针刺镇痛的学术成果，奠定了中国针刺镇痛科研在国际疼痛医学领域的学术地位。

1994年，韩济生院士获得首届"立夫中医药奖"和"光华科技进步一等奖"。

1995年11月17日，国际权威的自然科学杂志Science出版了一期有关中国的特刊，介绍"中国之科学"。其中有一篇文章题为《恰当的国际联系可以拯救生命也可以移山》，其内容是讨论国际合作促进科研发展，文中介绍的就是原北京医科大学韩济生教授研究针刺镇痛取得的成绩，用四分之一世纪的时间探讨针刺镇痛的生物学和神经化学机制，既得到政府部门的关照又能在国际上活动自如，并且培养了一大批疼痛医学人才；文中引用美国国立卫生研究院（NIH）药物成瘾研究所主任 A Leshner 的介绍：在 NIH 的基金资助中，按投入产出比计算，韩济生实验室的效率是最高的，有美国一流的科学家和他合作。

1997 年 11 月 3—5 日，美国国立卫生研究院（NIH）就"针刺是否科学、是否有效"举办大型听证会，邀请社会各界（包括议员和律师）参加，韩济生教授作为第一个学术报告人进行了"针刺镇痛的神经化学原理"的大会主题演讲（图 1-2-1），获得了全场听众的高度认同和赞赏。来自中国的演讲者还有上海医科大学针灸研究所曹小定教授，题为"电针对免疫抑制的保护作用"；上海医科大学妇产医院于瑾教授，题目为"针刺引导排卵作用"。由 12 名成员组成的评判小组在他们达成一致的共识声明中指出：对于许多与疼痛相关的疾病，针刺可作为一个有效的辅助治疗，或者一个可被公认的替代治疗选择，甚至可作为疾病的全面治疗计划中的一个组成部分。

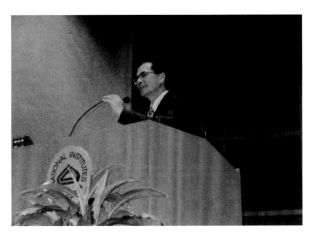

图 1-2-1　韩济生教授在 NIH 会议进行主题演讲

美国国立卫生研究院的听证会是世界上最具影响力的医学问题评估会议之一，不仅代表世界医学对最新研究成果的认可，而且对该研究成果在世界范围内推广有莫大的影响力；这次大会对于推动针灸疗法的立法和进入美国和西方社会的医疗保险起到了里程碑式的作用。其中，奥地利针灸学会在该国政府采纳针灸疗法作为医学正规治疗方案时，曾致电韩济生教授说："您的科研成果在这一决策中起到了关键作用"。

美国国立卫生研究院（NIH）的听证会之后，世界各地掀起了"针刺镇痛研究"的热潮；

与针刺相关的科研如雨后春笋般地快速发展，美国国立卫生研究院拨巨款在美国设立十个中心，进行基础结合临床的针灸研究；国际相关刊物每年发表的针刺论文如井喷一般，是听证会之前的数倍（见图1-1-4），对推动和宣传中国疼痛医学的发展起到了重要作用。

从1984年起，韩济生教授发现如电针时间长达数小时，镇痛效果反而会下降，称之谓"电针耐受"，并对"电针耐受"过程中"阿片／抗阿片"这一对矛盾进行了系统研究，经过15年的研究证明，中枢八肽胆囊收缩素的抗阿片作用，是决定针刺镇痛和吗啡镇痛有效性的重要因素。韩教授认为研究阿片类物质和抗阿片类物质的对立统一关系，为今后阐明大脑内多种神经递质之间的相互作用提供了一个可资借鉴的模式，并有助于临床提高针刺镇痛的效果。这一系列研究成果获得1999年度国家自然科学二等奖。

2006年，国家召开科学大会，号召科学界与工业界合作，韩济生院士的科研成果韩氏仪（HANS）开始在临床大规模应用，也成为针刺研究有力的工具之一。2012年在韩国大田召开的国际标准组织有关中医药器材技术委员会大会上，韩济生院士代表中国争取到"电针仪"国际标准制定者地位（见图1-1-5）。

2007年12月7日，由北京大学神经科学研究所韩济生院士担任首席科学家的《基于临床的针麻镇痛的基础研究》正式启动，并被列入国家科技部重大基础研究发展计划（"九七三计划"）。这项研究由北京大学、复旦大学、首都医科大学、上海交通大学、中国中医科学院针灸研究所、浙江中医药大学、上海中医药大学等共同参与。这些由政府支持的科研活动直接促进了中国疼痛医学的发展。

2012年8月30日，在意大利米兰举办的第十四届国际疼痛大会上，韩济生院士由于对世界疼痛医学的贡献和针刺镇痛研究的成就被推选为国际疼痛学会终身名誉会员（见图1-1-8），自国际疼痛学会成立至当年，全球获此殊荣者总计35位。

2014年3月27日，韩济生教授荣获香港张安德中医药国际贡献奖，该奖项由香港浸会大学设立，旨在表彰在推动中医药国际化或在中医药研究领域取得具突破性或国际认可成就的学者，在全球范围内每两年评选一次，每届颁发一至两位，奖金50万港币，韩济生院士用该奖金设立"韩济生疼痛医学论文奖"，以此来推动中国疼痛医学的学术发展。

2014年5月30日，在中国针灸学会与美国针刺研究学会联合召开的国际针灸研讨会上，美国针刺研究学会将该学会首次设立的"针刺研究终身成就奖"颁发给韩济生院士。来自20多个国家和地区的中外针灸医学界代表对韩济生院士的工作表示高度肯定。

2017年12月4日，在世界针灸学会联合会成立30周年之际，由世界针灸学会联合会、中国中医科学院、世界卫生组织联合主办，中国针灸学会、中国中医科学院针灸研究所承办的世界针灸学术大会上，举办了首届"天圣铜人奖"颁奖典礼，中国科学院韩济生院士获得"世界针联科技特殊贡献奖"（图1-2-2），该奖项旨在奖励表彰在世界针灸学术和科技发展中做出特殊贡献的个人和团队。

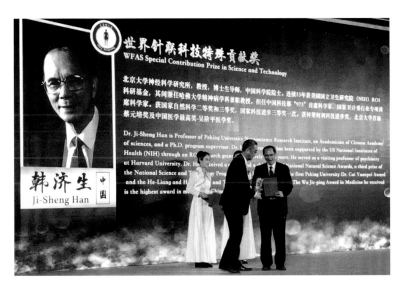
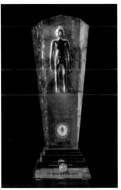

图1-2-2　韩济生院士获得"世界针联科技特殊贡献奖"

第三节 疼痛学会和相关机构的创建

现代医学的发展离不开学术团队的建设，中国的疼痛医学从开始就重视学术团队的建设，相继创建了一系列与疼痛相关的学术团体，并在各个大学创建了疼痛医学科研机构，为中国疼痛医学的发展奠定了坚实的学术交流基础。

1. 中华疼痛研究会的创建

中国的改革开放政策打开了国际医学学术交流的大门。韩济生教授于 1979 年首次到美国波士顿参加"国际麻醉药物研究学会"(International Narcotic Research Conference，INRC)，其后又有机会参加"国际疼痛学会"(International Association for the Study of Pain，IASP) 和"国际药理学会"(International Union of Basic and Clinical Pharmacology，IUPHAR)。其中 IUPHAR 在中国有相应的学会"中国药理学会"，INRC 和 IASP 则没有相应的学术机构。特别是疼痛学会以其基础临床相结合 (多学科) 的特色，以及与北京医科大学神经科学研究中心的业务有一致性，引起了韩济生教授很大的兴趣，从而萌生了创建"中国疼痛学会"的念头。

在 1989 年 9 月北京举行"第一届东西方国际疼痛会议"期间，成立了中华疼痛研究会 (Chinese Association for the Study of Pain，CASP)（图 1-3-1~2)。

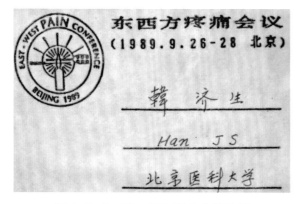

图 1-3-1　第一届东西方会议胸牌

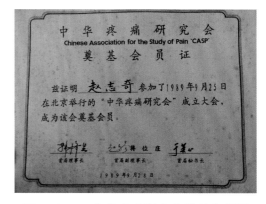

图 1-3-2　中华疼痛研究会奠基会员证

中华疼痛研究会第一届理事会成员名单

理事长：韩济生

副理事长：赵志奇　蒋位庄

秘书长：于英心

秘书：康妹娟

副秘书长：江澄川

常务理事：韩济生　赵志奇　蒋位庄　于英心　江澄川　黎春元

匡培根　吕国蔚　宣蜇人

理事：韩济生　赵志奇　于英心　曹小定　任民峰　吕国蔚　黎春元　刘祚周

匡培根　袁　斌　关新民　吴承远　陈秉学　蒋位庄　江澄川　宣蜇人

李仲廉　范天生　李同度　裴德懋　郝建英

2.国际疼痛学会中国分会

国际疼痛学会（IASP）目前有来自 108 个国家的 7000 余名会员，并在 77 个国家或地区建立了分会，在每届国际疼痛学会会议（世界疼痛大会）的主会场都会悬挂各分会国的国旗。1990 年，也就是在中华疼痛研究会成立的次年，中华疼痛研究会被国际疼痛学会批准成为国际疼痛学会中国分会。国际疼痛学会中国分会荣誉理事长是中国科学院上海生理所张香桐教授，他也是国际疼痛学会的发起人和荣誉会员，首届理事长是北京医科大学神经科学研究中心韩济生教授，国际疼痛学会中国分会的主要任务是与国际疼痛学会保持密切的学术联系，参与国际疼痛学会的所有学术活动。

自创建国际疼痛学会中国分会以来，中国学者多次在国际疼痛学术会议上发出中国声音，2008 年 8 月，在英国格拉斯哥召开的第 12 届世界疼痛大会上。北京大学神经科学研究所万有教授获得了 2008 IASP 疼痛研究杰出奖（图 1-3-3）。IASP 疼痛研究杰出奖每两年评选一次，每次评出一位基础研究学者，这也是中国科学家第一次获得 IASP 学术类奖励；2012 年北京大学神经科学研究所韩济生院士被选为荣誉会员(当时全球荣誉会员仅为 35 人)。2016 年在日本举办的第 16 届世界疼痛大会上首次设置中国分会场。参会期间，国际疼痛学会中国分会副理事长、中国医师协会疼痛科医师分会会长、中日友好医院疼痛科主任樊碧发教授以《中国疼痛科的现状以及未来》为题，在日本国会众议院介绍了中国疼痛科独立之路和多学科交流的发展经验，获得了在场日本众议院议员、论证会成员及日本首相夫人的高度评价。

截至 2017 年 7 月，国际疼痛学会共有中国会员 400 余位。

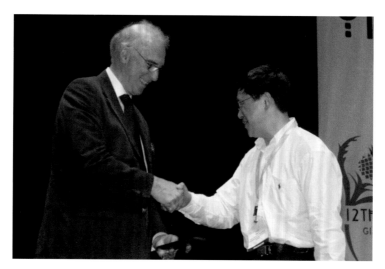

图 1-3-3　万有教授获得 2008 年度 IASP 疼痛研究杰出奖

3. 中华医学会疼痛学会（1992）

1992 年，在中华疼痛研究会（CASP）向民政部申请成为一级学会的过程中，时任中华医学会会长陈敏章部长建议中华疼痛研究会成为"中华医学会"的"疼痛学会"来开展国内学术交流工作。中华疼痛研究会可以继续维持 CASP 作为 IASP 中国分会的地位，并参与国际学术交流。1992 年 10 月 11 日，在第二届东西方疼痛会议期间，中华医学会疼痛学会宣布成立，并评选出中华医学会疼痛学会委员，在中华疼痛研究会原有基础研究学者和临床专家的基础上广泛吸收了与疼痛相关的麻醉科、骨科、口腔科、神经内科、神经外科、康复科等多个学科的医务人员和学者参与，迅速扩大了学会的队伍。

1995 年，中华医学会将其下属的二级学会统一更名为"分会"，中华医学会疼痛学会也随之更名为"中华医学会疼痛学分会"。

2007 年由原国家卫生部颁布的"关于在《医疗机构诊疗科目名录》中增加"疼痛科"诊疗科目的通知"［卫医发（2007）227 号文件］，就是在中华医学会疼痛学分会的主持、组织、宣传、推广等积极推动下发展起来的，其宗旨是解决慢性疼痛问题。

4.中国医师协会疼痛科医师分会

2002 年，中国医师协会经国家民政部登记注册正式成立，其主要任务是维护医师的合法权益，加强对医师的继续教育培训，保证医师队伍的健康发展。2011 年 11 月，中国医师协会疼痛医师专业委员会成立，作为中国医师协会的二级机构，北京医院赵英教授担任专业委员会主任委员。疼痛学专业委员会的任务是：坚持"服务、协调、自律、监督、管理"的协会宗旨，规范临床疼痛医师的培养和管理，提高疼痛医师的整体素质和服务质量，依法维护疼痛医师在执业活动中享有的合法权益。

2016 年中国医师协会疼痛医师专业委员会更名为中国医师协会疼痛科医师分会，由中日友好医院疼痛科主任樊碧发教授担任中国医师协会疼痛科医师分会会长。

5.中国中西医结合学会疼痛学专业委员会

为进一步推动疼痛医学的发展。2016 年 6 月 4 日在北京成立中国中西医结合学会疼痛学专业委员会，主任委员为中日友好医院疼痛科主任樊碧发教授。

6.中国非公立医疗机构协会疼痛专业委员会于 2016 年 9 月成立，主任委员由北京医院赵英教授担任。

医教研学术机构的设立，为疼痛医学的转化和整合夯实了基础

临床上发现的问题要依靠基础研究来解决，基础研究的成果也要转化到临床实践中去，随着疼痛医学的发展，很多大学及其教学医院都设立疼痛医学的医教研机构进行疼痛医学的临床科研，各地的疼痛教研室、疼痛中心、疼痛诊疗中心如雨后春笋般涌现，如北京医科大学中法疼痛治疗中心、北京大学医学部疼痛中心（图 1-3-4）、西安交通大学医学部疼痛生物医学研究中心、中南大学疼痛研究所、首都医科大学疼痛生物医学研究所、徐州医科大学疼痛研究与治疗中心、南昌大学疼痛诊疗学教研室、卫生部中日友好医院的全国疼痛诊疗中心等，为疼痛医学的医教研工作、人才培养做出了巨大的贡献。

疼痛科是一个新兴的综合性学科，疼痛诊疗是多学科交叉的临床实践活动；在临床疼痛科建设发展过程中，疼痛科建制形式多种多样，有独立的疼痛科，也有独立的疼痛诊疗中心。以北京大学第三医院为例：2007 年，北京大学第三医院成立了疼痛门诊，2014 年，建立了北京大学第三医院疼痛中心和独立的疼痛病房，抽调骨科、麻醉科的相关医师进一步充实医师队伍。中心一直秉承多学科协作，专业化发展的方针，与兄弟科室一起开创合作共赢

的局面。需要手术治疗的脊柱病人，由疼痛科转诊到骨科，需要微创介入治疗的脊柱病人，由骨科转诊到疼痛科。与放射科一起合作开展、发展CT介入疼痛诊疗技术，与超声科合作丰富超声引导疼痛介入诊疗技术，与肿瘤科合作积极开展肿瘤微创介入技术，与13个疼痛相关临床科室定期开展病例讨论。不同的兄弟科室都从疼痛科发展的过程中受益，自然也支持、帮助了疼痛科发展。

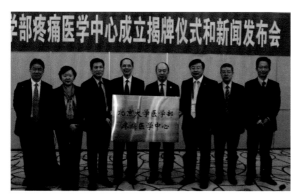
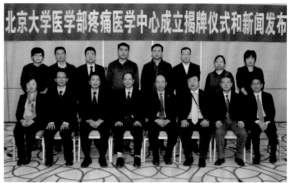

图 1-3-4　北京大学医学部疼痛医学中心成立

第四节　学术交流

　　自中华疼痛研究会（国际疼痛学会中国分会）成立以来，我国疼痛医学的基础研究学者和临床专家一直为推动疼痛医学的学术发展而努力，相继举办了一系列疼痛学术交流会议：从早期的东西方国际疼痛会议到近几年多个疼痛学术组织的年会暨各种疼痛学术研讨活动，创造了疼痛医学良好的学术发展氛围，有力地推动了疼痛医学的学术发展。

　　从 20 世纪 60 年代开始，以中国政府主导的针刺镇痛原理的科研活动取得了一系列成果，改革开放后，研究针刺镇痛的中国学者开始走出国门参加国际学术会议，在国际舞台展示中国疼痛医学的学术成果。1989 年 9 月，经过与有关学者和领导多年酝酿，韩济生和相关学者决定在北京举行"第一届东西方国际疼痛会议"。国际疼痛学会（IASP）秘书长 John Loeser 教授专程参加此次会议。东西方国际疼痛会议共举办了七届，为东西方疼痛医学交流起到重要作用。

一、国际学术交流

时间	地点	会议名称
1989 年 10 月	北京	第一届东西方国际疼痛会议
1992 年 10 月 11—14 日	北京	第二届东西方国际疼痛会议
1995 年 5 月 8—12 日	西安	第三届东西方国际疼痛会议
2000 年 4 月 10—14 日	北京	第四届东西方国际疼痛会议
2003 年 4 月 18—23 日	黄山	第五届东西方国际疼痛会议
2008 年 11 月 1—3 日	深圳	第六届东西方国际疼痛会议
2010 年 10 月 8—10 日	北京	第七届东西方国际疼痛会议

　　2016 年 9 月 25—30 日，国际疼痛学会第 16 届世界疼痛医学大会在日本横滨太平洋国际会议中心举办，中国疼痛医学代表团以较大规模参加此次会议并成功举办中国专场，会议期间，中国疼痛医学代表团与国际疼痛学会相关领导进行了工作会谈，就下一步 IASP 与中国疼痛学会在中国举办高规格国际性疼痛医学大会进行了磋商。

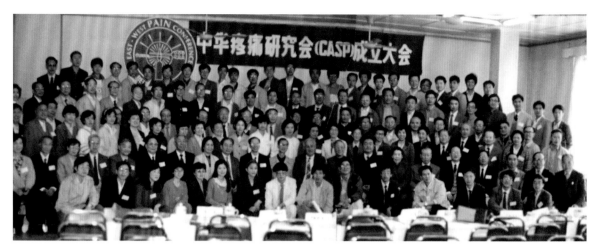

图 1-4-1　第一届东西方国际会议中华疼痛研究会（CASP）成立大会与会人员合影

会议期间，中国医师协会疼痛科医师分会会长樊碧发教授应邀到日本国会众议院进行了"中国疼痛医学发展"的主旨演讲：将中国政府主导、独立建科、包容创新、古洋并重发展慢性疼痛事业的"中国经验"展示给与会者，包括日本首相夫人安倍昭惠在内的众多国会议员高度赞扬了"中国疼痛模式"。

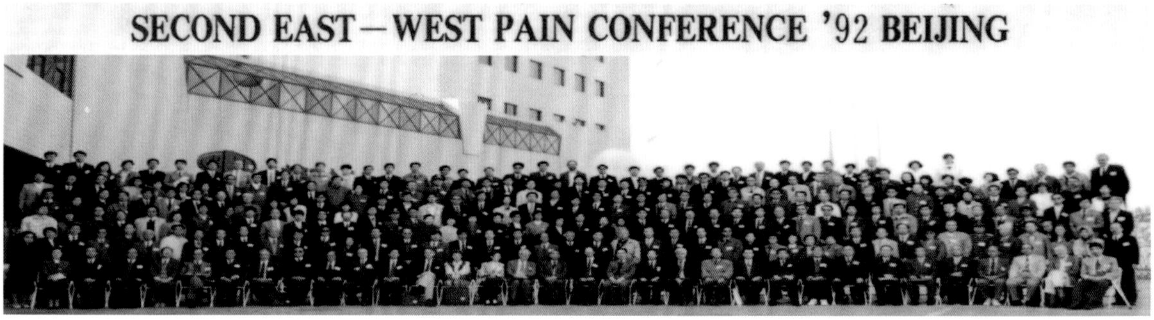

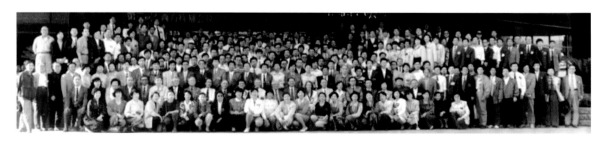

图 1-4-2　第二届东西方国际疼痛会议（北京 1992）与会人员合影

图 1-4-3　第三届东西方国际疼痛会议，中华医学会疼痛学会首届学术年会与会人员合影

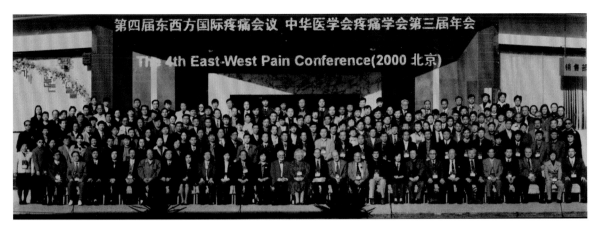

图 1-4-4　第四届东西方国际疼痛会议，中华医学会疼痛学会第三届学术年会与会人员合影

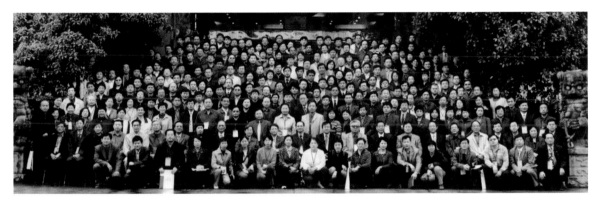

图 1-4-5　第五届东西方国际疼痛会议，中华医学会疼痛学会第五届学术年会与会人员合影

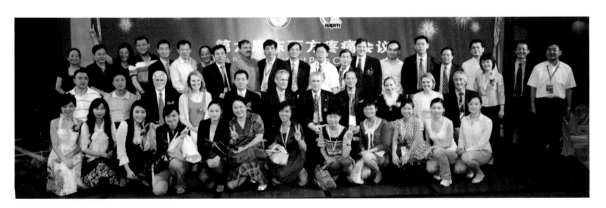

图 1-4-6　第六届东西方国际疼痛会议部分会议代表合影

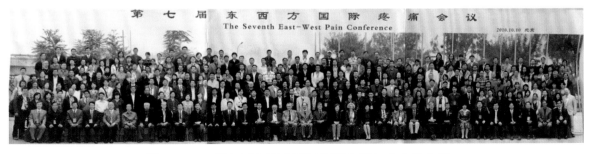

图 1-4-7　第七届东西方国际疼痛会议与会人员合影

参与国际疼痛学术交流的还有：中俄医科大学联盟疼痛学术交流活动，南宁的东南亚疼痛学术活动等。

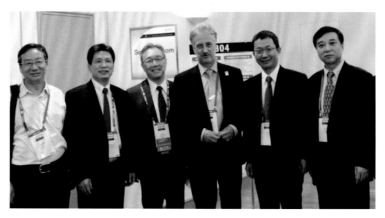

图 1-4-8　第 16 届世界疼痛医学大会中国会场工作照

从左到右：刘延青教授、宋学军教授、日本疼痛学会主席野口教授、国际疼痛学会主席 Treede 教授、
樊碧发教授、吕岩教授

二、国内学术交流

1. 中华医学会疼痛学分会学术年会

中华医学会疼痛学分会于 1992 年成立后，中华医学会疼痛学分会首届年会于 1995 年 5 月 8—12 日在西安举办，截止 2016 年共举办了 12 届年会。

时间	地点	会议名称
1995 年　5 月　8—12 日	西安	中华医学会疼痛学分会首届年会
1997 年　5 月　9—12 日	南宁	中华医学会疼痛学分会第二届年会
2000 年　4 月 10—14 日	北京	中华医学会疼痛学分会第三届年会
2001 年 10 月 10—14 日	大连	中华医学会疼痛学分会第四届年会
2003 年　4 月 18—23 日	黄山	中华医学会疼痛学分会第五届年会
2005 年　6 月 17—21 日	青岛	中华医学会疼痛学分会第六届年会
2007 年 10 月 12—16 日	北京	中华医学会疼痛学分会第七届年会
2009 年　9 月　4— 8 日	北京	中华医学会疼痛学分会第八届年会
2011 年　8 月 12—15 日	成都	中华医学会疼痛学分会第九届年会
2013 年 11 月 15—17 日	北京	中华医学会疼痛学分会第十届年会
2014 年　9 月 26—28 日	济南	中华医学会疼痛学分会第十一届年会
2016 年 10 月 21—23 日	南京	中华医学会疼痛学分会第十二届年会

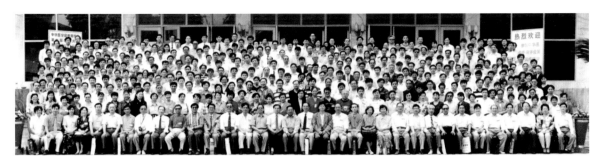

图 1-4-9 中华医学会疼痛学分会第二届学术年会与会人员合影

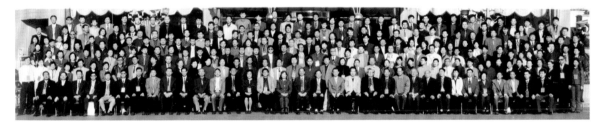

图 1-4-10 中华医学会疼痛学分会第四届学术年与会人员合影

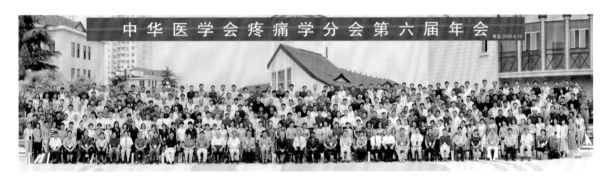

图 1-4-11 中华医学会疼痛学分会第六届学术年会与会人员合影

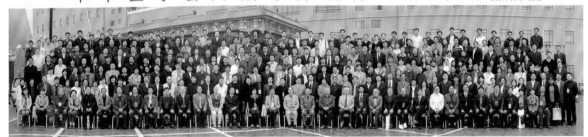

图 1-4-12 中华医学会疼痛学分会第七届学术年会与会人员合影

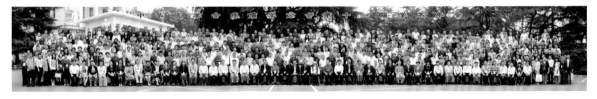

图 1-4-13 中华医学会疼痛学分会第十一届学术年会与会人员合影

2. 全国疼痛科主任峰会

疼痛科是时代催生的新事物，没有以往经验可以借鉴，有许多迫切的问题急需解决。例如创立一个新的科室（疼痛科）是否合法、人员来源、从业医师的职称考试、收费立项、诊断治疗的规范、分级诊疗、诊断治疗措施、如何确定价格等一系列问题各地情况不同，应对的办法也不同，需要及时交流，互相学习。为此于 2006 年 5 月 12—16 日在北京召开了"首届疼痛科主任峰会"，特别请原国家卫生部医政司领导亲临会议，听取来自最基层的疼痛科医护人员反映的真实情况、病人的迫切需求和所遇到的困难、急待解决的问题等。会议收到了良好的效果，得到了部领导的高度关注，对卫生部领导决定成立疼痛科起到很大作用。

在 2007 年原国家卫生部下达卫医发（2007）227 号文件以后，新的问题不断出现，有待交流经验，因此这一系列会议的举行仍十分必要。在举办到第十届（2015 年）后改为"全国疼痛科建设高峰论坛"。

截至 2018 年共举办了 13 届会议，得到了各级医政部门、学术团体、疼痛界同仁的支持和肯定。

时间	地点	会议名称
2006 年 5 月 12—16 日	北京	首届全国疼痛科主任峰会
2007 年 5 月 12—16 日	桂林	第二届全国疼痛科主任峰会
2008 年 5 月 23—27 日	南昌	第三届全国疼痛科主任峰会
2009 年 6 月 14—18 日	昆明	第四届全国疼痛科主任峰会
2010 年 5 月 14—18 日	长沙	第五届全国疼痛科主任峰会
2011 年 5 月 13—16 日	上海	第六届全国疼痛科主任峰会
2012 年 5 月 25—28 日	武汉	第七届全国疼痛科主任峰会
2013 年 5 月 17—20 日	沈阳	第八届全国疼痛科主任峰会
2014 年 5 月 23—25 日	杭州	第九届全国疼痛科主任峰会
2015 年 5 月 22—24 日	太原	第十届全国疼痛科主任峰会
2016 年 5 月 20—23 日	西安	第十一届全国疼痛科建设高峰论坛
2017 年 5 月 19—21 日	厦门	第十二届全国疼痛科建设高峰论坛
2018 年 5 月 25—27 日	北京	第十三届全国疼痛科建设高峰论坛

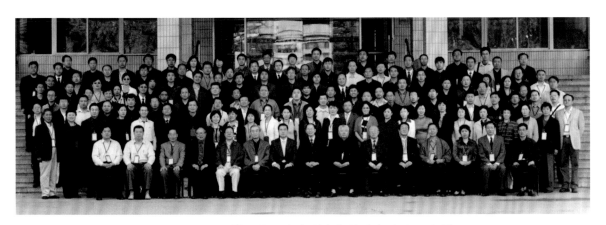

图 1-4-14　首届全国疼痛科主任峰会与会人员合影

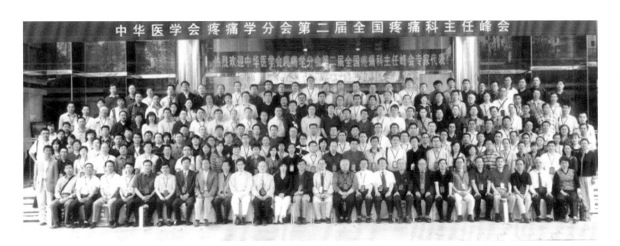

图 1-4-15　第二届全国疼痛科主任峰会与会人员合影

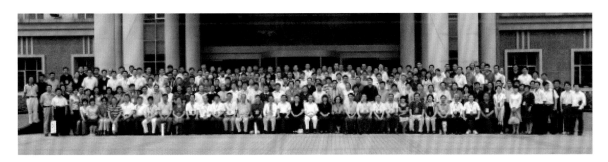

图 1-4-16　第三届全国疼痛科主任峰会与会人员合影

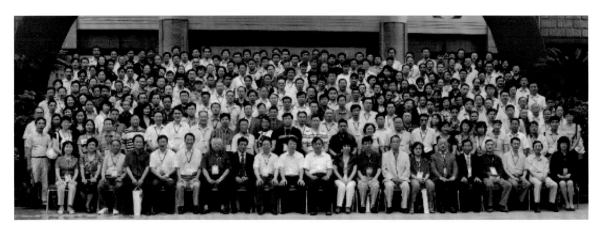

图 1-4-17　第四届全国疼痛科主任峰会与会人员合影

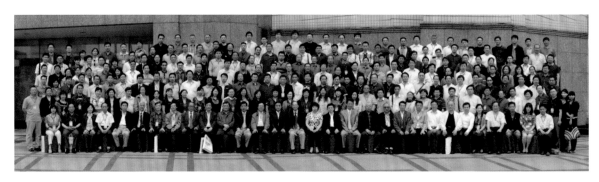

图 1-4-18　第五届全国疼痛科主任峰会与会人员合影

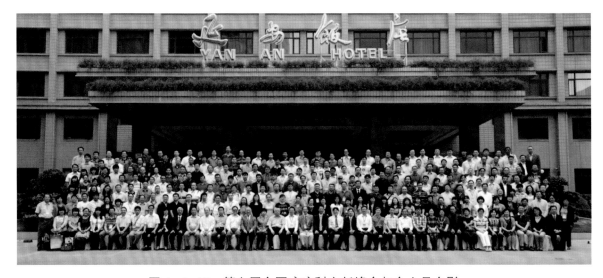

图 1-4-19　第六届全国疼痛科主任峰会与会人员合影

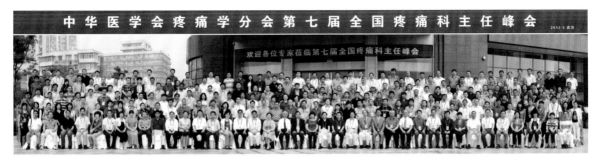

图 1-4-20 第七届全国疼痛科主任峰会与会人员合影

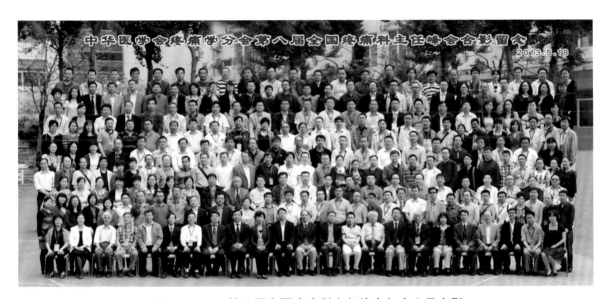

图 1-4-21 第八届全国疼痛科主任峰会与会人员合影

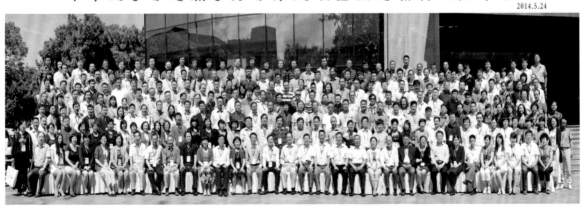

图 1-4-22 第九届全国疼痛科主任峰会与会人员合影

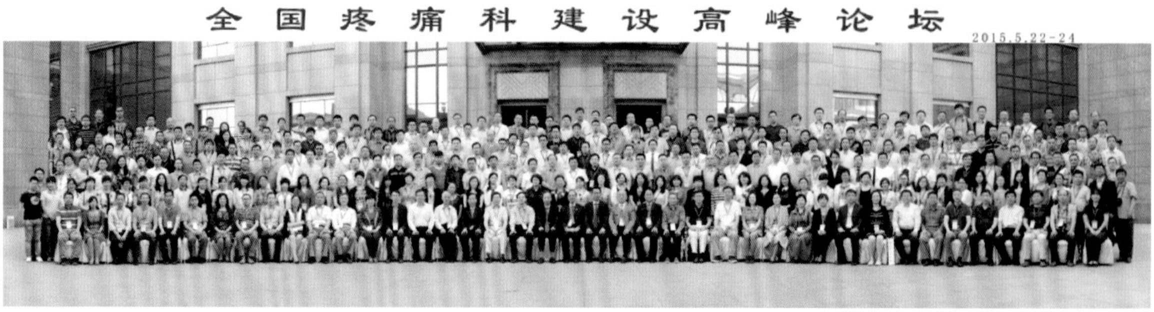

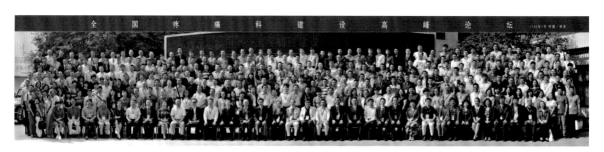

图 1-4-23　第十届全国疼痛科主任峰会与会人员合影

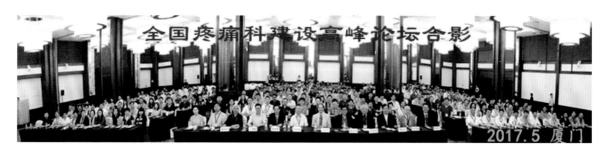

图 1-4-24　第十一届全国疼痛科建设高峰论坛与会人员合影

图 1-4-25　第十二届全国疼痛科建设高峰论坛与会人员合影

第五节　北京医科大学中法疼痛治疗中心

1995 年法国 Uppsa 疼痛研究所向时任中国国家卫生部陈敏章部长建议：愿意提供资金与中方合作，协助中国专家提高临床疼痛医学水平。陈部长建议法方与北京医科大学神经科学研究中心和中华医学会疼痛学会进行合作,北京医科大学中法疼痛治疗中心由此而诞生(图1-5-1)。

在此框架下安排了两个项目：

1. 在北京医科大学校医院的二楼建立"北京医科大学中法疼痛治疗中心"。该中心不仅有疼痛门诊，而且有 18 张病床可以收治疼痛病人：既有临床工作，也有科研和人才培养，成为医、教、研三结合的新型机构。陆续在北京医科大学中法治疗中心工作和进修的有康妹娟、韩京英、任莉梅、孟庆春、安云凤、宋文阁、傅志俭、赵松云、庄志刚、吴鎏桢、安建雄、支满霞、张本国、赵英、王昆、熊东林、韩卫江、李全成、刘延青、金进宇等 20 余位。其后大多成为各地疼痛医学界的骨干人才。科研方面曾经开展多项基础结合临床的科研项目，包括应用各种剂型的辣椒素治疗带状疱疹，用家兔进行胶原酶溶解椎间盘实验等。这其中最大的收获就是通过接触大量疼痛病人，增加了对慢性疼痛病人所受痛苦的感性认识，增强了从事疼痛事业的决心，坚定了"为民除痛乃神圣职业"的信念。

2. 全国性的疼痛医学人才培养。

以北京医科大学中法疼痛治疗中心为基地，每年聘请 10~15 位专家举办为期 3 天的高级研讨会，对当前我国疼痛医学存在的问题和需求进行深入研讨，取得共识，最后将研究结果以培训班的形式加以推广。每年的研讨题目各不相同,例如：疼痛治疗并发症的产生机制、防范与治疗，颈椎病、疼痛疾病的微创介入治疗等。高级研究会的某些重要结论，同时在中国疼痛医学杂志中加以介绍，以便更多的读者得以共享。这种每年一度的系列活动对提高我国疼痛医学水平，培养疼痛医学队伍，起到重要作用（图 1-5-4~16）。

为更快推动临床学科发展，建立中法疼痛临床医学部，满足更多基层临床工作者的学习要求，先后在北京铁路中心医院、深圳南山区人民医院和湖北中山医院建立了三个中法疼痛中心临床部。中心依托三个临床部，通过举办学习班，研讨会及进修学习等方式为临床培养了大量的疼痛专业技术人员。

韩济生院士把中法疼痛治疗中心看作是沟通东方医学与西方医学治疗疼痛方面经验交

流的一座桥梁，也是把中国 30 年基础理论研究成果应用于临床实践，为顽痛病人解除痛苦的一项奉献。

北京医科大学中法疼痛治疗中心学习班研讨活动

时间	地点	会议名称
1995 年 6 月 19—22 日	北京	北京医科大学中法疼痛治疗中心首届疼痛治疗研讨学习班
1996 年 11 月 18—20 日	北京	北京医科大学中法疼痛治疗中心第二届疼痛治疗研讨学习班
1997 年 9 月 15—17 日	北京	北京医科大学中法疼痛治疗中心第三届疼痛治疗研讨学习班
1998 年 5 月	北京	北京医科大学中法疼痛治疗中心第一届高级研讨班
1998 年 8 月 15—17 日	北海	北京医科大学中法疼痛治疗中心第二届高级研讨班
1998 年 11 月 2—4 日	北京	北京医科大学中法疼痛治疗中心第四届疼痛治疗研讨学习班
1999 年 11 月	深圳	北京医科大学中法疼痛治疗中心第五届疼痛治疗研讨学习班
2000 年 11 月 17—21 日	北京	北京医科大学中法疼痛治疗中心第六届疼痛治疗研讨学习班
2000 年 11 月 21—24 日	北京	北京医科大学中法疼痛治疗中心第三届高级研讨班
2001 年 11 月 17—20 日	北京	北京医科大学中法疼痛治疗中心第七届疼痛治疗研讨学习班
2001 年 11 月 18—20 日	北京	北京医科大学中法疼痛治疗中心第四届高级研讨班
2002 年 10 月 11—15 日	北京	北京医科大学中法疼痛治疗中心第八届疼痛治疗研讨学习班
2002 年 10 月 15—18 日	北京	北京医科大学中法疼痛治疗中心第五届高级研讨班
2003 年 4 月 22—25 日	黄山	北京大学中法疼痛治疗中心第九届疼痛治疗研讨学习班
2004 年 5 月 28—31 日	北京	北京大学中法疼痛治疗中心第六届高级研讨班
2004 年 5 月 31—6 月 3 日	北京	北京大学中法疼痛治疗中心第十届疼痛治疗研讨学习班
2005 年 10 月 17—21 日	北京	北京大学中法疼痛治疗中心第十一届疼痛治疗研讨学习班
2006 年 6 月 23—27 日	秦皇岛	北京大学中法疼痛治疗中心第十二届疼痛治疗研讨学习班
2007 年 3 月 30—4 月 3 日	武汉	北京大学中法疼痛治疗中心第十三届疼痛治疗研讨学习班

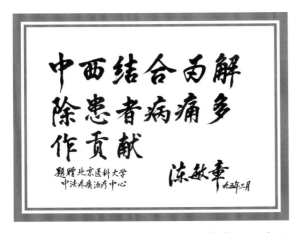

图 1-5-1 原国家卫生部部长陈敏章为北京医科大学中法疼痛治疗中心题词

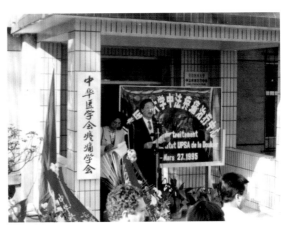

图 1-5-2 原国家卫生部张文康副部长在剪彩仪式上讲话

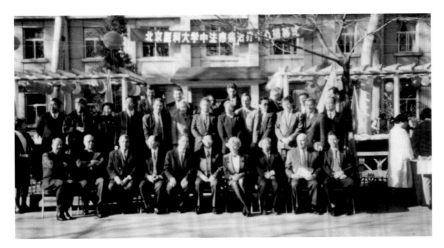

图 1-5-3 中法疼痛治疗中心剪彩仪式留影

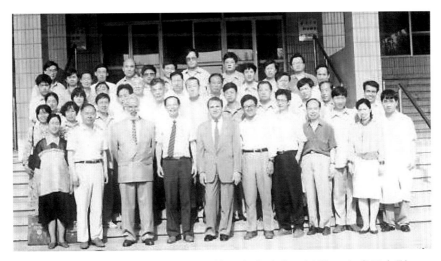

图 1-5-4 中法疼痛治疗中心首届疼痛治疗研讨学习班成员合影

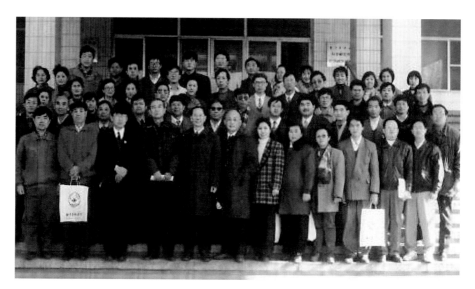

图 1-5-5　中法疼痛治疗中心第二届疼痛治疗研讨学习班成员合影

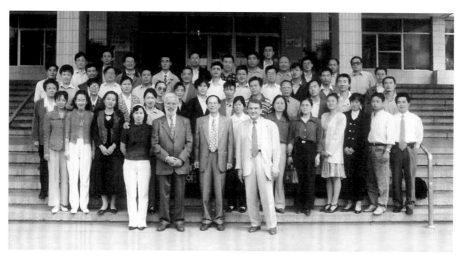

图 1-5-6　中法疼痛治疗中心第三届疼痛治疗研讨学习班成员合影

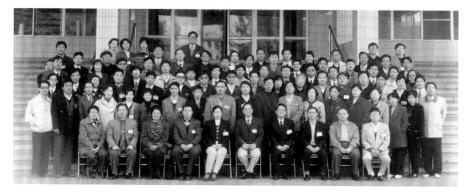

图 1-5-7　中法疼痛治疗中心第四届疼痛治疗研讨学习班成员合影

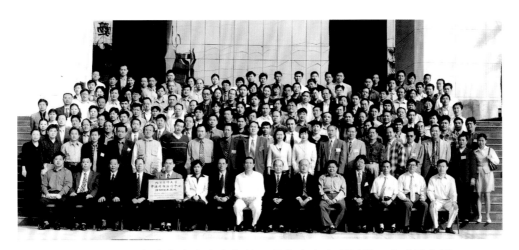

图 1-5-8 中法疼痛治疗中心第五届疼痛治疗研讨学习班成员合影

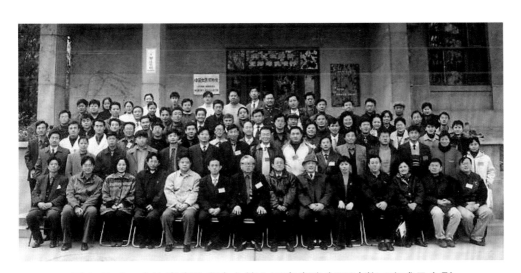

图 1-5-9 中法疼痛治疗中心第六届疼痛治疗研讨学习班成员合影

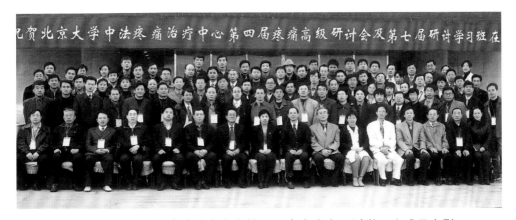

图 1-5-10 中法疼痛治疗中心第七届疼痛治疗研讨学习班成员合影

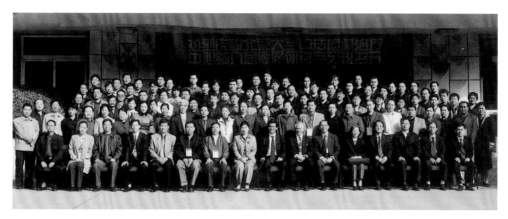

图 1-5-11 中法疼痛治疗中心第八届疼痛治疗研讨学习班成员合影

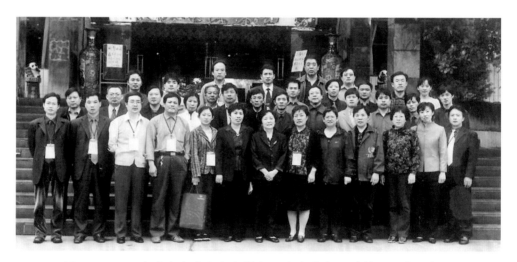

图 1-5-12 中法疼痛治疗中心第九届疼痛治疗研讨学习班成员合影

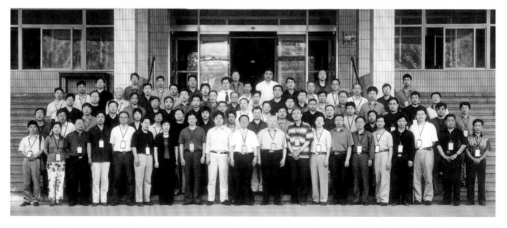

图 1-5-13 中法疼痛治疗中心第十届疼痛治疗研讨学习班成员合影

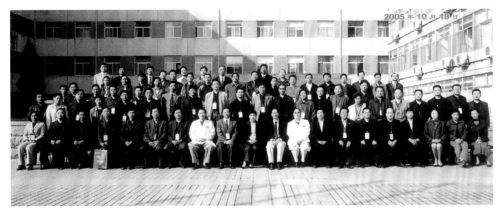

图 1-5-14 中法疼痛治疗中心第十一届疼痛治疗研讨学习班成员合影

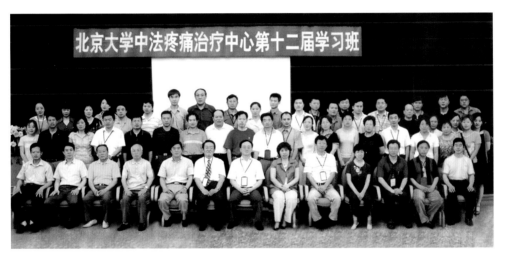

图 1-5-15 中法疼痛治疗中心第十二届疼痛治疗研讨学习班成员合影

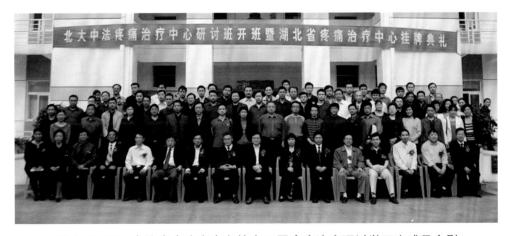

图 1-5-16 中法疼痛治疗中心第十三届疼痛治疗研讨学习班成员合影

第六节 疼痛医学教育

一、中国疼痛医学杂志

1989 年中华疼痛研究会成立后，韩济生教授一直在思考如何促进中国疼痛医学的学术交流和发展壮大，其中创办杂志搭建学术交流平台、宣传疼痛医学的想法一直在韩济生教授的脑海中，经过数年的筹备工作，于 1995 年创办了《中国疼痛医学杂志》（Chinese Journal of Pain Medicine），《中国疼痛医学杂志》是由中华人民共和国教育部主管、北京大学和中华医学会疼痛学分会主办；是中华医学会疼痛学分会的官方刊物，综合报道有关疼痛的基础和临床研究。刊物的方针及任务是贯彻临床与基础相结合、普及与提高相结合的原则，交流有关疼痛研究的新进展、新理论及新的预防治疗方法，以便促进我国疼痛医学的发展，提高人民健康水平。同时也可使国际疼痛医学界通过每篇论文的英文摘要及时了解中国疼痛医学方面的最新进展，促进国际交流。

对于刊名，因当时的规定，成立中华类杂志一般要试行数年，等待审批若干年；据匡培根教授回忆："在中华医学会疼痛学分会成立后，是否要办中华牌的疼痛医学杂志的问题上，经讨论大家认为为了省些心，少跑些腿，就创办《中国疼痛医学杂志》吧。因为杂志是否合格，能否受欢迎，还是看内容是否新颖、丰富、精确、没有虚假。"

创办伊始，投稿非常活跃，为了保证质量，韩济生等一大批学者对每一篇论文都要花费大量的时间进行审稿修改，精雕细琢，尤其是统计学方面和英文摘要；其目的是"通过

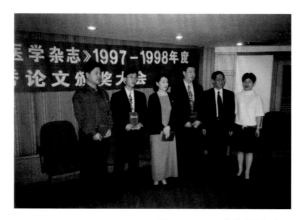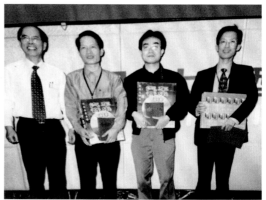

图 1-6-1 《中国疼痛医学杂志》优秀论文奖

办刊来培养队伍"，从创刊开始每年设立"中国疼痛医学杂志论文奖"鼓励从事疼痛医学的学者和专家进行科研活动促进疼痛医学的发展（图 1-6-1）。

经过近 20 年的培育和发展，《中国疼痛医学杂志》培养了一大批疼痛医学的审稿人和作者队伍，稿件质量和科研水平明显提升，《中国疼痛医学杂志》的影响因子在临床医学综合类系列杂志中一直名列前茅。

《中国疼痛医学杂志》创办初期为 64 页，季刊，2004 年之后改为 64 页、双月刊，2011 年改为 64 页、月刊，2015 年 5 月改为 80 页、月刊，杂志先后被收录于"中国科技论文统计源期刊""中国科技核心期刊""北大中文核心期刊""中国核心期刊（遴选）数据库收录期刊""《中国生物医学文献数据库》（CBM）收录期刊"和"中国科学引文数据库（CSCD）来源期刊收录"。最高发行量为 1 万册，是国内较早构建投稿、审稿软件的期刊之一。

《中国疼痛医学杂志》编辑部（图 1-6-2~3）一直在与时俱进。《中国疼痛医学杂志》在多媒体时代，建设了杂志网站和投稿审稿系统，融媒体时代设立了《中国疼痛医学杂志》微信公众号平台和作者 QQ 群及微信群，以期更好地服务于读者和作者。

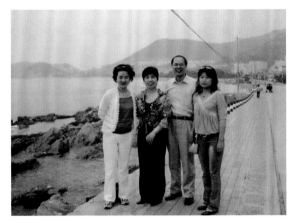

图 1-6-2　编辑部成员合影

任莉梅、康妹娟、韩济生、赵磊（2005 年）

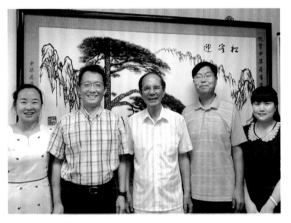

图 1-6-3　编辑部成员合影

任莉梅、樊碧发、韩济生、肖军、赵磊（2017 年）

"韩济生疼痛医学论文奖"由《中国疼痛医学杂志》主编韩济生院士 2014 年出资 50 万港元设立，旨在优化疼痛医学论文创作氛围、推动疼痛医学基础与临床转化研究，促进我国疼痛医学论文整体水平向更高层次迈进，激励我国疼痛医学界能够发表更有价值的疼痛医学论文，为疼痛医学事业的进步做出更大的贡献（图 1-6-4）。

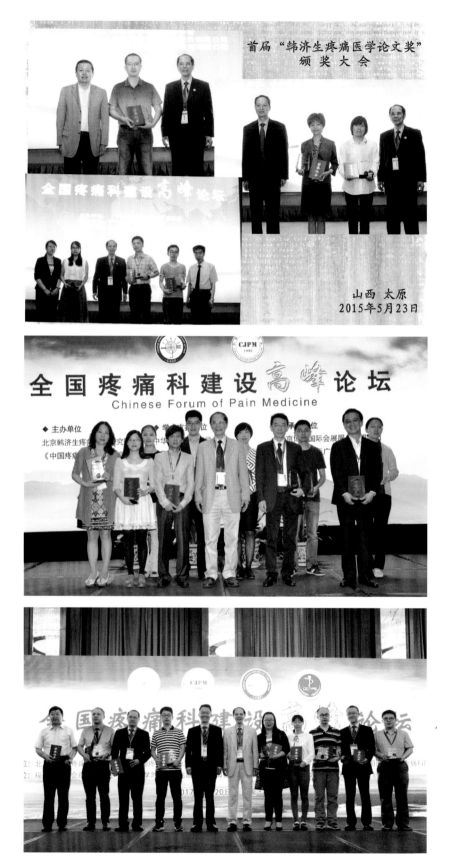

图 1-6-4　历届韩济生疼痛医学论文奖颁奖照片

二、疼痛学临床诊疗指南和临床技术操作规范

疼痛医学是一门新兴的综合性学科，人员来自各个有关科室：麻醉科、骨科、神经内科、神经外科、康复科等。他（她）们无论从医学背景、诊断思路、治疗手段等各方面都有不同的基础和理念。以治疗手段为例，麻醉科以微创侵入操作为主，骨科以手术为主。神经内科以服药为主，康复科以理疗为主等。

为了使疼痛病人得到最可靠的诊断，和最有效、快速、价廉的治疗，需要多学科医师密切合作、不断磨合、取得共识，共同提高，这正是"疼痛科"的优势所在。过去是一位病人盲目地从一个科到另一个科轮回就医，现在是几个医师为一位复杂难治的疼痛病人会诊解决问题。要充分发挥这一优势，必须要有两个条件：一是来自各科的医护人员之间要有一个良好的合作氛围，二是要有一个公共的蓝本可以遵循。

2000 年在卫生部的领导和财政部的支持下，中华医学会、中华口腔医学会、中华护理学会组织 50 多个专科分会编写《临床诊疗指南》和《临床技术操作规范》；这是国内第一次大规模的组织编写指南和规范；中华医学会疼痛学分会立即响应中华医学会的号召，组织疼痛学界有关专家开始编写。《临床技术操作规范·疼痛学分册》于 2004 年出版；《临床诊疗指南·疼痛学分册》于 2007 年出版。这两部手册集中了当代疼痛医学界的智慧，是代表着一个时代的产物。对促进疼痛医学发展、规范疼痛医学的诊疗行为起到了重要作用，也为日后编写中国自己的《疼痛学》教科书奠定了良好基础。

《临床诊疗指南·疼痛学分册》

本书重点介绍各种急、慢性疼痛的诊疗技术，涵盖头面部、颈肩部、上肢、胸背部、腰骶部和下肢等全身多个部位疼痛，并对内脏疼痛、周围血管性疼痛、癌痛、神经病理性疼痛和中枢性疼痛、软组织和骨关节疼痛、周围神经疾病疼痛、特殊疼痛以及非疼痛性疾病的疼痛科诊疗技术进行了详细阐述。同时全面介绍了疼痛科的常用药物。本书调理分明，简明扼要，具有较强的科学性、权威性、规范性和实用性，适合各级医疗机构临床疼痛科、骨科、康复科、神经科、麻醉科、外科医师使用。

《临床技术操作规范·疼痛学分册》

本书系国家卫生部委托中华医学会组织全国著名专家集体编写的权威性技术操作规范之一。全书分 11 章，系统介绍了疼痛的各种测量与评估方法，诊断检查方法，神经阻滞疗法，局部注射疗法，推拿手法治疗，针灸疗法，物理因子治疗，心理治疗，外科手术治疗，以及分娩镇痛、自控镇痛、静脉镇痛、吸入镇痛、胶原酶溶解疗法等各种镇痛、止痛方法的适应证、禁忌证、操作方法、术后处理、并发症及其防治、注意事项等。本书内容科学、技术实用，可操作性、指导性强，是规范各类镇痛医疗技术操作的重要指导专著，适于各临床学科医技人员学习使用。

三、疼痛学教科书

疼痛学是现代医学中的一门新学科，临床实践已充分证实现代疼痛诊疗在医学中的积极作用，特别是我国疼痛学历经二十余年的巨大进展，已发展成为一个从业人员众多，深受病人欢迎的临床学科。现代疼痛学集中了基础医学，临床医学、生物医学工程以及多种边缘科学中有关疼痛学的基本理论和诊疗技术，形成了疼痛学科自身的理论和诊疗技术体系，组成了具有多学科理论和技术的综合性的临床与基础密切结合的综合性学科。

2007 年卫生部签发了"卫生部关于在《医疗机构诊疗科目名录》中增加'疼痛科'为一级诊疗项目的通知"文件。根据文件要求，我国二级以上医院要成立"疼痛科"，使中国疼痛医学发展如虎添翼，为了适应这一形势，加速培养合格的疼痛医师，提高现有的疼痛医师诊疗专业水平，2009 年由韩济生院士牵头成立疼痛学教课书编写委员会，在全国范围内遴选 60 余位疼痛相关各学术领域专家，要求各专家之撰写其本人最熟悉的领域，以保证学术质量；历经 3 年努力，于 2012 年出版发行。

《疼痛学》教科书的出版填补了临床疼痛医学教学的空白，教科书、诊疗指南、临床操作规范的出版构建了疼痛医学的临床继续教育体系。

《疼痛学》曾荣获两项国家级奖项。分别是：

第三届中国出版政府奖图书奖。这是中国出版界的最高奖项。2012 年、2013 年全国出版了数十万种图书，仅有 56 种获此荣誉。其中医学类仅有包括《疼痛学》在内的两种图书入选，应该说是十分难得的。

第四届"三个一百"原创图书出版工程入选图书。该奖项是国家为了鼓励原创出版而设立的奖项。每两年评选一次。此次入选，充分反映了《疼痛学》的原创价值和学术价值。

《疼痛学》获此两项殊荣，是在我国疼痛医学取得重大发展的背景下获得的，疼痛医学正在越来越广泛地得到社会认可和政府支持，《疼痛学》的获奖必将对进一步发展我国的疼痛事业，造福广大疼痛病人，起到积极的推动作用。

四、疼痛医学名词收集审定

疼痛医学名词审定，实现疼痛医学名词的规范化，对疼痛医学发展、学术交流都有着重要的意义。收词是名词审定工作中的一个重要环节，收词适当与否直接影响到名词审定工作质量的高低。因此，如何进行收词是一项重要的内容。由于医学的飞速发展，疼痛医学专业名词几乎每年都在更新，2016 年《中国疼痛医学杂志》编辑部和《实用疼痛医学杂志》编辑部合作进行疼痛医学名词（中文）的收集审定工作；目前成立了疼痛医学名词审核小组，下一步将在全国范围内遴选专家成立疼痛医学各个学组的收词审定工作组，进行收集审核中文词汇，经过临床使用后，再向国务院国家科技名词审定委员会申报立项，最后通过国务院国家科技名词审定委员会审核再公布。

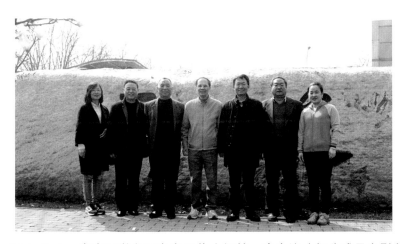

图 1-6-4　疼痛医学名词审定工作小组第一次会议（部分成员合影）

五、疼痛医学高等教育课程的设置

疼痛医学是新兴学科，疼痛医学高等教育课程在国家教育部管理的本科教育和研究生教育以及国家卫生计生委管理的医学继续教育的都处于起步阶段，在医学教育改革的时代，有些高等学校已经开始设置社会急需的疼痛医学高等教育课程，下文以北京大学医学部（原北京医科大学）为例介绍。

（一）课程设立背景

北京大学医学部疼痛医学中心是集疼痛医学的基础研究、临床研究和治疗、疼痛治疗药物和非药物治疗措施的研发，疼痛医学教育以及国际学术交流等于一体的学术平台，2013年9月正式成立。

北京大学神经科学研究所名誉所长韩济生院士担任中心主任，神经科学研究所宋学军教授担任"中心"常务副主任；"中心"副主任（按姓氏汉语拼音字母顺序）包括樊碧发教授（北京大学中日友好临床医院，卫生部中日友好医院疼痛诊疗研究中心主任，中华医学会疼痛学分会前任主任委员）、冯艺教授（北京大学人民医院疼痛科主任）、傅开元教授（北京大学口腔医院放射科和颞下颌关节病口颌面疼痛中心主任）、李萍萍教授（北京大学临床肿瘤学院中西医结合科主任）、刘晓光教授（北京大学第三医院疼痛科主任）、王东信教授（北京大学第一医院麻醉科主任）。

（二）北大医学部开设医学专业本科生"疼痛医学"选修课

为医学专业本科生开设"疼痛医学"选修课程是2013年9月成立的北京大学医学部疼痛医学中心的战略任务之一。

在韩济生院士的领导下，宋学军、冯艺、蔡捷老师等经过一年多的精心准备和不懈努力，医学部疼痛医学选修课共12讲。于2015年3月2日开课，5月15日如期结束。授课教师是来自北大医学部疼痛医学中心及其附属医院、解放军总医院、上海复旦大学以及美国马里兰大学的12位国内外一流的疼痛医学基础和临床专家。听课学生主要是医学部一至三年级本科生90余人，还有来自医学部及其附属医院的研究生和青年医生。

本次疼痛医学选修课是国内首次针对医学本科生开展的比较系统、完整的疼痛医学课程，对北医和全国其他医学院校培养国家疼痛医学专门人才、逐步解决全国几乎所有医院疼痛科医生严重缺乏的状况具有重要的历史性意义。为北医附属医院疼痛及相关科室培养高水平的疼痛医学专门人才、同时注重为全国其他各大主要医院培养疼痛医学骨干，使北医成为培养疼痛医学高端人才的摇篮，引领中国疼痛医学的未来发展是北京大学医学部疼痛医学中心的战略目标之一。

这次疼痛医学课程设置的宗旨是把疼痛医学这门新兴的综合性学科最核心和最主要的基础、临床和人文内容纳入课程。课程包含了疼痛特别是慢性疼痛如神经病理性、癌性、带状疱疹性等严重慢性疼痛的外周和中枢神经系统的发生发展机制、临床药物和非药物治疗措施、正确处理疼痛的人文意义和对疼痛病人的人文关怀等方面的内容。授课教师邀请了中国和美国疼痛医学领域最具代表性的顶尖专家。

3月2日，首次课程关于中国疼痛医学的历史和现状由中国疼痛医学的主要创始人之一韩济生院士担纲。韩院士丰富的医学科学、历史、人文知识和疼痛医学创业经历以及风趣幽默、精准铿锵的演讲风格，立即把课程推向高潮，对听课同学产生了巨大吸引力和鼓舞，为课程的顺利进行精彩奠基。

5月15日，课程的最后一讲由国际疼痛学会和美国疼痛学会创始人和前任主席、美国马里兰大学疼痛医学中心名誉主任 Ronald Dubner 教授担纲。Dubner 教授对急性和慢性疼痛的高级中枢整合和下行调控机制及其在临床治疗技术中的应用等进行了非常深刻、精彩、深入浅出的阐述；同时，还概述了国际疼痛医学发展的历史、现状和未来发展趋势。课程结束后，有56名学生对本次疼痛医学课程提出了自己的意见和建议。

总的来说，学生们对疼痛医学课程表示非常满意、收获很大、非常惊喜；认为老师对课程的组织安排十分重视，很多来自各地的大牌教授亲自演讲并和同学一起讨论，非常具有开创性；希望这门课程能继续进行，甚至建议将其列入"教改课"；同时也提出了讲课教师应该增加更多的临床教学案例，如何更好安排课程时间，让更多想听课的同学能够有时间听课，如何考核同学学习效果等非常宝贵的意见建议。同学们反馈的信息对我们进一步完善提高该课程的教学具有重要参考价值，并为疼痛医学课程组织者和授课教师带来极大的鼓舞！

第二章

中国疼痛科有了编制

第一节　对慢性疼痛诊疗的认识

在人类发展的历程中，疼痛始终伴随着人类的生命活动；各种或轻或重的疼痛层出不穷，给我们的生活带来无休止的烦恼和忧愁；让生活远离疼痛是人类对美好生活的向往。

人类对疼痛的治疗也经历了一段曲折的过程，最初人们在疼痛时祈求上苍、驱赶魔鬼或用最原始的方法如抚摸、按压、揉擦身体的某一部位以缓解疼痛。在长期的生活劳动实践中发明了古老的热敷技术来治疗疼痛，后来又发现伤口涂抹某些植物、服用某种草药可以止痛；自20世纪50年代开始，由于局部麻醉药品的出现，疼痛治疗进入了现代时代；世界上一些经济发达国家在教学医院相继设立疼痛门诊，开展以神经阻滞为主要方法的疼痛治疗工作；20世纪60年代以后，美国、日本等国先后成立了研究疼痛的专业学术组织，1975年成立了国际疼痛学会，并在意大利佛罗伦萨召开了第一次国际疼痛会议，标志着疼痛的学术研究和临床治疗进入了一个新的历史时期。

1958年我国开始针刺镇痛的研究；进入20世纪80年代，在延边、石家庄、济南、武汉、天津等地，相继建立了疼痛门诊或病室进行疼痛治疗；取得较好的效果。1989年，中华疼痛研究会成立后，把推进疼痛医疗、科研和人才培养作为学会的努力方向。

在现实生活中，人们对疼痛诊疗的认识存在很大的误区，很多医务工作者和医疗管理部门错误地认为"疼痛是一种症状，而不是病，病好了自然就不痛"。实际上多数慢性疼痛不仅仅是一种症状，其本身就是一种疾病，如原发性三叉神经痛除了疼痛症状外，并无其他表现。是一种典型疼痛性疾病，治好了疼痛，就治好了疾病。又如带状疱疹后神经痛也是疼痛性疾病，因为其疼痛剧烈而顽固，有的病人持续疼痛达数十年，病人自杀事件时有发生。症状与疾病的区别是相对的，当一种慢性临床症状长期、严重威胁病人的生活和工作时，就应确认其为疾病。据统计，在我国慢性疼痛发病率，中年人约20％，老年人约50％（平均约30%）。高于恶性肿瘤、高血压、糖尿病。慢性疼痛的诊疗在过去相当长的时间里被等同急性疼痛分散在临床各个学科,包括神经内/外科、骨科、肿瘤科、康复科、风湿免疫科等，这些学科只是从不同角度对疼痛和疼痛性疾病进行常规诊疗，许多顽固性疼痛病人得不到及时、恰当治疗，给病人造成极大痛苦。造成了"轻痛科科治,重痛没人管"的局面；另据统计，约30%的慢性疼痛病人查不出明确病因，治疗就更为困难。面对这些慢性疼痛,必须依靠专业的理论去对待、专业的技能去处理,才能取得较好的疗效。

第二节　精彩的论证会——对独立建科的迫切期待

自 1989 年成立中华疼痛研究会开始，中国大地上掀起了一场建设疼痛科的热潮，18 年间，中国各地涌现了数千家疼痛科或疼痛门诊，但绝大所数没有独立建制，仍旧附属在麻醉科或康复科内，"疼痛科是附属在麻醉科内还是从麻醉科分离独立建制成科？"成为一个新的争议焦点。

2006 年 5 月 13—15 日，首届全国疼痛科主任峰会在北京大学医学部会议中心举行，会议期间举办了有关《医疗机构诊疗科目名录》是否应该设置疼痛科的论证会，参会人员有：时任卫生部医政司王羽司长、时任医政司医疗机构管理处高光明处长、中华医学会学术部戴毓平副编审、中华医学会疼痛学分会主任委员韩济生院士、以及来自全国 30 个省市所在医院的疼痛科主任或业务骨干等，共计 149 位代表。这次会议被视为我国疼痛医学发展史上的里程碑。

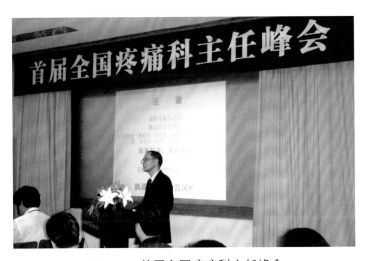

2-2-1　首届全国疼痛科主任峰会

在这次近距离的交流中，专家们就建立疼痛科的社会需求、疼痛科的发展障碍、疼痛科的诊疗范围以及疼痛科工作方式等问题展开激烈讨论。讨论的焦点问题如下：

一、当前建立疼痛科的必要性、迫切性

1.社会需求：国内以疼痛为主诉来就医的病人在三甲医院门诊中约占有 40%~60% 不等

的比例，国外统计资料（2005 美国 ASA 会议）表明大约 30% 的成年人患有慢性疼痛。与会专家指出，慢性疼痛的发病率高达 20%~30%，患有慢性、顽固性疼痛的病人无处就医，痛苦万分，出现"小痛轻痛科科看，大痛重痛哪科都不管"的怨言。疼痛诊疗是一项合理的、迫切的社会需求，应该在《医疗机构诊疗科目名录》得到满足。

2. 目前制约疼痛学科健康发展的主要障碍是在现行的《医疗机构诊疗科目名录》中没有疼痛科，由此导致了疼痛诊疗处于超范围行医状态，专业医生无法按自己所从事的专业进行定级、晋升，专业队伍不稳定，后继乏人，专业技术项目准入受限，对疼痛科的各种鉴定只能挂靠其他学科进行等等。这一系列重大问题直接危害疼痛学科生存发展的空间，时间非常紧迫，已到了非解决不可的地步。与会代表一致呼吁，鉴于疼痛科已经在许多医院实际存在的现实状况，迫切希望卫生部下文加以确认，疼痛科应由多学科医生组成，定位于临床二级学科，并在《医疗机构诊疗科目名录》中将疼痛科列入一级诊疗科目。

二、有关疼痛科诊疗范围的讨论

在 2006 年首届全国疼痛科主任峰会期间，韩济生院士首先回顾了我国疼痛医学发展的历程。疼痛医学在我国经过 18 年来的发展，已形成相当规模的疼痛诊疗专业队伍，《操作规范·疼痛学分册》已出版，《诊疗指南·疼痛学分册》即将出版，诊疗指南和操作规范的出版标志着我国已经形成完整的临床疼痛医学体系。国际疼痛学会（IASP）强调，疼痛医学的特点是"多学科组成"（multi-disciprinary），这是疼痛医学的"灵魂"。实践证明：慢性顽固性疼痛问题是当前任何一个传统学科都不能通盘解决的问题，必须依靠专科医生去解决。与会代表一致认为，"慢性、顽固性疼痛"是疼痛科的主要诊疗内容。简单说来，各科能看的疼痛（多为急痛和轻痛）由各科看，看不了的（慢痛和顽痛）由疼痛科看，因此与其他学科在诊疗范围上没有任何冲突。国内外的发展经验清楚地表明，任何一个传统学科都不能通盘解决慢性顽痛的问题，必须依靠多学科组成专业疼痛团队深入钻研，才有可能予以解决。

三、疼痛科业务应该由哪科医生来承担？

就此问题多学科专家进行了热烈的讨论。与会专家一致认为：每一科目都有特定的任务和主要的处理方法，如内科治疗以服药为主，外科则以手术治疗为主，麻醉科以解决围手术期急性痛为主，康复科以物理治疗为主等等。疼痛诊疗科需要对疼痛进行明确的诊断，然后采用药物、非药物手段，无创、微创方法加以治疗。在建科之初，疼痛科医生可以来自麻醉科、骨科、神经内科、神经外科、康复科等等科室。但加入疼痛科以后，就要专心一致钻研疼痛医学，达到疼痛专业医师水平。

疼痛科应独立建科，不能挂靠在任一学科之下。疼痛科是以治疗慢性疼痛为主，以微创介入为核心技术的临床科室。疼痛科学科地位上应与内、外、妇、儿等学科平行，才能符合疼痛医学发展的需要。

四、疼痛科规范问题

中华医学会疼痛学分会组织全国从事疼痛诊疗的多学科专家编写了《临床技术操作规范·疼痛学分册》和《临床诊疗指南·疼痛学分册》，这两本书的出版将对规范疼痛科的建设发挥重要作用。此外，疼痛学分会每年均选择若干疼痛诊疗中存在的问题进行专家研讨，达成共识，形成规范性纪要，发表于《中国疼痛医学杂志》。专家们认为，现有的疼痛科基本上是规范的，今后的疼痛科应按照疼痛学《临床技术操作规范》和《临床诊疗指南》的要求建立，严格准入制度。

五、疼痛科医生的考核问题

我国有完整的临床医学科目的基本技能与基本理论的考核体制，一旦疼痛科正式批准成立，疼痛学分会将会按照有关要求，迅速组织多学科专家共同制定考核内容及标准。多年来在疼痛学分会的十个临床中心建设中，有关考核的基本内容已在实施中，并总结出许多经验。

六、疼痛科成立是否需要进行试点?

与会专家一致认为，鉴于疼痛科在我国已开展近20年的经历，各地现有疼痛科的建设已经积累了丰富的经验，并取得了显著的成就。一旦卫生部正式下文批准组建疼痛科，疼痛学科的建设将会迅速走上健康发展的轨道，造福广大疼痛病人。

有一种意见，认为如普遍开展疼痛科，可能质量得不到保证。是否在现在已经成立疼痛科的三级医院和有条件的二甲医院开始试行，得到经验，再予以推广。

与会专家指出，近20年来的发展经历本身已属试点（行）。全国许多医院，疼痛科已经在事实上运行。若现在返回来再重新"试点"，可能在操作上反而会造成困难。相信卫生部在做出决断时会考虑这一现实情况。

此外，与会专家们还就疼痛科门诊、病房的组织管理，多学科协作模式，医患关系管理，科研工作管理，医疗质量管理标准，教学管理，人才培养，诊疗流程，依法行医等问题进行了热烈的讨论，在规范建科的方针、指导原则及工作细节等方面达成了共识。对一些国内外广泛开展的疼痛医学核心技术、临床路径等进行了深入仔细的研讨，做出了相应的规范。一些专家的意见如下。

郑方教授（国内麻醉学专家、麻醉学科老前辈，哈尔滨医科大学第二附属医院麻醉科）：结合日本等发达国家疼痛医学发展情况来讲，疼痛学科自成体系，有理论有技术。国外是成熟的学科，国内也已走向成熟。疼痛科应该独立成科。现行的麻醉学科教学体系可能会在若干年后取消，疼痛科不能挂靠在其他学科（包括麻醉科）下，我同意疼痛科独立。

严兴福教授（海南省人民医院麻醉科主任）：从自身工作体会、经验出发来看，目前所有省级三甲医院麻醉科的工作量都是超饱和的，麻醉科人员都很紧张，根本就抽不出人专门去做疼痛治疗。现在的手术量已经较若干年前翻了几番，从人员上讲麻醉科开展慢性疼痛治疗力不从心。实际上麻醉科并不熟悉临床慢性疼痛的诊断及鉴别诊断，治疗技术两科也有根本差异，麻醉科不能等同于疼痛科。疼痛科经过这些年来的发展，已形成完整的疼痛医学体系，应该有专人从事疼痛科，应该要建独立的学科。

崔健君教授（中国医科大学第二附属医院麻醉科主任、博士生导师）：疼痛科是"吃剩饭"的，所谓"剩饭"就是相关学科解决不了的疼痛，哪科都不愿收治的疼痛，全是慢性顽固性疼痛，由疼痛科收治。治疗这些疼痛既需要丰富的专业理论知识，又需要很强的专科操作技能，包括麻醉科在内的任何一个学科都不能代替疼痛科。不管从事麻醉科工作多少年，应本着科学的、实事求是的态度，认为疼痛科无论从工作性质、工作范围，到学科的基本理论、基本技能等诸多方面看，疼痛科与其他学科有着本质的区别。疼痛科一定要独立建科，才能有良好的发展前景，不能建在麻醉等其他科室之下。

高崇荣教授、卢振和教授（广州医学院第二附属医院麻醉科主任）：应该成立独立的疼痛科。过去，我们在麻醉科的框架下做了10多年的临床疼痛治疗工作,虽然经过艰苦的努力,疼痛诊疗的发展取得了一些成绩,但随着疼痛医学的发展、成熟,原附属于麻醉科体制下的疼痛治疗的弊端迅速凸现出来。如疼痛科人员靠麻醉科出，职称靠麻醉科评，医患纠纷靠麻醉科鉴定，申报科研无代码等等。通过临床工作实际体会，做疼痛与做麻醉有着本质的区别，两者决不能混淆。疼痛学科没有得到应有的权利，专业队伍不稳定，直接影响了学科的发展。呼吁卫生部下文正式成立疼痛科。

李仲廉教授（天津第一中心医院麻醉科主任）：从学术上讲，麻醉科处理的疼痛内容属无痛技术范畴，而疼痛科处理的疼痛属治痛范畴，两者概念完全不同。即通常所讲的临床麻醉和临床疼痛，理论体系及诊疗技术差异很大，麻醉不等于疼痛。疼痛科应该独立。

于生元教授（301医院神经内科主任、博士生导师）：我国的疼痛学科经过18年来的发展取得了显著成效，已形成完整的理论体系及规范化的诊疗操作技能，正式建立疼痛科已是水到渠成的事，建议医政司正式下文确认。若再不明确疼痛科的地位，将对疼痛医学的发展产生极为不利的影响。当然，疼痛诊疗不是任何一个学科可以独立完成的，合格的疼痛医生首先要会诊断，然后才能谈到治疗。比如，在诊断、临床思维能力方面神经科有优势，但在介入治疗方面需要专门培训。麻醉科医生的培养重在临床麻醉，对急性痛如手术中、术后痛、无痛检查等很有经验，但在慢性顽固性疼痛疾病诊断方面存在很大缺陷。从操作技术上来说，麻醉与疼痛介入治疗技术完全不同。应该说慢性顽固性疼痛的诊疗与麻醉科关系不大。有人提出在麻醉科下成立疼痛科，按此说法，加入疼痛科的神经内科医生将来晋升也要考麻醉科内容，我认为这是十分荒谬的。

王福根教授（301医院康复医学科主任）：疼痛医学在国内已得到病人及医疗机构的广泛认可，在座的各位专家从事临床疼痛工作多年，有丰富的临床疼痛诊疗经验。并且，疼痛医学有其自身的发展规律，有理论、有实践，独成体系，正式建立疼痛科的时机已成熟。从18年来的发展经验表明，再不明确疼痛科的地位，将直接危害疼痛学科的生存、发展。希望卫生部尽快下文正式成立疼痛科。

吴承远教授（山东大学齐鲁医院神经外科主任、博士生导师全国五一劳动奖获得者）：外科着重的是以开刀动手术为主的技术。疼痛医学需要丰富的理论知识，以微创介入为核心技术，在学科地位上应与内、外、妇、儿等学科平行，才能符合疼痛医学发展的规律，不能挂靠到任何一学科之下。病人的需求就是我们应该发展的方向，很多慢性顽固性疼痛的病人，如果没有疼痛科的建制，就形成了哪科都不管的结局。建议成立独立的疼痛科。

论证会由解放军总医院王福根教授主持，中日友好医院疼痛科樊碧发教授、天坛医院疼痛科刘延青教授、天津医科大学第二医院疼痛科郑宝森教授、南昌大学第一附属医院疼痛科张达颖教授等，从各自的实际工作出发论述了成立独立疼痛科的必要性。在我国近20来年的发展经验表明，凡是疼痛诊疗搞得好的医院，均设有独立的疼痛科。人的精力是有限的，不可能兼顾。这些医院的临床实践表明，疼痛科在医院具有重要的地位，并与相关科室的关系十分融洽，共同攻克慢性顽固性疼痛的难题。成立独立的疼痛科是疼痛学科发展的必由之路。

针对疼痛学科建设面临的问题，原国家卫生部医政司领导一再表示会按照程序和有关部门共同协商解决。面对医政司领导耐心听取临床多学科专家们的意见和诚恳、有建设性的指示，与会的代表多次报以热烈的掌声表示赞同和感谢。

在这次卓有成效的研讨会上，专家们从学术上将麻醉科与疼痛医学作了严格区分：麻醉科处理的疼痛内容属无痛技术范畴，而疼痛科处理的疼痛属治痛范畴，两者概念完全不同，即通常所谓的临床麻醉和临床疼痛，为疼痛科的正名工作扫除了障碍。

第三节　十八位院士联名支持建科

在 2006 年 10 月 16 日 "世界镇痛日" 期间，18 位院士联名呼吁——有条件的医院应开设疼痛门诊，因为 "免除疼痛，是患者的基本权利"。

据韩济生院士回忆：

事情还得从中国疼痛医学的发展说起：在我国疼痛医学的早期发展过程中，主要致力于人才培养和诊疗指南及操作技术的规范建设，后来逐渐认识到：要真正谋取疼痛疼痛医学大发展大繁荣，必须解决疼痛医学的组织问题，也就是疼痛科要进入政府卫生主管部门制定的《医疗机构诊疗科目名录》中。

我们疼痛学会积极向卫生部医政司反映，希望能成立独立的疼痛科，医政司非常重视这一建议，进行了多方面调查，听取了各方面意见。其中一个比较重要的问题是：国外的一些发达国家大多只有疼痛门诊，只有某些大医院才有疼痛科，我国如果率先设立疼痛科，是否显得在国际医学界 "超前"？时机尚不成熟，各界对成立疼痛科的必要性存在怀疑，对走在世界前列存在犹豫。

有一次与全国人大副委员长吴阶平院士的交谈中，我向院士求教，如何才能走出 "敢为天下先" 的第一步，解决我国越来越多的慢性疼痛病人求医难的实际问题。吴院士态度非常明确：既然有实际需求，医院的组织结构就应该有相应的改变。他介绍了当年成立 "泌尿外科" 时遇到的一些困难，又列举出麻醉科从外科分出的历史背景，鼓励我坚持不懈，继续争取。并提出建议：如果能得到医学界院士的支持，将有助于疼痛科独立建制目标的实现。副委员长一席谈话，使我茅塞顿开，坚定了方向和勇气，我向疼痛学会的常委们进行了传达，并开展了一系列行动：①积极主动向有关部门反映实际需求；②召开疼痛科主任会议，邀请有关部门领导参加会议直接听取基层意见了解基层情况（成立疼痛科的必要性）；③积极争取包括吴阶平、韩启德、裘法祖、王忠诚、吴孟超等院士亲笔签名的支持信；并呈送给有关领导。

时任卫生部医政司王羽司长认真阅读了这些资料，亲自参加了有关会议，经过两年的调查和思考，最后做出决定：在我国二级以上的医院成立一级临床科室 "疼痛科"，专治慢性疼痛。2007 年 7 月 16 日由卫生部马晓伟副部长签字批准，建制疼痛科，成为与内、外、妇、儿同样的"一级临床科目"。这一决定体现了我国政府对慢性疼痛病人痛苦的高度人文关怀。

让我们永远记住为中国疼痛科建科做出重要贡献的18位院士（以姓氏拼音为序）：

陈可冀　陈宜张　樊代明　顾玉东　郭应禄　韩济生　韩启德　胡亚美　秦伯益

裘法祖　沈自尹　孙　燕　汤钊猷　王世真　王忠诚　吴阶平　吴孟超　杨雄里

第四节　原国家卫生部颁布卫医发（2007）227号文件

一、卫医发（2007）227号文件

2007年7月16日是中国疼痛医学史上值得牢记的一天：卫生部签发了"卫生部关于在《医疗机构诊疗科目名录》中增加'疼痛科'为一级诊疗科目的通知"［卫医发（2007）227号］文件（图2-4-1~2）。根据文件规定,我国二级以上医院可开展"疼痛科"诊疗科目的诊疗服务。

2007年10月12—16日在北京九华山庄隆重举行"世界疼痛日中国镇痛周暨建立疼痛科新闻发布会"（图2-4-3）。全国人大副委员长、中科院韩启德院士,原全国人大副委员长、中科院吴阶平院士（图2-4-4）,原国家卫生部陈啸宏副部长,原国家卫生部科教司刘雁飞司长,中华医学会吴明江常务副会长,原国家卫生部副部长、中国医师协会殷大奎会长及有关方面的领导（图2-4-5）、专家及参加大会的疼痛医学专家代表约五百人参加了新闻发布会。

韩济生院士为庆祝中国卫生系统中创建疼痛科作了主旨演讲（图2-4-6）,并给与会嘉宾阐释了中国为什么要成立疼痛科,成立疼痛科的重要意义：

我们知道疼痛是人类最普通的一种不愉快的感受。每一个人都要追求愉快、避免痛苦,

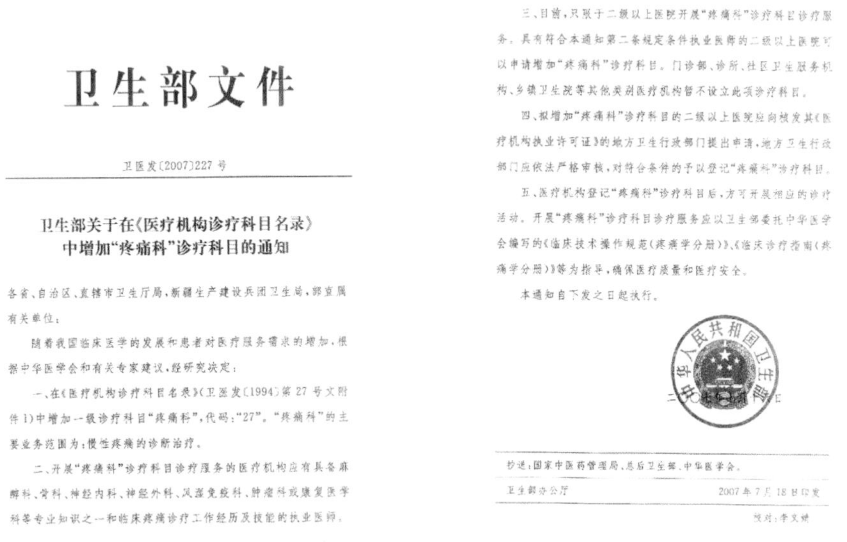

图2-4-1　卫医发（2007）227号文件

中华人民共和国国家卫生和计划生育委员会
National Health and Family Planning Commission of the People's Republic of China

2017年05月22日 星期一

-请输入关键字-

首页　机构职能　新闻中心　政务公开　政务服务　交流互动　专题专栏

委厅文件

您现在所在位置：首页 > 文件 > 委厅文件

卫生部关于在《医疗机构诊疗科目名录》中增加"疼痛科"诊疗科目的通知

发布时间：2007-07-20

卫医发[2007]227号

各省、自治区、直辖市卫生厅局，新疆生产建设兵团卫生局，部直属有关单位：

随着我国临床医学的发展和患者对医疗服务需求的增加，根据中华医学会和有关专家建议，经研究决定：

一、 在《医疗机构诊疗科目名录》（卫医发[1994]第27号文附件1)中增加一级诊疗科目"疼痛科"，代码："27"。"疼痛科"的主要业务范围为：慢性疼痛的诊断治疗。

二、 开展"疼痛科"诊疗科目诊疗服务的医疗机构应具备麻醉科、骨科、神经内科、神经外科、风湿免疫科、肿瘤科或康复医学科等专业知识之一和临床疼痛诊疗工作经历及技能的执业医师。

三、 目前，只限于二级以上医院开展"疼痛科"诊疗科目诊疗服务。具有符合本通知第二条规定条件执业医师的二级以上医院可以申请增加"疼痛科"诊疗科目。门诊部、诊所、社区卫生服务机构、乡镇卫生院等其他类别医疗机构暂不设立此项诊疗科目。

四、 拟增加"疼痛科"诊疗科目的二级以上医院应向核发其《医疗机构执业许可证》的地方卫生行政部门提出申请，地方卫生行政部门应依法严格审核，对符合条件的予以登记"疼痛科"诊疗科目。

五、 医疗机构登记"疼痛科"诊疗科目后，方可开展相应的诊疗活动。开展"疼痛科"诊疗科目诊疗服务应以卫生部委托中华医学会编写的《临床技术操作规范（疼痛学分册)》、《临床诊疗指南（疼痛学分册)》等为指导，确保医疗质量和医疗安全。

本通知自下发之日起执行。

二○○七年七月十六日

抄送：国家中医药管理局、总后卫生部、中华医学会

图 2-4-2　卫医发（2007）227 号文件

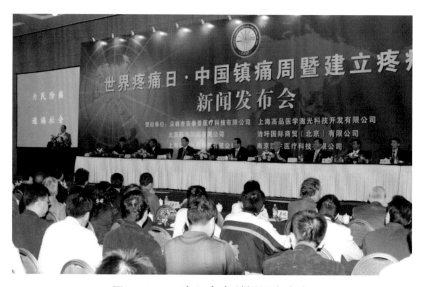

图 2-4-3　建立疼痛科新闻发布会

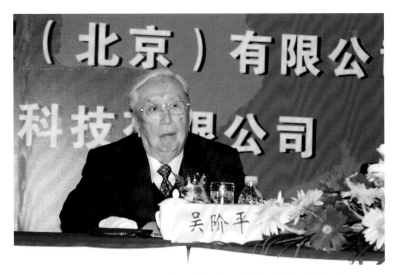

图 2-4-4　吴阶平院士参加建立疼痛科新闻发布会

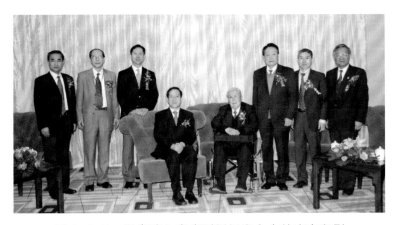

图 2-4-5　出席建立疼痛科新闻发布会的嘉宾留影

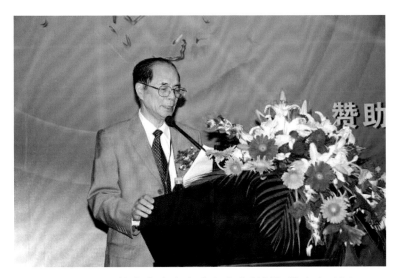

图 2-4-6　韩济生院士在建立疼痛科新闻发布会致词

这是人类共有的天性，但有时疼痛又是难以避免。劳动、运动中都会受到损伤，手术前后都会有疼痛，但这些疼痛属于急性痛。急性痛比较容易处理，伤口好了，骨折愈合了，痛也消失了。可以说，急性痛只是一种症状，不是疾病。比较难治的是慢性痛，慢性痛的定义是：疼痛持续三个月以上，可以诊断为慢性痛。随着医疗技术的进步，很多医生认为疼痛持续一个月以上，治疗不愈，就可以诊断为慢性痛，它本身就是一种疾病。例如慢性关节痛可以持续很多年，40岁以后几乎每个人都有腰背痛、颈肩痛的经历，有的甚至因此丧失劳动力，癌痛更是令人痛不欲生，偏头痛等各种头痛十分普遍，全世界统计，至少30%的人一生中有过慢性痛的经历。这种慢性痛如果不严重，可以分别在内科、外科、妇科、理疗科等科室得到治疗，解决问题；但如果慢性痛的程度很重，迁延时间很久，得不到妥善治疗，这种病人会有"求医无门"的感觉。有人把它归纳为两句话："轻痛科科看，重痛哪科都不管"。那么有没有一个科室，把各科都不愿管的顽固性慢性疼痛病人管起来呢？这是病人的衷心愿望，也是医师应尽的义务；所以我们韩启德副委员长把它总结为两句话"消除疼痛是患者的基本权利，是医师的神圣职责"。有鉴于此，中华医学会疼痛学分会几年来向各方奔走呼号，包括吴阶平、韩启德、裘法祖、王忠诚等院士在内的18位有关院士都亲自举笔签名，支持这一呼吁。卫生部医政司领导经过周密调研，上报部领导。2007年7月16日由卫生部马晓伟副部长签字批准，建制疼痛科，成为与内、外、妇、儿同样的"一级临床科目"。这一决定体现了我国政府对慢性疼痛病人痛苦的高度人文关怀，是一个具有历史意义的决定，具有重大的实际意义和深远的国际意义。为什么说具有国际意义？因为近半个世纪以来，西方国家随着经济水平的提高，人们有了疼痛不愿忍受，希望及时治疗的要求十分迫切，因此疼痛门诊如雨后春笋蓬勃发展，我们国家也不例外，只是起步略晚，在西方国家只有一些著名大学的附属医院成立疼痛科，这是医学的发展新方向，中国卫生部看准了这个方向，做出决定：在全国二级以上的医院都可以建立疼痛科，使慢性疼痛病人可以得到及时的、高质量的诊疗。

国际疼痛学会（IASP）得知这个消息，立即来信加以祝贺："在这一方面，中国可以成为其他国家的榜样，来推动全世界疼痛治疗的发展"。

我想这是极好的范例，说明现代的中国不仅在经济发展上创造了奇迹，而且在关心人民疾苦、以人为本、体现人文关怀，引领医学发展潮流方面，中国也走向世界前列。换言之，中国不是只是跟随别人的步伐，中国可以走向世界前列；我相信今后中国还会有更多的这样的新闻发布会，向世界发布我们国家疼痛医学的最新进展。

二、国卫办医函（2016）936 号文件

2016 年 10 月 18 日，原国家卫生计生委办公厅《关于印发三级综合医院医疗服务能力指南（2016 年版）的通知》[国卫办医函（2016）936 号，下称《指南》] 公布。

该指南对很多科室制定了新的标准，也用了大段篇幅详细对临床医疗和医技服务能力给出了"标尺"，共涵盖 17 个一级学科；而相比之前的 2014 年 07 月的《三级医院医疗服务能力标准（综合医院）》（征求意见稿）中涉及的 16 个临床专科一级学科，2016 版《指南》多了一个科室（3.16 疼痛科）。

新的《指南》增加了疼痛科，是政府对疼痛科建设的大力支持，从 2007 年原国家卫生部下发的卫医发 2007（227）号文件起，确定在《医疗机构诊疗科目名录》中增加一级诊疗科目"疼痛科"代码"27"。根据文件精神，我国二级以上医院可设立"疼痛科"，开展以慢性疼痛的诊断与治疗为主的诊疗服务，指南的出台将为疼痛科的发展保驾护航。

《指南》将临床专科医疗服务能力标准分为基本标准和推荐标准，基本标准为临床专科应当达到的基础能力要求，推荐标准是鼓励临床专科提升能力后达到的要求，是临床专科建设发展的方向指引。

新《指南》指出了三级医院疼痛科应具有的诊疗能力及"脊柱内镜、等离子技术、射频消融术、臭氧注射术、神经阻滞技术、冲击波技术、银质针、鞘内注射及脊髓电刺激"等关键医疗技术，对于疼痛科的定位与发展及疼痛科医生均给出了一个明确的发展方向（图 2-4-7）。

国家政府网 | 中央国家机关举报网站　　　2018年03月01日 星期四　 请输入关键字 🔍

国家卫生计生委医政医管局

| 主站首页 | 首页 | 最新信息 | 政策文件 | 工作动态 | 关于我们 | 图片集锦 | 专题专栏 |

通告公告　　　　　　　　　　📍您现在所在位置：首页 › 最新信息 › 医疗资源 › 通告公告

国家卫生计生委办公厅关于印发三级综合医院医疗服务能力指南（2016年版）的通知

发布时间：2016-10-18　　　　　　　　　　A⁻ A⁺ 🖨

国卫办医函〔2016〕936号

各省、自治区、直辖市卫生计生委，新疆生产建设兵团卫生局：

　　为贯彻落实《国务院办公厅关于推进分级诊疗制度建设的指导意见》（国办发〔2015〕70号）等相关文件要求，进一步完善医疗服务体系，推动构建分级诊疗模式，我委组织制定了《三级综合医院医疗服务能力指南（2016年版）》（以下简称《指南》，可从国家卫生计生委网站医政医管栏目下载）。现印发给你们，请参照执行。

　　各三级综合医院要按照《指南》要求，严格落实"十三五"卫生与健康规划、区域卫生规划和医疗机构设置规划，控制医院规模，重视医院内涵建设，明确三级综合医院功能定位，开展与自身功能定位相适应的诊疗服务，不断提升医疗服务能力与水平；充分发挥技术辐射和带动作用，通过对口帮扶、医联体等多种方式，促进医疗资源纵向整合，引导优质医疗资源下沉，提升基层医疗机构服务能力，推动构建分级诊疗模式。

　　各省级卫生计生行政部门要定期总结工作经验，及时将工作进展情况报送我委医政医管局。

　　联系人：医政医管局 罗庆华、胡瑞荣、王毅
　　电话：010-68791885、68791887、68791886
　　传真：010-68792963
　　邮箱：bmaylzyc@163.com

国家卫生计生委办公厅
2016年8月29日

附件：三级综合医院服务能力指南（2016年版）

图 2-4-7　国卫办（2016）936号文件

3.16 疼痛科

3.16.1 疑难重症诊治

（1）基本标准。应当具备诊治以下疑难重症的医疗服务能力：

疾病名称	诊断手段	主要治疗方法
颈源性头痛	DR、CT、MRI	关节探查清理术、成形术 神经滞治疗、神经射频治疗
三叉神经痛	MRI	选择性神经阻滞、半月神经节射频治疗
舌咽神经痛	MRI	选择性神经阻滞、舌咽神经射频治疗
糖尿病周围神经变	体检与病史	药物综合治疗
脊髓损伤后疼痛	病史、体检、MRI	药物综合、脊髓电刺激治疗
带状疱疹后神经痛	病史、体检	药物综合、神经调控治疗
癌性疼痛	DR、CT、MRI、ECT	姑息支持、鞘内药物输注、选择性神经病阻滞
中枢痛	病史、体检、MRI	药物综合、神经调控治疗
幻肢痛	病史、体检、MRI	药物综合、神经刺激治疗

（2）推荐标准。在应当诊治疑难重症疾病的基础上，可以具有诊治以下疾病的服务能力，如：

疾病名称	诊断手段	主要治疗方法
周围性面神经麻痹	体检、病史、头颅MRI	药物综合、神经调节治疗
突发性神经性耳聋	体检、病史、MRI	药物综合、神经调节治疗
臂丛神经损伤后疼痛	肌电图、MRI神经成像	药物综合、神经调控
腰椎手术失败综合征	CT、MRI、DR	硬膜外镜下或椎间孔镜下松解术
腰脊神经后支卡压综合征	MRI、CT、DR	神经后支射频、镜下脊神经后支松解术
椎间盘源性腰痛	DR、MRI	射频消融、亚甲兰注射
强直性脊柱炎	MRI、DR、辅助检查、病史、体检	药物综合、局部阻滞、椎间关节射频
肌筋膜炎	体检、辅助检查	药物综合、软组织松解、银质针治疗

图 2-4-7（续） 国卫办（2016）936 号文件

第三章

疼痛科建设

第一节　疼痛科诊疗项目立项

规范医疗服务价格管理是贯彻落实深化医药卫生体制改革的重要内容，是推进医务价格改革、规范医疗机构价格行为、维护病人合法权益的重要措施，对完善医疗机构补偿机制、减轻病人医疗费用负担具有十分重要的意义。

收费标准的核定是疼痛科发展过程中绕不过去的一个必要环节，我国在医疗改革过程中，在引进医疗保险机制的同时还保留了各级物价部门立项审核批复过程，包括国家层面的医疗服务价格标准的制定（大蓝本）和省市各级物价部门根据各自财政情况对医疗服务项目项目的审核批复。

在《医疗机构诊疗科目目录》增设"疼痛科"后，疼痛科成为一个独立的科室；疼痛科室的收费标准不再依附在麻醉科和骨科等学科内，需要从"零"开始立项审核批复。

为了能够让疼痛科室收费趋于合理，也为了体现疼痛科医生的服务价值，2009年5月，一批来自三甲医院疼痛科室的主任们汇聚到了北京，为疼痛科的收费立项进行论证（图3-1-1）。他们在这之前对全国疼痛科诊疗收费项目及价格做了仔细调查，很多主任在论证会期间连续三天三夜没有休息，却依然保持着充沛的精力，因为他们知道，随着疼痛医学的发展和从业人员的增加，疼痛科诊疗收费项目如不能有统一的标准让全国各地的医疗主管部门进行参考，它们就将成为制约疼痛科室前进和发展的绊脚石。

在会议之中，他们经过无数次思想的碰撞，终于拿出了统一的规范，上报至卫生部和

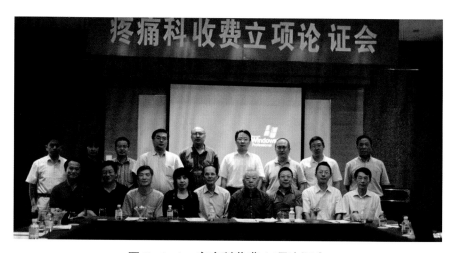

图3-1-1　疼痛科收费立项论证会

国家发改委,而在此时,国家卫生部和发改委制定的医疗服务收费标准(大红本)已经定稿(图3-1-2),准备发布,相关部门承诺在下一次国家医疗服务价格核定标准内增加疼痛科项目,这意味着疼痛科诊疗收费标准将在未来一段时间内只能套用其他科室的诊疗收费项目,可能会因为非法受到不合规合法而受到上级行政部门的处罚,这样,必将会影响疼痛科发展,韩济生院士和樊碧发教授从学科发展的基本条件出发,认为疼痛科医疗服务价格标准的核定刻不容缓,势在必行!随即到相关主管部门陈述疼痛学科发展的不易,社会上大量慢性疼痛病人对疼痛科的巨大需求和热切期盼,恳请相关部门予以扶植帮助疼痛科收费项目立项。终于,在国家卫生部和发改委制定的医疗收费项目加盖文件发布之前,将疼痛科的收费标准列入。自此,疼痛科有了国家级层面的单独的诊疗收费项目。

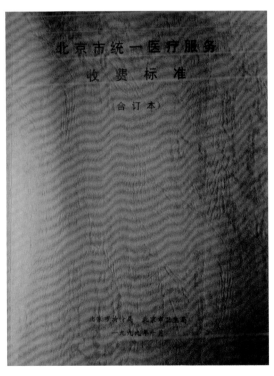

图 3-1-2 北京市统一医疗服务收费标准（大红本）

省市级物价部门和省市级发改委在疼痛科诊疗收费项目立项也是一个漫长的过程,涉及多个部门:包括医院和卫生管理部门的支持,地方财政的收支预算,医疗保险的立项支付,物价部门对收费项目的核定;在省级医学会疼痛分会和医师学会疼痛科医师分会陆续成立后,疼痛科医疗服务收费先后列在其议事日程中,截至 2017 年底,全国大多数地区的疼痛科医疗诊疗项目收费得到完满解决。

第二节　疼痛科医师执业与职称

2007 年原国家卫生部颁发卫医发（2007）227 号文件，要求在二级以上医院成立疼痛科，在疼痛科建设发展过程中遇到的难题之一就是疼痛科医师的执业资格认证和职称晋升程序。

相比其他成熟学科，疼痛科在专业技术资格认证和职称评审方面几乎是空白，卫生部颁文在医院管理部门设立疼痛科，但专业技术任职资格的设立需要由卫生部门人事司论证，提交国家劳动和社会保障部门批准方可进行；任职资格考试由国家卫生部门人才交流中心管理；如果没有疼痛科职称考试，由其他学科职称的医师来担任疼痛科的临床工作，则不利于疼痛科的快速发展。

执业资格认证和职称晋升事关疼痛科发展大计，为了理顺解决关系执业资格和职称晋升各个方面的问题，韩济生院士和诸多疼痛领域专家多次在疼痛科主任峰会上探讨此事，并进行了有计划细致安排，2007 年 8 月，韩济生院士召集樊碧发、张达颖讨论后取得共识（图3-2-1）：尽快推动全国疼痛专业医生的职称评审晋升工作。当月即到卫生部有关部门递交申请报告。为了能赶在 2008 年开始疼痛科的职称考试，张达颖教授在 40 天内组织起草编写好全国卫生技术人员专业资格（疼痛学）考试大纲和试题库。并在 2007 年 9 月 11 日由王志剑医生专程从南昌乘飞机送到卫生部考试中心；卫生部人才中心同意 2008 年在全国开始疼痛科医师中级职称资格考试，随后，2010 开始高级职称的资格考试。

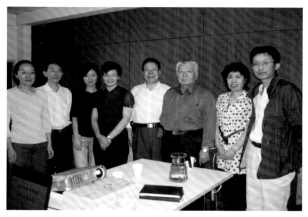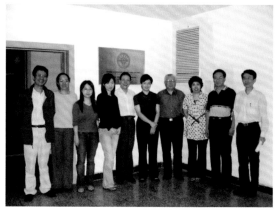

图 3-2-1　疼痛专业职称考试研讨会（北京）

2018 年（粤规卫）1 号文件《广东省卫生计生委关于在医师执业范围中增加疼痛科专业的通知》（图 3-2-2），在新年的第一个工作日颁发，文件解决了疼痛科医师的身份问题，在文件颁发之前，疼痛科医生的执业身份是外科、骨科、康复科等学科，对于涉及专科建设的重点学科、基金申报等资源建设因没有疼痛科专业，只能通过其他专业进行申报，该文件的出台为今后解决一系列疼痛科专科建设奠定了基础。

广东省卫生和计划生育委员会文件

粤卫规〔2018〕1 号

广东省卫生计生委关于在医师执业范围中增加疼痛科专业的通知

各地级以上市卫生计生局（委），省中医药局，部属、省属驻穗医药院校附属医院及委直属有关单位：

随着疼痛科学科发展和患者医疗服务需求的增加，2007 年原卫生部在《医疗机构诊疗科目名录》中增加了一级诊疗科目"疼痛科"。根据原卫生部《关于医师执业注册中执业范围的暂行规定》授予省级卫生计生行政部门的权限，为进一步促进我省疼痛科的学科发展，加强从业人员队伍建设，经研究决定如下：

一、在我省临床类别医师执业注册的执业范围中增加"疼痛科专业"，代码："17"。

－1－

年。

五、医师可按照患者实际诊疗需求开展疼痛诊疗活动。

本文自 2018 年 1 月 15 日起施行，有效期 5 年。执行中遇到具体问题及意见请及时向省卫生计生委反映。

广东省卫生计生委

2018 年 1 月 2 日

－3－

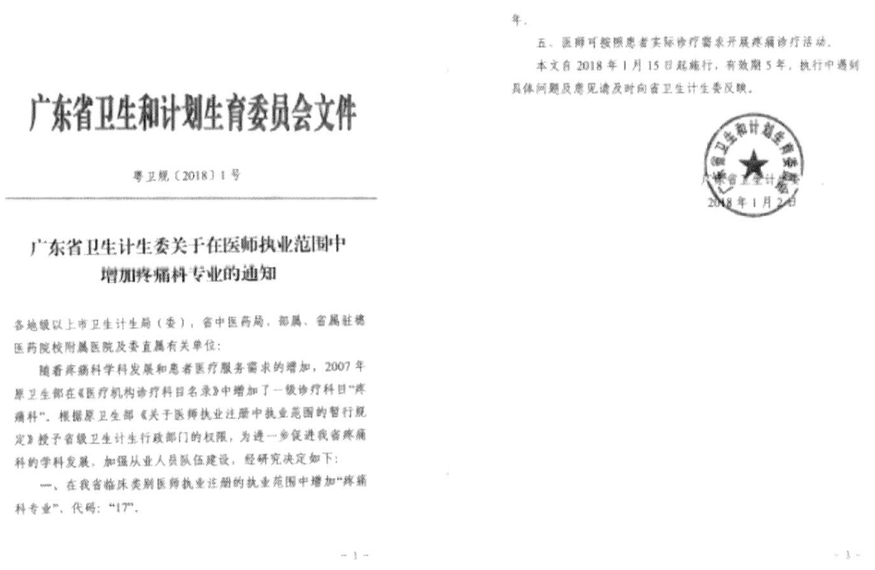

图 3-2-2　广东省委计委疼痛科专业医师执业认证文件

在疼痛科专业技术资格和职称方面南昌大学第一附属医院的探索值得借鉴：

南昌大学第一附属医院于 1992 年 7 月开设疼痛门诊。1999 年 11 月，医院管理层报备医学院并经省卫生厅批准，成立疼痛科，张达颖成为疼痛科主任。其后的两年时间里，疼痛科室建立了一系列管理制度及诊疗常规，经医院申报，省卫生厅考查批准成立江西省疼痛中心。

南昌大学第一附属医院疼痛科室在各个方面都逐步完善，但是疼痛医师的晋升通道却还处在模糊的阶段。实际上只有打开了疼痛科医师职称晋升通道，疼痛科才算真正的构建了起来，才有可能持续发展。为此，该院疼痛科室经过多方奔走努力，2005 年江西省卫生厅和人事厅正式批复设立疼痛医学专业中、高级技术岗位，张达颖获聘为疼痛科主任医师，该院疼痛科医生张学学获聘为疼痛科副主任医师，开创了中国疼痛学专业技术资格和职称的先河（图 3-2-3）。

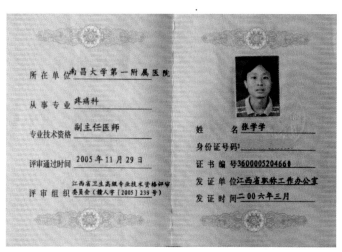

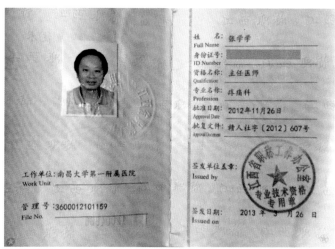

图 3-2-3　疼痛科高级职称认证

第三节　疼痛科医疗质量控制建设

2009 年 6 月，卫生部印发了《医疗质量控制中心管理办法（试行）》（卫医政发〔2009〕51 号），医疗质量控制中心建设是保障医疗质量的有效手段，是深化医药卫生体制改革的重要内容，与人民群众切身利益息息相关。推进同级医疗机构检查结果互认，对于有效利用卫生资源，提高诊疗水平，规范诊疗行为，改进医疗服务，促进合理检查和合理诊疗，降低病人就诊费用，强化病人对深化医药卫生体制改革切身感受具有重要意义。通知要求，各级卫生行政部门和医疗机构要积极创造条件开展各专业医疗质量控制中心建设和管理，推进同级医疗机构检查结果互认，促进医疗质量管理与医疗技术水平的提高。2010 年 7 月卫生部办公厅印发《关于加强医疗质量控制中心建设推进同级医疗机构检查结果互认工作的通知》。2016 年 10 月，家卫生计生委发布《医疗质量管理办法》，从 2016 年 11 月 1 日起施行。该《办法》明确了医疗质量管理组织架构、质量保障、持续改进、风险防范和监督管理等要求。

疼痛科在 2007 年建立之后，注重医疗质量管理，积极配合各级卫生主管部门落实实施疼痛科医疗质量控制中心的建设，目前已经建成省级疼痛科质量控制中心的有：湖北、湖南、北京、天津、重庆等省市，其中湖北省疼痛科质量控制中心主任委员单位设在湖北省中山医院，湖南省设置在湘雅医院，北京设置在中日医院，天津设置在天津医科大学第一附属医院，江西省的疼痛科质控中心在南昌大学一附院，山东省质控中心在山东省立医院，新疆质控中心设置在新疆维吾尔族自治区人民医院，目前还有安徽、江苏、河南在积极筹办中。

省级疼痛科医疗质量控制中心（质控中心）履行的是省市级卫生主管部门的职能：包括 质控年检、注册审验、物价申报、基地建设、培训等。并以省为单位制订疼痛科医疗质量控制标准，构建省级疼痛科三级质量控制网络，积极开展疼痛科医疗质量标准现场检查和落实情况，对质量控制检查信息进行分析和评价，建立省市两级质量控制网络直报系统，构建疼痛科的信息资源数据库执行疼痛科相关质量信息的收集统计分析评价和质控报告发放信息平台。定期召开全省疼痛科医疗质量工作会议，并根据疼痛科医疗质量标准进行相关培训；省级疼痛科质控中心的建设将有利于疼痛科的规范和快速发展。

第四节　疼痛科国家临床重点专科建设项目

鉴于我国的医疗服务体系仍然存在整体能力不强、专科发展目标不明确、专科学术水平不平衡等问题。从 2010 年开始，国家财政部与卫生部共同合作设立国家临床重点专科建设项目，用于提高三级医院临床科室能力建设。国家临床重点专科建设将有利于引导医院把建设与发展的重心转移到以临床技术水平和服务能力为主题的内涵建设上来，有利于树立卫生部门的行业品牌，展示医疗行业发展成果，形成以技术和质量为核心的良性竞争局面，并提高专科医疗技术水平和医疗质量。对于新兴学科，将有利于疼痛科品牌的形成和行业标杆作用。

2013 年 12 月，经过原国家卫生部组织专家的多轮评审，共有六家疼痛科（图 3-4-1）通过评审获得国家临床重点专科建设项目，他们分别是：原国家卫生计生委中日友好医院疼痛科、山东省立医院疼痛科、南昌大学第一附属医院疼痛科、深圳市南山区人民医院疼痛科、四川华西医院疼痛科、广州医科大学第二附属医院疼痛科。

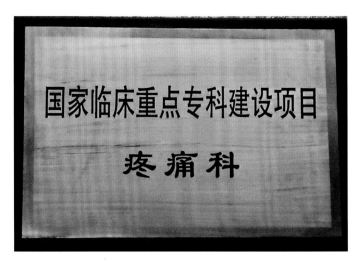

图 3-4-1　国家临床重点专科建设项目牌匾

一、中日友好医院疼痛科

中日友好医院疼痛科的前身——"中日友好医院疼痛门诊"开设于 1989 年，是国内早期开设的疼痛门诊。2003 年 10 月，在"疼痛门诊"的基础上成立了独立的"疼痛科"，是国内大型综合医院最早单独设立的疼痛科之一。2005年以来，疼痛科加强学科建设和人才培养，学科发展进入"快车道"。2013年8月，疼痛科成为"北京市疼痛治疗质量控制和改进中心"，开始负责北京全市的疼痛质量控制督导改进工作。2014年8月，疼痛科在全国遴选中脱颖而出，入选首批"国家临床重点专科建设项目"，学科建设再上新台阶。2014年11月，疼痛科成为"北京国际科技合作基地"，开始赋予学科发展国际化视野。经过20多年的发展，中日友好医院疼痛科已成为集医疗、教学、科研、康复于一体，承担中央保健医疗康复任务及涉外医疗保健任务的大型综合性疼痛治疗中心。

中日友好医院全国疼痛诊疗研究中心首任主任由我国疼痛医学的开创者，北京大学疼痛医学中心主任，韩济生院士担任（图3-4-2）。现任疼痛科主任、博士研究生导师樊碧发教授，兼任中国医师协会疼痛科医师分会会长、中国中西医结合学会疼痛学专业委员会主任委员、中华医学会疼痛学分会前任主任委员、中国医师协会神经调控专业委员会副主任委员、《中国疼痛医学杂志》常务副主编、《实用疼痛学杂志》总编辑、全国疼痛诊疗研究中心主任、纽约州立大学客座教授、北京市疼痛治疗质量控制和改进中心主任，是中国疼痛医学的先行者之一，在我国疼痛医学领域拥有较高的学术地位和影响力。

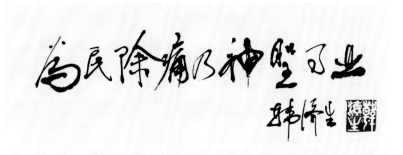

图3-4-2　韩济生院士为中日友好医院疼痛科题词

疼痛科医疗设备先进、技术力量雄厚、人才优势突出。现有院士1人，博士研究生导师1人，硕士研究生导师1人，医务人员全部拥有硕士以上学历。疼痛科设有"癌痛""神经病理性疼痛""脊柱源性疼痛"3个亚专科。自建科以来，广泛开展了对各种急慢性疼痛的诊疗和研究工作：在国内率先开展了"脊髓电刺激（SCS）""中枢靶控镇痛"等国际上最先进的疼痛治疗技术，是我国首个也是目前开展此类疼痛治疗最多的疼痛科，开我国神经调制治疗慢性疼痛之先河；开展了目前国内所有类型的微创神经介入镇痛技术，包括X线

（CT、超声）引导下神经根射频调制毁损、椎间盘射频/低温等离子消融、椎体成形、周围神经毁损、交感神经节（丛）脉冲射频/化学毁损、椎管内PORT植入、静脉港植入、脊柱内镜、感觉定量测量、皮内治疗、银质针导热、明视针刀镜、经颅磁刺激和硬膜外腔镜等，尤其擅长各种慢性顽固性疼痛、癌性疼痛、交感维持性疼痛的介入治疗。疼痛科现开放床位30张，年均门诊量30000人次，年出院病人1500人次以上，年完成疼痛介入手术逾1200例，是国内规模最大、技术最全、疼痛治疗手段最丰富的疼痛科之一。

中日友好医院疼痛科现为北京大学医学院、北京中医药大学教学医院，承担着临床医学本科、神经科学和中西医结合专业的博士/硕士研究生、北京住院医师规范化培训医师的疼痛教学任务，也是北京大学疼痛医学中心的主体教学单位。疼痛科大量培养了包括本科生、研究生（硕、博）及进修医师在内的疼痛学人才，年平均约50余人次。科室还承担着北京市卫生局"社区医师疼痛诊疗培训"任务，共培训社区医师逾6000人次，为提高北京社区卫生服务水平，提高人民群众生活质量做出了贡献。在完成国内教学的同时，科室还与IASP和"日本国际协力机构"（JICA）合作，目前承担着IASP面向发展中国家的"IASP疼痛专科医师培训项目"和JICA面向疼痛专科医师的"日本捷卡疼痛医师培训项目"，为全国各地选拔的优秀疼痛专科医师提供专门培养，共培养疼痛高级专科医师60余人，其中大多已成为所在地区的疼痛学术带头人，被IASP誉为"发展中国家疼痛专科医师培养的典范"。

在完成医疗和教学任务的同时，科室还着力慢性疼痛的基础和临床研究，先后牵头或合作包括国家重点研发计划（原863计划）、国家自然科学基金在内的科研项目多项，在国内外具有影响力的刊物上发表医学论文200余篇，形成了较高水准的科研团队，具备了较高的科研能力。

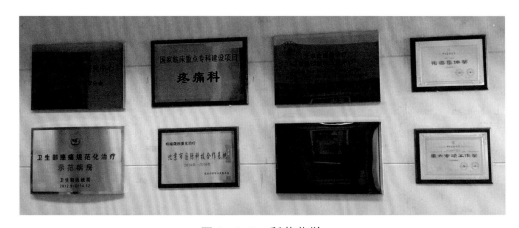

图3-4-3　所获荣誉

疼痛科的发展得到了国家卫生计生委和各级政府的大力关怀和支持。时任全国人大副委员长韩启德、原国家卫生部黄洁夫副部长、陈啸宏副部长、中华医学会吴明江副会长、北京市卫生计生委等领导同志先后多次莅临科室视察、指导工作。

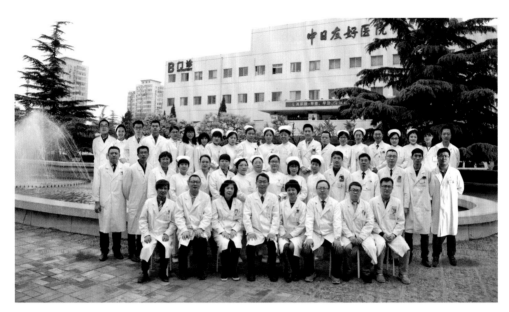

图 3-4-5 中日友好医院疼痛科全体医护人员

展望未来，中日友好医院疼痛科将秉承"昌明进取，正道力行"的院训，以"照护生命与健康"为使命，以"做中国医疗事业先进的思想源和强劲的动力源"为愿景，为把疼痛科建设成国际知名的以疑难疼痛疾病诊治为重点，以微创介入为特色的大型综合性疼痛中心而不懈努力。

二、广州医科大学第二附属医院疼痛科

在奋斗中前进

走进广州医科大学附属第二医院（下称广医二院）门诊大楼 4 楼疼痛科门诊，6 个诊室与 2 个治疗室均双通道联通，方便医师们互相呼应与教学。它是广东省三甲医院中建设的最早最大疼痛科，是国家六大重点建设疼痛专科之一，被行内称为中国疼痛科可复制的模板之一。

"慢性疼痛发病率高达 30% 以上，医院的任务就是帮助人们克服对死亡、对疼痛的恐惧"。身兼国家重点专科 - 广医二院疼痛科医联体主任、广东省疼痛医疗质控中心主任的卢振和教

授表示，疼痛科遵循"治病要治因"的临床医学原则，从 2013 年起就把科室的研究主攻方向定位于"对因诊疗引起的神经病理性疼痛"。

诞生于麻醉科中的疼痛医师

作为临床医学上的新兴学科，广医二院疼痛科之所以能脱颖而出，跟医院领导的前瞻性息息相关。最早可溯源至 1989 年，原国家卫生部下发 26 号文件确认成立"麻醉科"，其三大任务包括：临床麻醉、重症监护、疼痛治疗。担任麻醉科主任的高崇荣教授，籍此机遇开始创建疼痛门诊，并组织麻醉科副高以上医师每周定期出诊，开展一些神经阻滞镇痛业务。

1998 年开始，高崇荣教授担任了广东省第一、二届的广东省医学会疼痛分会主委，疼痛诊疗赢得较大的支持，得到 10 张疼痛科病床。广医二院成为广州市三甲医院中首个有疼痛病房的单位。张海波与卢振和两位麻醉科行政副主任每人半年轮流管理疼痛门诊及病床，后来指定了卢振和副主任负责疼痛病房。开展了腰脊神经后支冷冻、酚甘油破坏等镇痛业务，还引进了小针刀、腰椎间盘胶原酶溶解等微创治疗慢性疼痛的业务。

1999 年，韩济生院士亲自给广医二院疼痛科授牌"中华疼痛学会第一临床中心"，医院派出院内多个学科包括骨科、神经外科、神经内科的科主任扶持疼痛中心，资深教授们每周一次带领疼痛医师查房，迅速提高了疼痛诊疗水平。2000 年，医院为疼痛科购置了价值 58 万元的中国第一台美国脉冲射频镇痛治疗仪和 20 万元的美国偏振红外线治疗仪。疼痛医师在开展微创介入技术中小心操作，认真实践，首先顺利开创了多项微创镇痛技术。

正当疼痛学科建设开始焕发生机之际，新问题也随之出现了。有心投入疼痛诊疗的医师们在开展慢性疼痛诊疗及微创治疗技术的同时，需要很多的时间去学习相关理论及技术，尤其是来自麻醉科的医师更意识到补课的迫切需要。疼痛病房管理重点是根据病人慢性疼痛相关的病史、体检、辅助检查，综合分析而得出诊断。书写病历、制定治疗方案包括术前后的讨论、准备，在实施过程中的观察处理，及时更正诊断、药物、治疗及记录等。耗费着医师们大量的精力与时间，甚至休息时候还常牵挂及关注病人的病情变化。而从事麻醉工作重点关注的是病人手术创伤中急性疼痛的麻醉，生命体征变化等等许多涉及生命安全的紧急问题。医师们深深体会诊疗慢性痛与急性痛的思维方式、处理手段与过程均有着很大的差异。当时安排管理疼痛病房的医师每周从事一次麻醉的工作受到了异议，因为疼痛医师们开始感觉精力不足，难以同时兼顾麻醉与疼痛诊疗两项业务了，这也是当时全国从事疼痛诊疗的医师们的同样困惑。

疼痛科注册带来快速发展

困境的打破，是 2007 年卫生部宣布中国成立一级临床学科 - 疼痛科，诊疗范围是"慢性疼痛"，广医二院疼痛科迎来了蓬勃发展的的契机。医院很快就注册了"疼痛科"，并给予 42 张专科病床的独立疼痛病区。保障了专门从事疼痛科临床实践的医师们有专门时间与场地，鼓励医师们集中精力在疼痛科实践和做出成绩。

根据文件精神，疼痛科还逐年引进了多个学科的人才，包括神经内科、神经外科、肿瘤科、康复科、中医科、神经病理科从事基础研究的博士后等。科室将高年资主治医师进行不同业务或研究方向的重点培养，按医院要求每临床治疗组收治指定方向内的病人比例不少于 60%。现在已建立五个疼痛亚学科组：头面痛 + 神经病理性疼痛组、腰腿痛 + 关节痛组、癌性痛 + 脊柱相关痛组、门诊组及基础实验室组。广医二院疼痛科积极学习先进技术，将国内外的先进服务理念、诊疗手段和研究思维引进学科，先后多次派出骨干到国内外学习 B 超、脊柱内镜等技术（包括 5 位医师分别赴美国、德国和日本进行研修）。平时十分注重与国际同行广泛交流与合作，2014 年开始分别聘请了美国克利夫兰医学院疼痛中心程建国教授、华盛顿大学医学院疼痛瘙痒研究中心陈宙峰教授为疼痛科客座教授，每年回国给予学术讲座和传授新技术、研究新进展。

以病人为中心，针对疼痛原因给予综合性治疗是广医二院疼痛科的特色。这些年来，广医二院疼痛科在实践中不断探索创新并积极推广慢性疼痛的诊疗理念及技术系列。包括 2006 年提出射频消融技术遵循"保护神经"理念，X 线引导下靶点穿刺技术；2008 年提出腰椎间盘突出症微创治疗要"不动中央髓核"，并为此取得了 3 项实用新型专利；2012 年提出疼痛定义新见解为"感觉神经系统组织的异常刺激与损伤"，2013 年提出"舒适微创"；2014 年提出重视疼痛病因诊断并创新了红外热成像的疼痛诊断软件等。

目前广医二院疼痛科四大核心技术为"镇痛药物，承诺一定镇痛""疼痛诊断，灵敏寻找痛因""松解卡压，准确去除痛因"以及"神经调控，快速保证镇痛"。为此，在临床中重视了对因使用镇痛药的基础上能保证解除中重度疼痛，在诊断上证明了沿感觉神经系统诊疗疼痛疾病有着非常灵敏及实用的价值，验证了红外热成像与交感神经规律的客观性，在治疗上强调了首先选用根治疼痛原因的神经松解技术的正确性，还充分发挥了神经阻滞、神经刺激器调控等快速镇痛技术的神奇作用。广医二院疼痛科已开展 5 项常见疾病的临床途径，包括三叉神经痛、腰椎间盘突出症、膝骨性关节炎、带状疱疹神经痛、颈椎间盘突出症等。

开展的微创技术涵盖了 2016 年卫计委宣布的疼痛科全部手术。

由于广医二院疼痛科能较好诊断疼痛原因，对因制定治疗方案，诊疗效果远比传统治疗方法好，在群众和同行其他专科中逐渐树立了良好的口碑。病人来源涵盖全国各地，以及澳洲、新西兰、美洲等国外地区。目前年手术量已达 1100 台余次，年出院病人 1500 多人次。

发挥重点专科辐射作用

自从 2013 年被评为国家六所疼痛临床重点专科之一，广医二院疼痛科响应国家号召：发挥国家重点建设专科的辐射作用，帮助更多的医院建设规范化疼痛科。卢振和告诉笔者，2016 年她担任广东省疼痛医疗质控中心主任，调查了已注册疼痛科的 130 多家医院，看到超过 1/2 以上的医院还缺少疼痛专科的医师与病房，深感中国疼痛科建设的任重道远。

广医二院疼痛科一直努力发挥着重点专科的辐射作用。每年除了担负广州医科大学麻醉系的疼痛诊疗学全部的 39 课时的教学任务外，还招收了全国各地的进修医师 50 多名，每年举办国家继教项目"慢性疼痛诊疗技术新进展学习班"，已举办了 29 期"全国射频镇痛技术培训班"（图 3-4-6），成为全国慢性疼痛医师培训基地之一。吸引了全国各地 20 多个省市，700 多家医院，超过 1500 名学员前来学习交流。组织中国女医师协会疼痛分会会员编写《疼痛防治靠自己百问丛书》20 册，作为病人的健康教育和疼痛科的宣传资料；目的是让中国疼痛队伍更加壮大，服务更多的病人，取得更好人才效益和社会效益。

广医二院疼痛科一直在奋发前进，2014 年成为"中国女医师协会疼痛分会主委单位"

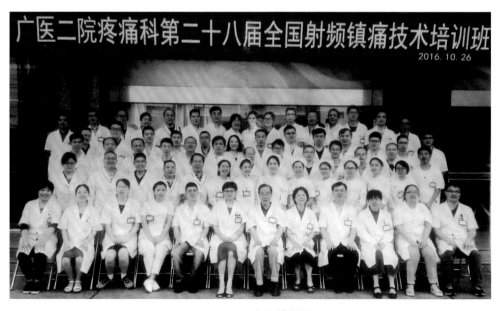

图 3-4-6　全国培训班

及广东省康复医学会"疼痛康复分会"主委单位；2015年获评全国妇联"巾帼文明岗"，2015年搬进了拥有6张手术床、装备有单向参观玻璃窗的无菌治疗室的新病区；2016年全体团员青年积极投入到创建广州医科大学"青年文明号"；2016年参加北京中日友好医院牵头"国家临床重点专科.中日医院疼痛专科医联体"，并迅速组建了80家合作单位的"国家临床重点专科.广医二院疼痛专科医联体"，积极响应新医改政策号召和国家卫计委对于分级诊疗的要求，正探索着"网络远程会诊，远程培训"方式，实现疼痛疾病的同质医疗；广医二院疼痛科还担任了"广东省疼痛医疗质量控制中心"的主任单位，团结全省疼痛科医师正努力完成省卫计委给予的建设100个规范化疼痛科的任务。

积极参加互联网平台，广医二院疼痛科建立"广二疼痛科"网页，建立"疼痛康复在线"公众号，满足广大人民群众对疼痛防治知识的迫切需求，并开展多中心协作"头痛调查"大数据活动。探索着借力"疼痛在线"网络，实现远程会诊及教育，努力使技术下放到基层，实现慢性疼痛诊疗同质化，真正惠及广大民众。

展望未来，广二疼痛科将开展更全面的疼痛疾病临床途径，优化诊疗步骤和程序，发挥传统治疗结合现代微创技术，进一步提高疼痛诊疗效果。与全国同事们一起加速建设强大的中国疼痛科。

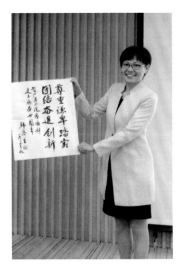

图 3-4-7　韩济生院士题词

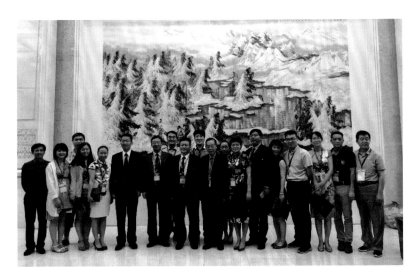

图 3-4-8　在人民大会堂与参加庆典活动的嘉宾合影

三、深圳市南山区人民医院（深圳市第六人民医院）疼痛科

深圳市南山区人民医院疼痛科：诞生于区级平台的国家重点专科。

"预计今年年底我科牵头翻译的《脊柱介入治疗的指南》将会发布，该指南是受美国脊柱学会委托翻译的。"深圳市南山区人民医院疼痛科主任熊东林如是透露。

深圳市南山区人民医院（以下简称：南山医院）疼痛科的发展史可追溯到1991年。这个诞生在区级平台的科室，秉承"安全、有效、效益、发展"的发展模式，以"影像引导下的微创微侵袭介入治疗"为特色，遵循韩济生院士"业有专精，非专精无以成其锐；心存奉献，唯奉献方能济众生"的寄语，以病人为中心、不断提高医疗质量为己任，发展至今已经走过26个年头。

从无到有　机会属于有志者

"相比如今许多成熟的科室建设，当时南山医院疼痛科建科的环境是相当的简陋，是真正的从无到有。"熊东林还告诉笔者，尽管目前的深圳市南山区人民医院是毗邻"前海-蛇口自贸区"、南山区唯一一家三甲医院，并于2016年6月在深圳市率先通过国家等级医院三甲复评，但在疼痛科初创建时，仍只是一家典型的区级医院。"作为新兴学科，南山医院疼痛科的第一批病人还是靠创始人张德仁教授自己在医院走廊发放科普传单'拉'来的"。

当时最大的挑战不是物质上的，而在于病人观念的固化。作为临床唯一以症状命名的学科，疼痛科常被误认为只是对症治疗。事实上，早期的疼痛科接诊的多是骨病、肌腱相关的病人，而后逐渐引入神经阻滞、病灶局部注射，中医的技法如针刀等也陆续引入。

在先行者的努力下，南山医院疼痛科逐渐成形，1993年开始有疼痛病房（同中医科共用病区）。1997年从麻醉科中分离出来，独立成疼痛科，并在同年晋身为广东省疼痛学分会疼痛诊疗中心。

真正步入快速发展时期，是2007年卫生部正式下发文件，在《医疗机构诊疗科目名录》中增加一级诊疗科目"疼痛科"。"对科室而言，最大意义在于理顺了体制，受到深圳市各级政府的重视支持，被定为南山区唯一的深圳市重点学科。"熊东林回忆到，随后疼痛科获得足够的建科基金，进而配齐了相应的医疗设备；病床数也实现扩增，达到40张。而后在2009年获相关部门批准及学会支持，成为广东医学院疼痛学教研室、中华医学会疼痛学分会临床培训基地（深圳）。随后建立的科室的专业网站，又扩大了影响力。

而2013年顺利通过卫生部评审成为国家临床重点专科建设项目单位，对南山医院疼痛科来说意义非凡。次年成为了深圳市疼痛学重点实验室，又成立深圳大学疼痛研究所。另一个发展的重要节点，是2015年与韩济生院士合作，成立深圳市南山区人民医院韩济生院士疼痛医学工作站；2016 年韩济生院士疼痛医学团队获得深圳市政府"三名工程"A 类项目资助，这也为南山医院疼痛科在"科教研"三方面的发展注入了新"引擎"。

纵观南山医院疼痛科的发展史，"微创介入治疗"是其最突出的优势特点。不仅使符合精准治疗的理念，让科室在处理疑难复杂疾病能力进一步提高，外地病人就诊比例较强明显增加。采取影像介导下的微创治疗，使病灶可视化，更是在治疗与其他相关科室重叠病种时，疼痛科得以立足的核心治疗方式和手段。

正式建科十年。南山医院疼痛科不仅在国内较早开展神经电刺激治疗术治疗神经源性疼痛，采用植入性药物输注系统治疗癌性疼痛等一系列创新之举。除专科门诊业务用房 200 余平方米外，还拥有 1000 平方米的独立物理治疗室，一间杂交手术室含 DSA 设备，一间日门诊手术室含 C- 臂机，能开展日间手术治疗、多学科联合诊疗等，日门诊量达 100 人次。在病区床位数为 41 张，每年收治 1700 多名住院病人。

如今科室下设神经病理性痛、骨与关节疼痛和癌性疼痛三大亚专科，并同时推进了内窥镜诊疗技术在疼痛性疾病中的应用及研究、神经调制技术在神经源性疼痛中应用及研究、超声介导技术的应用及研究等三大平台系统化建设。熟练掌握国内外主流微创介入镇痛技术，在各种急慢性顽固性疼痛的治疗上拥有丰富的经验。

得益于此，今年南山医院疼痛科又跟南方科技大学宋学军教授合作，成立南方科技大学疼痛医学中心，合作涵盖技术研究、临床、教学、药物开发和疼痛转化等多个内容。

延续西派教育 发挥辐射效应

"南山医院疼痛科能发展到今天，可谓占有天时地利人和。"熊东林教授一一分析开来：天时，建科之初恰逢深圳改革开放浪潮席卷，百废待兴，崭新理念跟容易被院方及病人接受。地利，相比三甲医院强势科室林立，区级医院更容易实现麻醉科牵头组建新科室的梦想。更重要的人和，则是源于医院求贤若渴，又毗邻港澳，采用前瞻性的人才引入模式，吸引了包含麻醉科、骨科、神经内、外科、肿瘤科、中医针灸与基础科研人员加盟。

在经过 26 年的发展，南山医院疼痛科已成为国内综合实力较强、临床病例数多和治疗手段丰富、学科辐射范围广的慢性疼痛诊疗和人才培养中心之一，并逐渐形成了自己的科室文化，建成了临床上梯队合理，个人特色鲜明，科研和教学同步，年轻向上的疼痛科团队。目前科室有医生 18 名，其中硕士以上学历的人员占七成以上，其中博士学位 7 名（含留学归国人员 3 名），博士后 2 名，硕士 5 名（麻醉、神内等）；正高职称 8 名，副高职称 3 名，中级 5 名，初级 2 名。另备有科室秘书及技术人员 2 名，其中具有国家级专委会副主任委员 1 人，国家级专委会委员 2 人，常委 2 名，组长 2 人，省市级专委会主委，副主委 2 人；国家级专委会青年副主任委员 1 人。

按照计划，南山医院疼痛科将以临床亚专科为主体，以临床研究项目为突破口，形成系统性专科人才培养体系。将临床医师分成病理性神经痛、椎间盘疾病、癌痛、风湿关节痛等专业领域，开展相关领域临床和基础研究，结合研究项目制定相应诊疗规范和医疗管理模式，在各亚专业领域培养一批有专业特色和较强临床研究能力的中青年骨干。此外，科室还鼓励学科带头人和学科骨干参与国内和国际合作，实施走出去和引进来战略，开展突出自身特色和有国际视野的多元化继续教育，丰富学科人才培养模式。

为加强科室的科研水平，南山医院疼痛科也加大了科研的投入，并且重视转化医学的发展。近 2 年来，科室分别获得国家级、省级和市级课题 8 项，同时申报国家级专利 4 项，已获批 1 项。作为广东医科大疼痛学教研室、中华医学会疼痛学分会临床培训基地，我科室也极为重视疼痛医学的教育工作，已有硕士研究生导师 3 名，迄今为止共培养硕士研究生 13 名（含在读 2 名）、联合培养海外博士生 2 名；每年培养疼痛专业本科生超过 30 名；每年招收数十名来自全国各地的进修医师，现已培训近 700 名疼痛临床医师。1997 年至今每年举办国家级或省市级继续教育，连续三年举办亚太疼痛联盟会议，建立同香港、澳门、台湾、新加波、韩国等疼痛界的实质性合作，多项深圳 - 香港、深圳 - 澳门合作课题在两岸三地推进。

熊东林教授透露，考虑到本科生、研究生教育是学科发展的基石，科室将进一步完善广东医学院疼痛专业本科生和硕士研究生教育，利用和华中科技大学协和医院合作的有利条件，开展博士研究生培养工作，逐步建立完整的本科生、研究生教育体系。

今年 3 月份，南山医院疼痛科又积极响应了中日医院疼痛专科医联体的号召，牵头搭建"国家临床重点专科·南山医院疼痛专科医联体"，共同为提高疼痛疾病的预防、诊断和治疗水平，探索疼痛资源一体化，促进分级诊疗和双向转诊发挥着他们的作用。

未来，南山医院疼痛科还将加强和国际上医学院校的相互交流，积极邀请国际知名专家、学科前沿学者来华讲学，指导临床和科研工作，学习对方先进技术和经验。积极参与各类医学组织，加强与外界联系，提高国内外知名度，拓展国际合作新途径。结合我科毗邻港澳的地域优势，和港澳地区相关学科鉴订富有成效的合作协议，建立长期的人才培养和科研合作，促进学科不断发展，建设成为国内一流的临床诊治和学术交流中心（图3-4-9）。

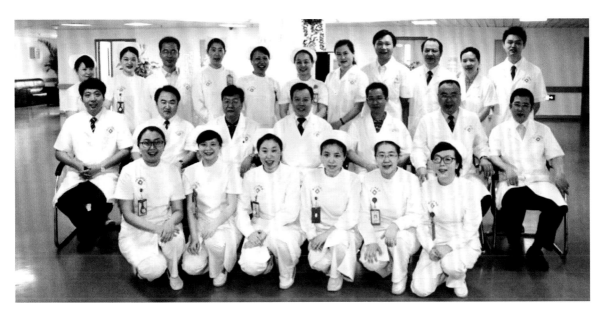

图3-4-9　深圳市南山区人民医院疼痛科全体医护人员

四、山东省立医院疼痛科

让疼痛学专业发展永葆活力

在中国传统故事中，特别推崇能忍痛的英雄，在现实中，镇痛是病人维护尊严和保证生活质量的刚需。随着社会发展，人们对疼痛的耐受能力下降，治疗的要求增强，尤其老龄群体和患癌人群对于疼痛治疗的需求更为旺盛和迫切。疼痛学这一新兴学科在诞生之初就表现出了强大的生命力，如今疼痛专业走在内科传统治疗和外科手术治疗之间，利用微创技术精准有效地解除病痛，病人常把疼痛科医生称为"救星"。

创业维艰

现任山东省立医院疼痛科首席专家的宋文阁教授是山东省疼痛学发展的奠基人。说起他从事疼痛的诊断和治疗探索要追溯到20世纪70年代。1972年的一天，宋文阁接到家信，父亲因为腰痛已经卧床两月有余，为了怕他工作分心，一直隐瞒病情，由家人带着四处求医却不见成效。回到家后，看着老人憔悴的面容，宋文阁心疼不已，一个长久以来压在心底的想法这时跳了出来。在从事麻醉科工作之前，宋文阁曾有在外科工作的经历，给他留下深刻印象的就是门诊遇到的腰腿痛病人特别多，彼时流传着这样一句话"病人腰痛，医生头痛"，可见对于此类病症当时并无立杆立竿见影的疗法。宋文阁想，麻醉既然能阻断开刀引起的疼痛刺激，是不是也可以把这个思路应用在因疾病引起的疼痛治疗上呢？这次，他为了解除父亲的病痛，决定试一试，于是为父亲进行了骶管注射，考虑到老人身体虚弱，注射的药物浓度很低，剂量也很小。就在他完成治疗转身收拾器械时，听到父亲叫他的名字，宋文阁转过身，看到了他终身难忘的场景，刚刚还被病痛折磨得满面愁容的父亲，现在已经是满脸笑容。这深深触动了他，实践证明，利用麻醉技术治疗因疾病引起的疼痛是有效的。

从那以后，宋文阁就开始在业余时间利用麻醉技术给身边的亲朋好友治疗腰腿痛，取得了良好的效果，可他的这一做法引起了同行的非议甚至中伤，院领导也对此不以为然。直到后来宋文阁用此法接连解除了几位重要领导的腰痛症状，他的这一理念才逐渐被重视和接受。

1986 年，疼痛门诊正式在山东省立医院挂牌。挂牌之初，疼痛门诊与外科门诊共用一个诊室，因闻名来就诊的病人太多，宋文阁便请科室协调了一间堆放杂物的楼梯下的库房给他，事实上，经过打扫，这间"独立诊室"只有不足 8 平米，一墙之隔就是卫生间，因通风不畅，诊室里总是弥漫着尴尬的气味。就这样，宋文阁这个"光杆司令"把疼痛专业在山东省立医院搞起来了。

1989 年，经过几年的发展，疼痛门诊获得了位于济南结核病防治所的 21 张床位，终于有了自己的病房。1994 年，随着医院新门诊楼的启用，疼痛门诊的病房迁回医院，1995 年，疼痛科建立。

当时，宋文阁教授在疼痛学理论和实践方面取得的成果可谓"墙内开花墙外香"，时任山东省立医院院长的董先雨到深圳南山医院交流时发现，南山医院从山东省立医院取经后，把疼痛科发展的有声有色。南山医院疼痛科主任对董院长说："宋老师是我们的榜样，如果疼痛学的这面旗帜不能插在山东，我们就要把它插在深圳了"。这番话打动了院领导，也直接促成了疼痛科病房的第二次搬迁。

2000 年,世界进入了新千年,疼痛科也迎来了 600 平米的新病房。手术室配备了 C 形臂、医用臭氧发生仪、射频仪等，利用职称晋升评审的契机，又购进了激光治疗机，从此便能够在 C 形臂透视下完成微创手术，可以针对三叉神经痛、带状疱疹后神经痛、颈椎病、小关节功能紊乱、椎间盘突出症、癌痛等开展治疗。此后逐渐分化为神经病理性疼痛、脊源性疼痛、癌痛和软组织和关节痛四个亚专业。

国际交流

1986 年，疼痛科门诊挂牌后，慢慢地就有新生力量充实进来。山东省立医院疼痛科主任傅志俭是宋文阁的第一位以疼痛作为研究课题的研究生，她在博士期间做的课题"嗜铬细胞移植治疗癌痛"获得了美国疼痛学专家莫世煌教授的高度评价，称此项研究已经达到国际水平。

美国和日本的疼痛学研究起步较早，目前在临床治疗和基础研究方面仍处于领先地位。为了业务精进，山东省立医院疼痛科坚持"走出去和请进来"相结合，在人员少任务重的情况下，鼓励科室年轻医生到澳大利亚、美国等先进国家进修学习。20 世纪 90 年代，宋文阁和傅志俭加入了国际疼痛学权威组织 IASP（International association for the study of pain），积极加强国内外学术交流，并连续参加 IASP 历届年会，扩大了学术影响。2006 年傅志俭师从世界疼痛医师协会前任秘书长 Robert Van Seventer 教授，学习了硬膜外腔镜技术，完成国内首例硬膜外腔镜微创手术。

山东省立医院疼痛科还主办过多届疼痛医学国际会议，目前，我国疼痛学的声音在国际上越来越响亮，2016 年在日本举办的 IASP 年会上，首次有了中国分会场。我国疼痛科的高速发展与国家的支持是密不可分的，在韩济生院士为首的疼痛学会的努力下，卫生部于 2007 年 7 月 16 日签发了关于在《医疗机构诊疗科目名录》中增加"疼痛科"诊疗项目的通知，这一政策的出台从国家层面上为疼痛学规范化发展奠定了基础，也饱受世界同行羡慕。

角色转变

中国的疼痛学科在短短的几十年中，一次又一次向同行和世界证明着自己的价值和发展潜力。可是从事临床麻醉十年后转入疼痛诊疗逾二十年的傅志俭主任对于学科发展却顾虑重重："关键是人的问题，角色转变至关重要"。

目前，纵观海内外，麻醉科医师因具备熟悉麻醉性镇痛药物，擅长各种穿刺技术以及能熟练掌握急救技能等优势特点，成为疼痛科医师队伍的主力军。但是两者工作重点是有差异的，麻醉科工作的重点是为手术而实施麻醉，保障病人术中的生命安全，而疼痛科工作的重点是诊治疼痛性疾病，提高病人的整体生活质量。

实践证明，角色的转换不可能一蹴而就，需要经过长期艰苦，甚至是痛苦的过程来实现，其中临床意识的强化是实现角色转换关键之关键。麻醉科医生转化为疼痛科医生要勇于放弃原有熟悉的工作环境和模式，接受新的挑战，形成新的知识结构和工作技能。要学习骨科、神经内科、神经外科、风湿免疫科、肿瘤科或康复医学科等相关知识博采众长，最终形成自己的学科特色。

路在何方

2013 年，山东省立医院疼痛科被国家卫计委评为国家临床重点专科，这对于一个新兴学科，实属不易。傅志俭主任介绍："国家能给这样一个机会，对于学科发展有着巨大的推动作用。2010 年评审启动，我们全国的疼痛学同仁们都在积极申报，努力争取，最终通过审批挂牌的是包括我们在内的六家医院，现在回过头想一想，其实我们的筹备从上世纪建科时就已经开始了，虽然当时没有明确这个目标，但是这个结果确实是几十年如一日的工作积累换来的。"

谈起过往的成绩，宋文阁教授和傅志俭主任表现出了难以抑制的喜悦，说到未来发展，他们又表达了共同的担忧。

疼痛学发展，如逆水行舟。宋文阁教授介绍："在学科发展的不同阶段，应该有不同的重点。发展初期强调疾病的诊断，我们做了一些实实在在的工作。第二阶段把主要精力放在治疗方法的改进上，麻醉专业出身的疼痛科医生，通常依靠的手段是神经阻滞，这个方法对某些疾病只能起到缓解症状的效果，相当一部分病人不能被根治，作为一门学科应该有核心技术和核心疾病，于是我们提出并开展了微创治疗，广泛推广胶原酶溶盘、臭氧、激光、等离子、旋切、硬膜外腔镜、椎间孔镜等技术，由此占领技术制高点，这些技术迅速被大家接受并应用到临床实践中。但是微创技术普遍开展后，我们发现大家又过于依赖这样的有创治疗，现在我经常到各地"灭火"，为不恰当的治疗纠偏，所以我们现阶段的主要任务是强调微创治疗的安全性和风险防范，让这类技术不断规范。未来，我希望我们的疼痛科医生在治疗中能以病人为考量，而不是以疾病为出发点，让病人的功能恢复到最好的程度，同时减少病人和家属的痛苦。"

回首几十年的发展历程，我们应该记住那些为科室建设奉献了汗水和智慧的老专家们，他们是：宋文阁、赵松云、马玲、李俊祥等。这些专家在那个年代艰苦奋斗，顶着压力，不计报酬，为新兴专业科室的建立立下汗马功劳。宋文阁和马玲不顾年事已高，现在仍然为科室的发展尽心尽力（图 3-4-10）。

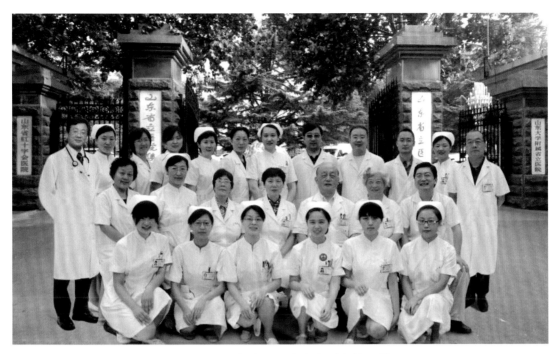

图 3-4-10　山东省立医院疼痛科全体医护人员

五、四川华西医院疼痛科

十年磨一剑 华西疼痛是如何铸就的?

2017 年,中国疼痛学科"10 周岁"了。十年前,原国家卫生部发布卫医发(2007)227 号文件,要求在二级以上医院成立疼痛专科。疼痛学科至此真正成为了有建制的"正规军"。十年间,中国疼痛学科发展势头迅猛,新技术、新人才、新理念层出不穷。四川大学华西医院疼痛科作为第一梯队的中坚力量,其十余年的发展,紧跟大环境需求,是新兴学科发展的"参考物"。

从 0 到"兴":这是如何做到的?

起步:1995 年,四川大学华西医院首开疼痛门诊。"那时,王全英主任以麻醉医生兼职的方式,出两个半天的门诊。我给他做助手"。刘慧教授回忆。在她看来,这是华西疼痛科的雏形。

2000 年,刘进任华西医院麻醉科主任。新官上任,他放了好几把火。包括宣布:第一,麻醉科要走亚专业化道路,让大家在"专业的时间,做专业的事情,达到专业的水平"。第二,做好住院医师规范化培训,整体提升华西麻醉科的科研水平;第三,提携疼痛亚专业，使之进入国内疼痛科第一方阵。紧接着，刘进在麻醉科设立疼痛亚专业，并开设全日制的疼痛专科门诊。"当时希望，让所有到华西来的疼痛病人，每天都能有医师接诊"，刘慧说。这一转变实现了疼痛病人量的第一次快速增长：由最初半天十来个人，发展到二、三十个。

定位：既然要做好"亚专业"，"定位"并实现技术优化，就显得格外重要。麻醉科众人想了很多，很久。"那时，韩国、日本、澳大利亚等国进行疼痛治疗，都是在影像引导下穿刺完成。而在中国，几乎都是盲打。如果我们能突出靶向作用，是否可以实现可视化治疗呢？比如在 B 超引导下"？

这一想法在华西医院，具有"不可比拟的可操作性"。该院在超声引导治疗方面，成绩卓然，一直走在国内前列。其次，超声技术在疼痛治疗领域，已有尝试，优势明显。它没辐射，对病人、医务人员的损伤很小，且较易操作。

于是，科室众人展开研究，并完成了一系列超声引导下疼痛治疗的研究课题。包括颈椎、心脏、腰椎、脊神经后支小关节等四大超声治疗研究项目及相关基础临床探索。

螺旋上升：全日制疼痛专科门诊开设初期，每天，刘慧教授从医院一开门就坐进去，一直要看到下午五六点。周一至周五，日复一日。

"那个时候，麻醉科做疼痛亚专业的医生，就我一个人，大年三十都在出门诊。有一年，我得了带状疱疹，都没法请几天假休息，号都挂出去了，没人能替我出诊"。2001 年，去日本进修疼痛专业的杨万霞老师回国，刘慧迎来了并肩作战、分担压力的同伴。

除了门诊，她们俩还要承担门诊手术麻醉，包括部分疝修补手术、乳腺手术等。两人约定，一个人出疼痛门诊时，另一个人就去盯麻醉。那时，疼痛门诊虽然只有 1 个诊室、没有病房，但日均门诊量稳步上升，很快超过 50 人。

蓄势待发：2003 年，刘慧、杨万霞齐心协力，申请到了疼痛病房。医院慷慨地给了24 张床位。但因为各种客观原因，刚到手的独立病房和护理单元，又被重新分布、布局。24 张床位减到 16 张、12 张还要和别人合用，这种情况持续了 3 年。

刘慧表示，这个过程看似可怜，实则是"蓄势待发"。"那段日子，我们向其他科室学习病房管理，学习流程统筹，精进疾病诊疗。因为人手有限，我们每个人都有大把的机会，来学习、训练。"

扬帆起航：随着病人需求日益扩增，疼痛科的病床数逐渐增长。2010 年至今，稳定在 48 张独立病床。此后，为了节约医疗资源，实现快捷、快速周转，减少病人等待时间，一部分疼痛治疗被放在日间手术中心完成。"只需要 24 小时，就能完成坚持、治疗、出院，大大提高了周转率"。

与之相应的，是科室规模不断扩大。目前，华西疼痛科有 1 名正教授，2 名副教授。另有 4 名主治医（博士），都经过了疼痛 3 + 2 培训（3 年麻醉住院医规培 + 2 年疼痛专科培训），都有海外 1 年以上培训经历。另有轮转住院医师、研究生、进修医生数十名。

"我还有两个正在麻醉科培训的主治医师，作为人才储备。一旦科室扩张，他们马上能投入工作。"刘慧说，"我们是国家临床重点专科里建病房最晚的，但我们进步非常快"。

"全院无痛"：2013 年，疼痛科向医院递交了"无痛医院"建设和管理方案。重点提出：提供优质服务，势必要提高病人满意度，首当其冲的是实现住院病人无痛管理——把每个科室的急性痛、慢性痛病人，都得到有效管理。

这个方案基于刘慧等人完成的"全院疼痛调查"。该调查显示：华西医院住院病人的疼痛发生率约为 63%，其中中重度疼痛达到 85%。我们意识到，和常规监测的生命体征、体温、血压、脉搏等相比，疼痛发生率最高，但最易被忽视。

医院领导非常认可这一方案。由医院层面领衔，相关职能部门规划，以及疼痛和相关学科专家参与的"疼痛管理流程"，逐渐形成，并逐步完善——疼痛科在医院的地位，史无前例的重要！

目前，疼痛科为每个科室，培养了疼痛专科护士。病人入院后，由病房专科护士完成疼痛调查问卷。这些护士和疼痛科医生，组成疼痛管理小组。医院 HIS 系统还设计了"疼痛专项管理页面"，方便疼痛统一管理，跟进中重度以上病人的治疗。刘慧指出，"无痛医院"建设分为三个阶段，第一阶段要实现癌痛的规范化管理，第二是达成快速康复的管理，第三是实现"全面无痛"。"目前已经进入第二阶段。"

大经验　助力飞跃

作为一个全新的学科，要在有百年传承的医院内立足，尤其诊疗疾病牵扯多个学科，彼此存在不可避免的冲突——这是非常不易的。刘慧认为，华西疼痛科的发展史，可以梳理为 4 方面经验。

第一，不断提升诊断能力。

长期以来，疼痛科医生最大的瓶颈，就是疾病诊断能力有限。为此，科室组织了多种形态的学习。每周一组织病例讨论，把所有要做微创手术的病例集合起来，逐一分析。周二下午有"杂志俱乐部"，大家会分享、阅读文献、资料。周三晚的科室讲座主要关注新技术、新进展。每天晨会要做疑难病案讨论。

为了提高大家的诊断能力，刘慧请放射科医生定期来做讲座、培训，指导读片。科里对主治医提出明确要求：读片水平要高于普通放射科医生，要看到他们看不到的东西。

在此基础上，科室还要求年轻医生必须有海外进修经历。"出去后，一部分人去做基础研究，旨在提升科研能力、出成果。另一部分主要是学习国外先进临床技术和管理理念。我们有一个老师去加拿大渥太华总医院做临床医生。TA 带回来很多关于阿片类药物管理、疼痛周转管理模式的经验"。

良好的学习范围，促发了医师们主动求学的心。为了更好地和病人交流，疼痛科所有医师接受了心理咨询培训。有人还取得了二级心理咨询师证书。

第二，结合专长，精攻微创技术和可视化技术。

华西疼痛科的核心疾病有三大类：第一类是癌痛；第二类是神经病性疼痛，如带状疱疹、三叉神经痛、臂丛损伤、糖尿病周围神经痛等；第三类是脊柱相关的疾病，如颈椎病、腰椎间盘突出症、椎体压缩骨折、骨质疏松症、骨关节痛等。

针对这些疼痛治疗，科室创新了很多新术式。如三叉神经痛 CT 引导冠状位切面，CT 引导卵圆孔进行半月神经节穿孔。针对癌痛，安装疼痛鞘内泵及脊髓电刺激治疗等方面，也有开展。

此外，科室还开展可视化技术的联合应用。如针对颈椎间盘的微创治疗，先用超声找到病灶；然后在超声下，进行血管穿刺，再引入 CT 微调，确认针和椎管内积水的位置关系等。

"靶向治疗、可视化技术和微创介入技术，是疼痛治疗的发展方向。"刘慧说，这恰恰应该成为疼痛科的"拳头产品"。因为，疼痛科医生是干麻醉出身，在脊柱解剖、穿刺技术方面，经验丰富、优势突出。就该干得好！

针对新技术，科室非常重视科学、严谨地选择适应症和禁忌症。不求量，但求开展得非常稳健。

第三，关注多学科团队建设。

2007 年前后，华西疼痛科联合骨科、康复科、风湿免疫科、肿瘤科，成立院内"疼痛俱乐部"。形式很像如今的疼痛多学科协作（MDT）。俱乐部会定期开展学术讲座等活动。

"我们的初衷是让院内人士更多了解疼痛原因和应对方案。经过多次活动，临床科室发现，疼痛科对原因、药物运用的理解独到、深入。且治疗方法不仅是传统打封闭，还有很多高技术含量的手段。因为理解，所以我们的合作越来越多。"刘慧说。

第四，电子化管理。

2006 年，华西医院全面进入"数字化管理"时代。此后，随着"无痛医院"理念的推出，疼痛科携手医院信息科、经管运营部、科研科技部、护理部，开始建设"院级疼痛虚拟病房"网络系统。

按照疼痛程度不同，每个病人在住院期间，会由护士标注"疼痛指数"，用不同颜色标记。一般，轻度疼痛病人由其所在的病房，自行处理。中度疼痛病人在接受病房治疗后 3 天未见好转，会由疼痛科会诊。重度病人直接由疼痛科医生接管。疼痛科医生登录 HIS 系统后，能一目了然地获悉全院疼痛指数。

据悉，华西疼痛科、麻醉科等，正在携手开发"镇痛信息系统"。病人入院后，输入核心数据，系统就会告诉你：病人是否会发生药物过敏，麻醉药得用多少，要不要止痛、何时可能发生疼痛——病人管理、疼痛管理将进一步简化，并更具预见性。

大家好，才是真的好！

2003 年，首届华西麻醉镇痛国际会议，由疼痛科全权负责，胜利举办。此后，这一会议的参会人数、规模、内容不断扩充。

2015 年，该会议升级为"华西麻醉镇痛和危重急救医学国际学术周"，全面讨论麻醉、镇痛、危重症领域的各类问题。

"我们科在疼痛相关会议、专科培训、远程教育方面，花样不断。"刘慧笑着说。以专科培训为例，她"标的"各大医院麻醉科主任，有些科室连护士都派出来，全员参加培训。还有的科室及个人，参加了两三次。作为西部的疑难疾病会诊中心，华西疼痛科还开展了远程教学、远程会诊，并建立区域联合、专科联盟。

刘慧说，组织这一系列活动，除了希望分享最新诊疗知识，更重要是引起科室带头人的重视，给予疼痛科更多支持。"还要指导科主任选拔合适的人才，扩大疼痛队伍。"

疼痛专业，前景非常好！

2013 年，华西医院调整临床科室架构。疼痛科正式从麻醉科亚专业脱离出来，独立成科。

"中日友好医院疼痛科主任樊碧发看到我交上去的文件，感慨地说，来得太及时了！"刘慧介绍，就在这一年，华西医院疼痛科被审评为"国家临床重点专科"。

成功离不开人。刘慧坦言，华西疼痛科能有今天，和两个人密不可分。第一位就是王全英主任，他是四川疼痛学会（四川省中华医学会疼痛学分会前身）第一届主任委员。是他开启了华西医院的疼痛诊疗之路。另一个人就是现任麻醉科主任刘进。"他鼓励亚专业的老师，每年一到两次国外学习、参会。科室采购新设备时，优先考虑亚专业。奖金分配制度也向我们倾斜，确保吃螃蟹者的奖金基数，和同级医生相同。这让大家没有后顾之忧，能静下心来，做教学和科研"。

2014 年，疼痛科建科一周年。科室被评为"华西医院年度医疗先进科室"。当时全院临床科室都要参与评选，由医院所有的职能部门进行打分，纳入各临床指标。最后，疼痛科的总分排名全院第三。"书记给我们发奖牌时说，这是你们真枪实干、打出来的。"

如今，华西疼痛科稳步发展。经过医院和当地卫生主管部门、物价系统的协调，很多诊疗项目纳入医保，成为"明文收费"。这体现了卫生主管部门对疼痛的关注和认识，也体现了护理的价值和对病人的关怀。此外，科室在病人中得到一片美誉。很多新病人都是通过口口相传、由老病人介绍而来。

刘慧认为，疼痛专业的前景非常好。"2013 年前后，我们科室就实现了经济独立，奖金和麻醉临床医生差别不大。但我们没有大夜班、大白班。而且，疼痛治疗的技术含量高，耗材少，治疗效果佳。在医院里，我们带来的纯利润较高。"

她还表示，具备三类特质的人，适合做疼痛专业。第一，爱好疼痛；第二，善交流、情商高，能和多学科合作、共进；第三，技术拔尖。

据悉，华西疼痛科即将迎来诸多重大改变。比如，华西医院新院区落成在即，疼痛科会增加约 50 张床位。再比如，疼痛专培的指南和办法在草拟之中，广纳贤才的通路多了，"疼痛科渴望人才，欢迎人才"。

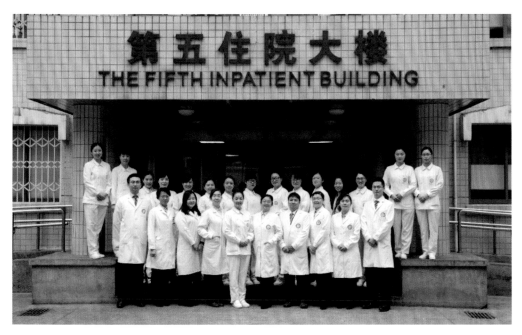

图 3-4-11　华西医院疼痛科全体医护人员

六、南昌大学第一附属医院疼痛科

概况

南昌大学第一附属医院疼痛科是国内技术水平较高的疼痛科之一，是省内开展最早、收治病种最多的疼痛临床诊疗及研究单位，2013 年 12 月国家卫计委批准为国家重点临床专科建设单位。目前设置病床 45 张，每年诊治来自省内外病人 2.9 万多人次，年出院病人 1750 余例。2001 年建立江西省疼痛临床中心，2004 年成为中华疼痛学会第六临床中心，我科是博士、硕士学位授权点，拥有博士生导师 1 人，硕士生导师 3 人。科室是江西省医学会疼痛学会主委挂靠单位、江西省疼痛医疗质量控制中心挂靠单位，江西省癌痛规范化示范病房。

科主任张达颖教授是省卫生系统学科带头人，现任中华医学会疼痛学分会候任主任委员及江西省疼痛学会主任委员、江西省疼痛科医疗质量控制中心主任等。科副主任张学学主任医师是中国中西医结合委员会常委员、省疼痛学会副主任委员等，省卫生系统技术带头人。

目前拥有医生 12 人，正高 2 人，副高 4 人，具有博士学位 2 人，博士在读 2 人，硕士学位 9 人。多项临床诊疗技术如颈腰椎间盘微创介入治疗、神经调控治疗等居全国领先水平。

回望来路

南昌大学第一第附属医院前身为江西医学院第一附属医院，是江西省规模最大、学科最全，服务病人量最大的医院。1992年5月在时任麻醉科主任王宗朝教授的主持下开设疼痛门诊。根据王主任安排，张达颖医生与王主任一起担负起每周二个半天的疼痛门诊工作。尽管当时病人不多，主要处理医院内转诊的一些慢性顽固性疼痛及癌痛病人，遇到复杂的病人，把资料抄下来，对照着查文献，分析病因，和主任讨论制订诊疗方案。随着经验的积累，在王教授指导下，逐渐开展了一些深部的神经阻滞治疗如腹腔神经丛、三叉神经半月节阻滞等。经过努力在1995年医院在中医科抽了5张床位给疼痛诊疗收治疼痛病人。成为国内较早自建立从门诊到病房的疼痛诊疗单元的医院之一。1996年开展了腰椎间盘化学溶解术及相关的临床研究，探索盘内、盘外及联合注射椎间盘溶解术的技术与临床特点。形成了以药物、注射、阻滞治疗、神经毁损、椎间盘溶解术为主的基本技术体系，在医院及社会有了一定认知度，病人量逐渐增加，1999年11月医院领导经研究并报备医学院并经省卫生厅批准，成立疼痛科床位10张。由张达颖任科主任，独立管理并核算。2001年11月病床增加到30张，科室建立了一系列管理制度及诊疗常规，逐渐开展了颈椎间盘化学溶解术、颈腰椎间盘激光减压术，经医院申报，省卫生厅考查批准成立江西省疼痛临床中心。2002年1月开展了射频治疗技术，5月举办了首届江西省疼痛研讨会。陆续立项了省卫生厅、教育厅和科技厅课题，并招收疼痛专业方向硕士研究生。2004年12月成立中华疼痛学会临床中心，韩济生院士亲临我院为中心授牌。临床中心的成立对学科发展起到极大的推动作用。

随着学科的发展，为推动江西省疼痛专科建设及疼痛专业人才的成长，经过不懈的努力，2005年江西省卫生厅和人事厅正式批复设立疼痛医学专业中、高级技术岗位，当年我科张达颖、张学学分别获聘为疼痛科正、副主任医师，开创了中国疼痛学专业技术资格和职称的先河。2006年在国内高校率先成立疼痛诊疗学教研室，同时为麻醉系、临床医学系和影像系等本科生开设《疼痛诊疗学》理论和见实习教学，指导培养疼痛学专业硕士研究生。并出版了《疼痛诊疗学试题库》。

2007年7月卫生部颁发227号文件，在全国二级以上医院建立疼痛科。经过韩济生院士、樊碧发主委等学会领导积极努力，卫生部人才中心同意2008年在全国开始疼痛专科医师中级职称资格考试，打开了全国疼痛科医生成长晋升的大门。遵照学会安排要求我科牵头起草编写全国卫生技术人员专业资格（疼痛学）考试大纲和试题库。

为有序快速推进我省疼痛科学科建设，我院疼痛科专家2007年8月组织制订的《江西省疼痛科建设基本标准》由江西省卫生厅以文件下发，督促全省疼痛科建设，并成为国内疼痛科科室人员要求、设置和布局、相关技术和设备等建设项目的参考。2009 年 -2010 年全程参加国家卫生技术服务目录疼痛专业的起草修订工作，最终疼痛科 400 多项专科技术立项成功。

为进一步规范疼痛科专科建设、保障医疗质量与安全，2012 年成立江西省疼痛专业质量控制中心，制定《江西省疼痛专业质量控制细则（试行）》获江西省卫计委批准实施。2013 年 12 月疼痛科获评为全国临床重点专科的建设项目。

加强内涵建设

疼痛科涉及多系统疾病，为不断提高临床技术水平与服务能务，科室多年坚持定期业务学习。不断加强临床及基础科研能力，拓展新的临床诊疗技术，努力规范成熟疼痛科核心诊疗技术，由我科申报的包括脊柱内镜下颈腰椎疾病治疗等在内的 30 多项疼痛专科微创技术获得省发改委员卫计委立项。20 多年来我科在脊柱关节疾病、神经性疼痛、癌性疼痛亚专业均有较深入的临床研究，并获得国家级及省部级科研立项支持，有些诊疗技术已有较好的转化与推广。目前我科已结题 10 余项，在研科研课题计 20 多项，获省科技进步奖 2 项，省高校科技奖 1 项，医院优秀新技术 10 多项。发表论文 130 余篇，主编参编专著 9 部。结合疼痛科疾病及技术特点，近 10 年来陆续在医院实施了 4 个疾病或技术临床诊疗路径，在医院管理与医疗质量控制方面取得好评，建科以来我科医疗质量一直位于前三名。

注重人才培训，加强学术交流

除院内学习以外，科室多人赴国内外学习。做好研究生及本科生教学工作。科室培养来自省内外进修医生 300 多人，每年举办省级或国家级继续教育学习班，举办专项技术培训及操作演示，努力培养疼痛科专业技术人才。积极做好学会工作，先后举办江西省年会及江西省疼痛专业质量管理会议 12 次，2017 年江西省疼痛学分会获江西省医学会优秀专科分会称号。承办了 2008 年疼痛科主任峰会及 2016 年全国疼痛医师年会，在搭建学术交流平台的同时，也展示了江西人热情与学术风采。

近几来我科专家积极参加国内外学术会议，分别在美国神经科学年会、世界疼痛大会、世界脊柱疼痛医师大会有论文发表或演讲。2013 至 2016 年，以韩国疼痛学会会长为首的韩国专家多次来科参观交流，近 2 年我科张达颖教授、张学学主任应邀赴韩国参加韩国疼痛医师年会，并作大会演讲。2016 年我科与首尔大学国立医院疼痛中心结为姊妹科室。

道路曲折，前途光明

疼痛医学博大精深，很多慢性疼痛性疾病诊疗仍有局限，疼痛科学科影响力还很小，很多慢性疼痛病人仍得不到及时有效的治疗。疼痛科很年轻，学科建设还不普及，高层次人才仍很缺乏，人才培养体系仍不完整，行政管理部门对疼痛科重要性认识仍有不足。而与此同时，随着人们对美好生活追求，老龄化及工作生活方式变化导致慢性疼痛的高发，社会对疼痛科及疼痛医生的需求及要求必将更加迫切。我们唯有更加努力，不断推动学科建设，加强临床及基础研究，努力拓展新的诊疗技术，开拓人才培养渠道，广泛学术交流，不断强化学科内涵建设，坚持病人至上、系统诊断、优化治疗、保护功能结构、提高生活质量的原则，疼痛科必将快速发展成为我国卫生健康事业的重要队伍之一，为中国乃至世界医学发展作出应有的贡献。我院疼痛科作为国内疼痛科一员，将不负使命，学习国内外先进技术理论，不断提高技术水平与服务能力，为建设成为综合能力一流的疼痛医学中心而奋斗。

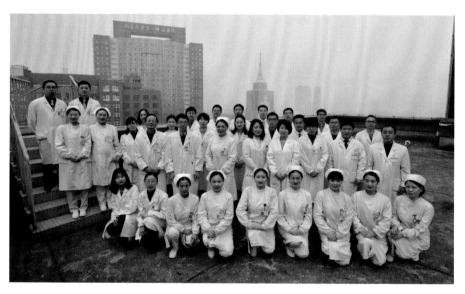

图 3-4-12　南昌大学第一附属医院疼痛科全体医护人员

第五节　国家临床重点专科 疼痛专科医联体建设

2016 年 10 月 13 日这一天，对中国疼痛界来说，是一个里程碑式的日子。这一天，国家临床重点专科·中日友好医院疼痛专科医联体成立大会召开，这意味着疼痛科联合发展的时代来临。"目前疼痛科发展面临的主要问题是日益增长的疼痛治疗需求与相对落后的医疗供给能力之间的矛盾。"中日友好医院疼痛科主任樊碧发在成立大会上说，"这一现象主要体现在国家医疗卫生资源不足、结构布局不合理、城市大医院规模不断扩张等方面，结果造成了大医院人才资源集中，门诊和病床人满为患；基层医疗卫生机构发展缓慢，首诊率和病床使用率仅 60% 左右的结果。"

基于慢性疼痛疾病诊治的迫切需求和专科医联体的构想，由中国科学院院士、中国疼痛学科奠基人韩济生，中华医学会疼痛学分会前任主任委员、中国医师协会疼痛科医师分会会长樊碧发联合发起，中日友好医院疼痛科与各地医疗机构联合成立的"疼痛专科医联体"正好恰逢其时。

学科建设新机遇

樊碧发介绍说，专科医联体不同于以往建立的区域性医联体。首先它是属于专门解决某专科领域医疗和学科建设问题的"提高型"医联体，其覆盖率范围可以扩展至全国。

其次，专科医联体将整合优质资源，建立学科体系，发挥优质资源的辐射效应，服务全国各级医疗机构。

第三，专科医联体还将建立帮扶机制、辐射项目，根据各级医院的不同需求，共建科室，让优质资源尽可能地得到复制。

此外，专科医联体将加强医师规范化培训，通过远程、网络、培训班等多种模式，提升下级医院的医疗水平。

"对于疼痛科来说，这将会是疼痛科发展道路上一个不可缺少的机遇。"

学科共建新模式

"此次医联体的建立是由中日友好医院牵头联合国内部分大型三甲医院建立多级架构的

专家团队。目的是为改变之前"点对点"的帮扶习惯，建立"面对面"的共建模式；建立"按需共建"模式，来替代"飞行帮扶"的传统习惯。"樊碧发说。

在建立专科医联体内，还会建立规范的建设模板，推进学科的同质化建设。另外，中日友好医院将联合国内60多家协作单位，在专科医联体内开展多中心人才培养体系，包括进修、专修等形式。樊碧发认为，这是多级架构下的学科共建。

其次是互联网 + 背景下的学科共建。互联网时代的发展，也为学科共建提供了便捷。此前在"学科共建"时，存在需求的医疗机构具有分布范围广、水平差的特点；而互联网医疗具有不受时间和空间限制、操作方便、快捷、高效的特点，能有效提升"共建"效率，降低学科共建成本，对医疗质量进行管理和控制。

而且，互联网医疗在医、教、防、研等方面发挥其独有的特色，比如"医"：远程医疗，包括远程会诊、远程诊断、实时在线指导、医疗查房等；"教"：远程培训，包括远程教学查房、典型病例讨论、专项技术讨论、手术指导等；"防"：慢病防控，包括分级诊疗、双向转诊、慢病管理、健康科普等；"研"：科研协同，包括注册 / 队列研究、适宜技术开发、新技术推广、多中心药物研究等方面。

另外，国家卫生计生委远程医疗管理与培训中心在 2012 年 10 月批准〔原卫生部办公厅（2012）960 号〕，要求建设全国远程医疗体系、研究远程医学标准和操作规范、建立远程医疗质量控制体系、培训基层医师临床诊断能力，远程医疗网络覆盖 32 省市，2000 多家医院，包括 56 个学科领域。

第三是多点执业模式下的学科共建。樊碧发表示，目前在我国，优秀的医疗专家及人才绝大多数集中在部分大型三甲医院中，多点执业不仅解除了他们一生的束缚，同时也给予他们自由施展才能的平台；多点执业给专家提供了流动的机会，有利于优质的医疗资源下沉到基层，由资源紧张带来的供需矛盾能有所缓解；多点执业将先进的诊疗技术带到基层的医疗机构，有助于提升基层医院的水平，诊疗能力非同质化的情况能有所改善。

医疗发展新力量

对于医联体模式下的多点执业，樊碧发认为，在专科医联体内，聚集了国内绝大部分优秀的疼痛专家及人才，开展多点执业将为学科共建提供坚实的基础；而医生多点执业的最大阻力，在于原有的医疗机构在医疗服务上的主导地位；医联体的出现，将合作共赢作为合作的基础，降低了原有医疗机构对多点执业的顾虑；知名专家社会、临床工作繁重，没有多余精力接受其他医院的多点执业也是学科共建的难点之一。

"在专科医联体模式下，以面带点的方式可以有效满足基层医院的需求。"樊碧发说。近几十年来，微侵袭概念的引入使得疼痛学科的微创介入技术快速发展并被广发接受，而疼痛诊疗技术的跨带式发展，导致基层医院与大型三甲医院的水平差距加大。这种情况下，基层医疗机构急需通过学科共建的模式，将先进的医疗技术下沉，带动基层医疗水平的提升。微侵袭技术的蓬勃发展下也为学科共建添一份力量。

此外，社会资本参与医疗机构是推动我国卫生事业发展的重要力量，是实施新一轮医药卫生体制改革，促进健康服务业发展的重要举措。但是，社会资本参与下的疼痛学科在人才、诊疗水平等多个方向与大型三甲医院疼痛科存在明显差距。而专科医联体内大量专家参与的学科共建有助于提升其诊疗水平，更好地满足病人多样化、多层次医疗卫生服务需求。专家参与下的学科共建将帮助社会办医机构打造安全无差别，质量有保障的医疗服务品质，保障病人"放心选择，满意服务"。

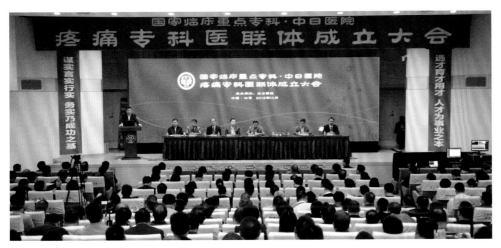

国家重点临床专科·中日医院疼痛专科医联体
区域牵头单位会议在北京召开

疼痛医学已经进入了规范和快速发展的阶段。相信在致力于疼痛医学的广大医务工作者的共同努力下，通过多种模式的学科共建，疼痛科在县市级医院的发展也会蒸蒸日上。

在成立大会上，国家卫生计生委医政医管局张宗久局长、医疗管理服务指导中心高学成副主任、中国医师协会张雁灵会长、中国医院协会张宝库副秘书长发表了讲话，对疼痛专科医联体的成立表示祝贺并给予充分肯定，认为专科医联体是医改新形势下建立专科疾病科学分级诊疗体系，有序安排专科病人就医，提高专科医疗水平，带动学科发展的重要探索，相信必将形成模式，发挥重要作用。

2018年1月6日，国家重点临床专科·中日医院疼痛专科医联体区域牵头单位大会在北京召开。国家卫生计生委医政医管局焦雅辉副局长，中国科学院院士、北京大学神经科学研究所韩济生教授，中日医院党委周军书记，中国医师协会疼痛科医师分会会长、中日医院疼痛科主任樊碧发教授，中华医学会疼痛学分会候任主任委员、南昌大学第一医院疼痛科主任张达颖教授、中华医学会疼痛学分会和中国医师协会疼痛科医师分会副主任委员万有、吕岩、傅志俭、刘慧教授及来自全国20多个省份的著名疼痛学专家参加了大会。

根据国务院办公厅《关于推进分级诊疗制度建设的指导意见》的精神，在国家卫生计生委的支持与鼓励下，于2016年10月13日成立了国家临床重点专科·中日医院疼痛专科医联体。疼痛专科医联体经过一年的发展，已发展成为包含21个省级区域中心，1100多家成员单位的多层级的疼痛医疗网络。医联体牵头单位中日医院疼痛科主任樊碧发教授在大会上做了题为《疼痛专科医联体回顾与展望》的报告，总结了2017年医联体在管理体系设计、转诊会诊机制建立、疼痛专业技术培训、疼痛科科室规范化建设等多方面的工作，并对2018年的工作做出了规划。会上还成立了由各省级区域医联体牵头单位组成的第一届疼痛专科医联体专家委员会。

此次会上，国家卫生计生委医政医管局焦雅辉副局长就专科医联体发展方向在国家政策层面发表了重要讲话。她指出当前我们国家社会的主要矛盾已经转变为人民群众对美好生活的需要与社会发展不平衡不充分之间的矛盾。2020年我们要全面建成小康社会的目标，加大供给侧结构性改革，抓重点、补短板、强弱项，一定要人民群众看病更舒适、看病更舒心，看病更放心。全国的疼痛科医师只有两万多人，远远不能满足全国老百姓的疼痛诊疗需求，中日医院疼痛专科医联体提出一级带一级、一级帮一级的理念，建立一个即插式的这样的资源向下辐射，让各省的中心、各区域的中心辐射到市、县至更多的基层医院。依托专科医联体共同完成"中国慢性疼痛诊疗系列专家共识"的编写，加强临床医师规范化培训，通过规范化的培训，强帮弱的形式，加强医疗同质化、技术标准化，服务更广大的疼痛病人。

疼痛学科的奠基人、中国科学院院士韩济生教授谈到，2018"世界镇痛年"的主题就是"卓越疼痛教育"。疼痛专科医联体作为致力于优质医疗资源下沉，实施诊疗技术辐射的团体，应该在基层医生培训、诊疗技术推广等方面起到引领的作用"。随后，韩院士主持了疼痛专科医联体"卓越疼痛教育"品牌的发布。

中日友好医院党委书记周军讲到，疼痛专科医联体经过一年的发展，取得了令人瞩目的成绩（图3-5-1）。中日友好医院作为医联体的牵头单位，一定会与国内其他兄弟单位协作，完善服务网络、运行机制和激励机制，有序安排病人就医，提高专科的诊疗水平，为深化医疗体制改革做出贡献。

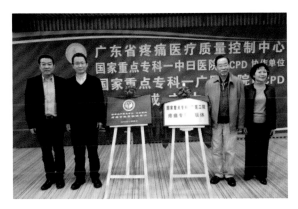

2016 年 12 月 15 日　广东省

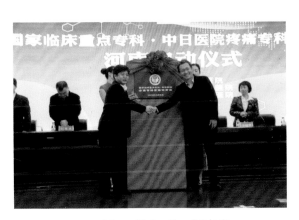

2016 年 12 月 24 日　河南省

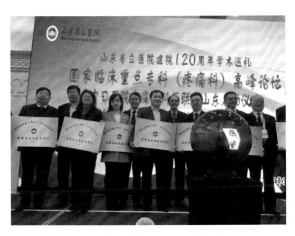

2017 年 3 月 11 日　山东省

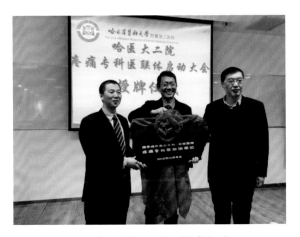

2017 年 3 月 19 日　黑龙江省

图 3-5-1　全国各地医联体

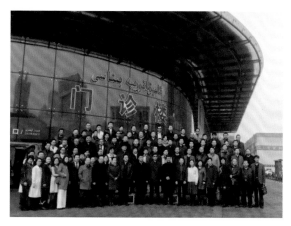

2017 年 3 月 25 日　新疆

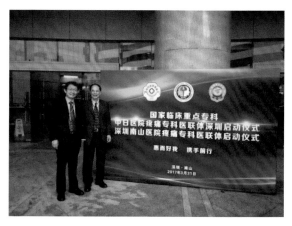

2017 年 3 月 31 日　深圳市

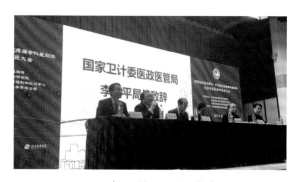

2017 年 4 月 15 日　北京

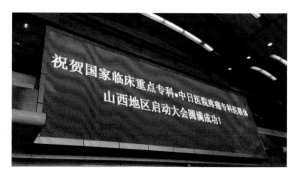

2017 年 6 月 3 日　山西省

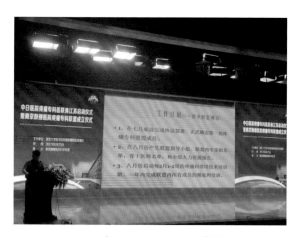

2017 年 6 月 25 日　江苏省

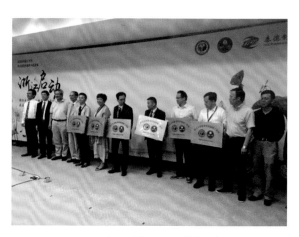

2017 年 7 月 9 日　浙江省

图 3-5-1（续）　全国各地医联体

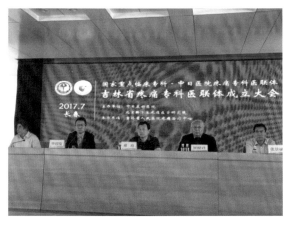

2017 年 7 月 29 日　吉林省

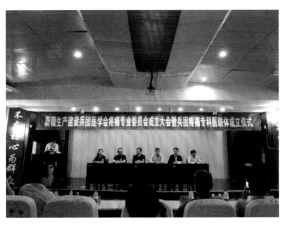

2017 年 8 月 19 日　新疆建设兵团

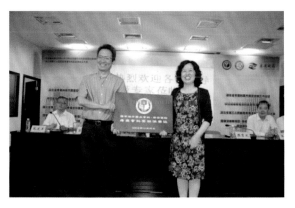

2017 年 9 月 8 日　湖北省

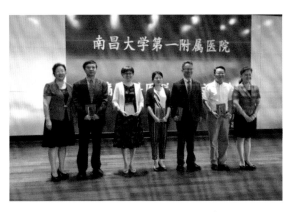

2017 年 9 月 16 日　江西省

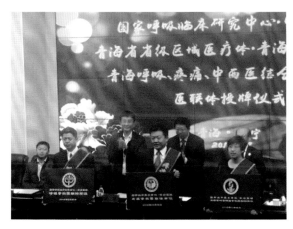

2017 年 9 月 17 日　青海

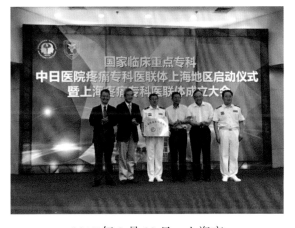

2017 年 9 月 20 日　上海市

图 3-5-1（续）　全国各地医联体

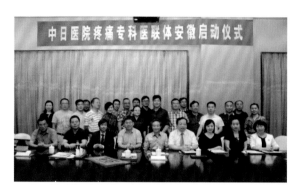

2017 年 9 月 22 日　安徽

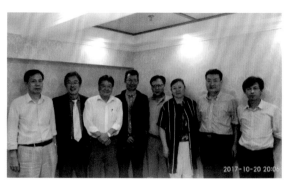

2017 年 10 月 20 日　海南

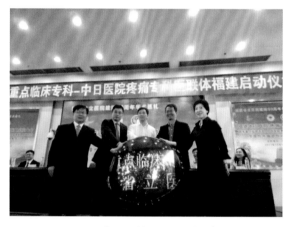

2017 年 11 月 11 日　福建

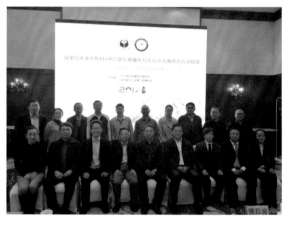

2017 年 11 月 12 日　云南

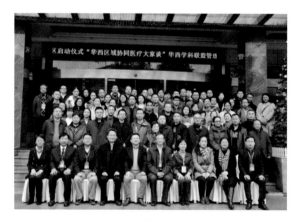

2017 年 12 月 15 日　四川

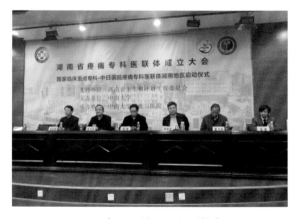

2017 年 12 月 20 日　湖南

图 3-5-1（续）　全国各地医联体

第六节 世界镇痛日 中国镇痛周

疼痛，特别是慢性痛，是影响人们生活质量的一个严重问题。随着人类平均寿命的延长，围绕疼痛而产生的问题与日俱增。这一问题在发展中国家尤为严重，许多严重疼痛没有得到及时而充分的治疗。目前，价格并不特别昂贵的止痛方法已经不难获得，只是政府、医务人员和公众对此问题的重视往往未达应有的程度。国际疼痛学会认为，虽然很少人因痛而死，但确有成百万人在疼痛中死去，更有成千万人生活在疼痛之中。因此有必要提醒大众关注疼痛、特别是慢性痛在健康事业中的重要性。

欧洲疼痛学会 2001 年首先提出"世界镇痛日"（Global day against pain）的概念，得到各方好评。国际疼痛学会建议以更为有力的方式向全球提出警示，2004 年提出"世界镇痛年"（Global year against pain）的建议，并提出"免除疼痛应该是一种基本人权"的口号。为此国际疼痛学会定在每年 10 月的第三个周一发布下一镇痛年的主题。

1989 年在北京成立的"中华疼痛研究会"（国际疼痛学会中国分会），其后转为"中华医学会疼痛学分会"，至今与国际疼痛学会保持着密切的学术联系，参与世界镇痛年的活动。但从实际中深深体会到：如果仅在"镇痛日"有一天的活动，不足以掀起一个公众性热潮；如果是全年的活动，又难以引起公众重视。为此我们确定每年十月第三个周一起始的一周作为"中国镇痛周"，各地疼痛学分会可以根据实际情况，举办宣传活动、相应的科普教育、力所能及的疼痛医学咨询或医疗服务项目等等。

2007 年 10 月北京九华山庄，中华医学会疼痛学分会举办了"世界疼痛日.中国镇痛周暨建立疼痛科"新闻发布会，全国人大副委员长、中科院韩启德院士，原全国人大副委员长、中科院吴阶平院士，原国家卫生部陈啸宏副部长，原国家卫生部医政司主管领导，原国家卫生部科教司刘雁飞司长，中华医学会吴明江常务副会长，原国家卫生部副部长、中国医师协会殷大奎会长及有关方面的领导、专家及参加大会的疼痛医学专家代表约五百人参加了新闻发布会（图 3-6-1）。

2008 年 10 月 20 日在人民大会堂举办"世界镇痛日"新闻发布会，回顾我国建立疼痛科一年来所取得的成就，探索今后我国疼痛医学的发展方向，并就疼痛医学领域的新理论与尖端技术进行交流。卫生部陈竺部长及相关司局级领导出席大会，中华医学会、中国医

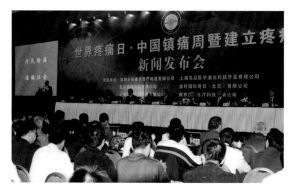

图 3-6-1 中国镇痛周发布会（2007 年）

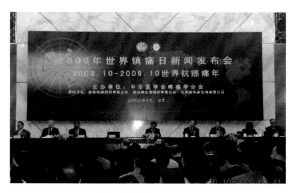

图 3-6-1 中国镇痛周发布会（2008 年）

师协会和北京市卫生局领导等莅临大会，出席会议的还有相关专科学会领导、北京市及国内部分医院院长、国内相关媒体记者及疼痛学科专家代表等（图 3-6-2）。

　　每年的镇痛日和镇痛周，中华医学疼痛学分会联合《中国疼痛医学杂志》编辑部制作精美的宣传画（图 3-6-2），张贴在各地的疼痛科门诊和病房；各地疼痛科在镇痛周活动期间进行义诊活动、相关媒体举办各种宣传活动让人们了解疼痛，了解疼痛对生活质量的影响，在中国大地上掀起了公众对疼痛的关注度。

IASP 发布世界镇痛日历年主题

2004 年　免除疼痛是患者的基本权利 Pain Relief is a Human Right

2005—2006 年　关注儿童疼痛 Pain in Children

2006—2007 年　关注老年疼痛 Pain in Older Persons

2007—2008 年　关注女性疼痛 Pain in Women

2008—2009 年　抗击癌痛 Cancer Pain

2009—2010 年　骨骼肌肉痛 Musculoskeletal Pain

2010—2011 年　急性痛 Acute Pain

2011—2012 年　关注头痛 Headache

2012—2013 年　关注内脏痛 Visceral pain

2013—2014 年　口面痛 Orofacial Pain

2014—2015 年　神经病理性疼痛 Neuropathic Pain

2015—2016 年　关节痛 Global Year Against Pain in the Joints

2016—2017 年　术后镇痛 Global Year Against Pain AfterSurgery

2017—2018 年　卓越疼痛教育传播年 Global Year for Excellence in Pain Education

祝贺第一个"世界镇痛日"

免除疼痛是患者的基本权利和医师的神圣职责

韩启德　二〇〇四年九月二十七日

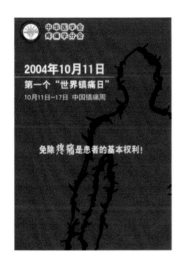

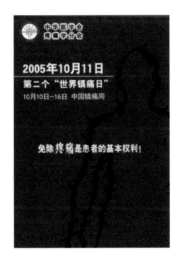

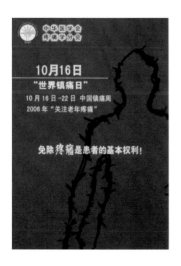

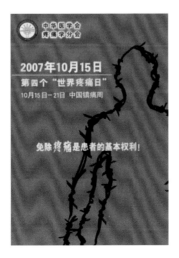

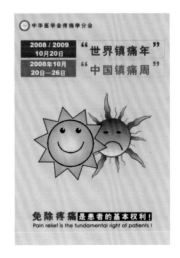

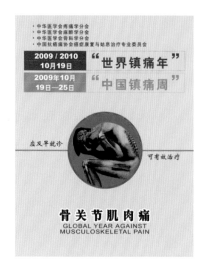

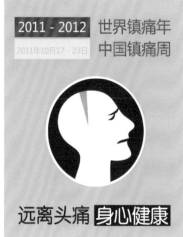

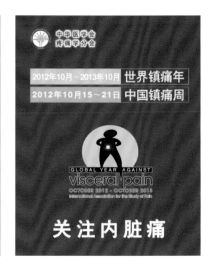

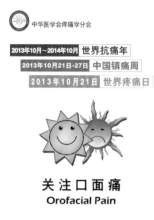

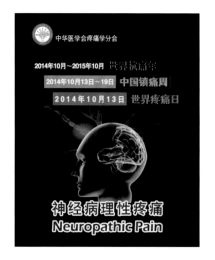

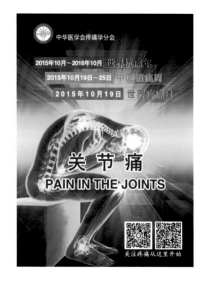

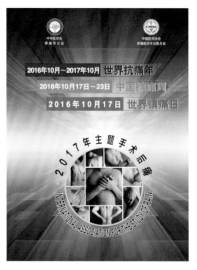

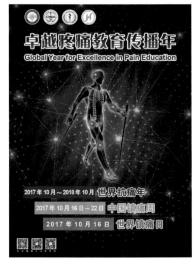

图 3-6-2　历年宣传画

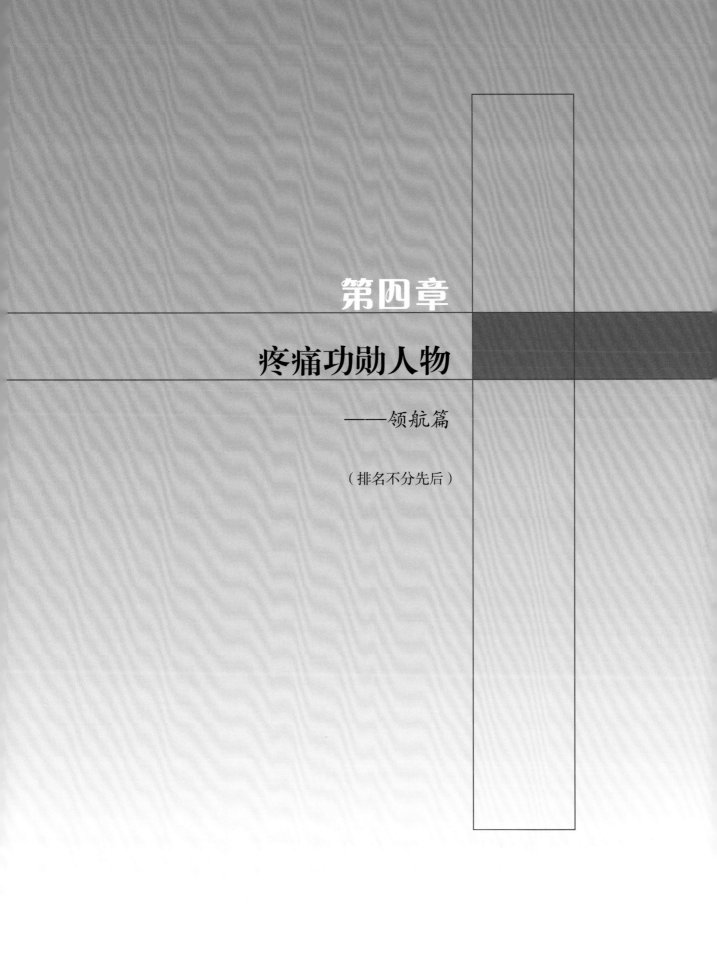

第四章

疼痛功勋人物

——领航篇

（排名不分先后）

韩济生

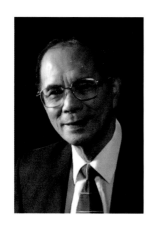

韩济生，1928年7月生，浙江萧山人，毕业于上海医学院（1947—1953），包括大连医学院生理师资进修班一年。曾在哈尔滨医大等单位任生理助教、讲师，1962年调入北京医学院生理系，1979年升任教授，生理系主任（1983—1993），创办北医神经科学研究中心（1993—1998），创办神经科学研究所任所长（1998—2010）；创建北京神经科学学会（1988—），创建中华疼痛医学研究会（1989—），担任中华医学会疼痛学分会主任委员（1992—2009）。1991年任博士生导师，培养博士生100余名，博士后20余名，进修生80余名。科研基金来自卫生部、科技部、国家自然科学基金委（1965—2016），以及美国国立卫生研究院（1987—2000，2004—2009）。研究领域包括针刺治疗疼痛、药物依赖、孤独症、不孕症等的作用原理。发表SCI论文400余篇。2017年h因子=50。1993年获选中国科学院院士。曾获国家自然科学二等奖（1999），北大首届蔡元培奖（2006）。主编《神经科学》大型教科书三部（1993，1999，2008），《针刺镇痛神经化学原理》论文集三卷（1987，1998，2008），《疼痛学》（2012，樊碧发合著）。创办《中国疼痛医学杂志》（1995—）。曾到27个国家和地区进行学术访问，进行大会主题演讲200余次。

感悟

我是1953年毕业于上海医学院医学系，遵从国家需要，选择了生理学专业。1962年进入北京医学院生理教研室，作为王志均教授的助手从事消化研究。1965年接受国家任务开始针刺麻醉（镇痛）原理研究。发现针刺可以激活身体内在的抗痛机制，实现镇痛作用。通过揭示针刺科学原理，有助于针刺疗法的国际推广应用。1979年首次出访美国，开始接触国际麻醉性药物研究及疼痛研究学者。交流中产生许多思想火花，学其所长，补我所缺。1989年在北京成立中华疼痛研究学会（CASP）。1995年在卫生部长促成下，有机会与法国合作建立实体机构"中法疼痛治疗中心"，亲眼目睹顽固疼痛病人的痛苦和无助，决意关心疼痛医学临床实际。逐渐认识到培养一支疼痛医学专业队伍的重要性，2004年开始酝酿申请筹建独立的疼痛科。在各地试点成功的基础上，经过持久的、艰辛的努力，终于感动了"上帝"，原国家卫生部于2007年7月16日发布227号文件，在全国《医疗机构诊疗科目名录》中增加一级诊疗科目"疼痛科"，代码27，主要业务为慢性疼痛的诊断治疗。这是世界医学界内的创举，充分体现了中国政府对慢性疼痛病人的高度人文关怀。在此指令下，疼痛医学界同仁不负众望，激发出巨大能量，十年来全国有数千家二级以上医院建立了疼痛科，改变了过去"轻痛科科都能看，重痛哪科都不管"的局面，顽固慢性痛的病人得到及时的高质量的诊疗，初步达到了"消除疼痛是病人的基本权利，是医生的神圣职责"的境界。回顾28年征程的艰难，收获到的是疼痛科病房慢性痛病人治愈后的笑颜，两厢对比，深有感悟，总结出以下两点。一是一生想要做成任何一件事，必须具有"认准目标，坚忍不拔，不达目的，誓不罢休"的韧性；二是必须认识"团队力量远胜个人，互相鼓励动力无穷"的真理。这个团队，小则两三人多则千百人。28年来在屡次遇见重大困难的档口，每人都曾有过软弱、退缩或悲观的想法。但基于无私和崇高的初衷，只要有一个人坚持，就可以鼓舞整个团队，重整力量，奋勇向前。这支队伍目前正在成长，扩大，更新。特别是新生力量正在修炼内功，提高素质，着眼国内，走向世界。喜看下一个十年，必将迎来更大辉煌！

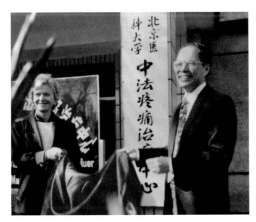

图 4-1-1 1995 年法国 Uppsa 研究所捐赠资金成立北京医科大学中法疼痛治疗中心

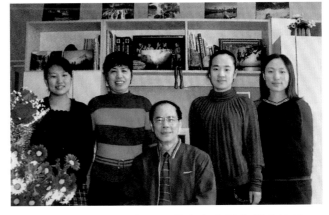

图 4-1-2 2004 年中华医学会疼痛学会秘书处及《中国疼痛医学杂志》编辑部同事

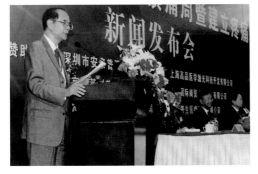

图 4-1-3 2007 年世界疼痛日中国疼痛周暨建立疼痛科新闻发布会宣读卫生部227 号文件

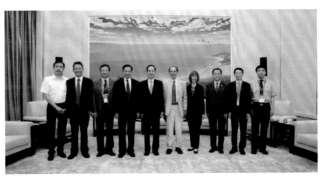

图 4-1-4 2017 年中国疼痛科成立十周年庆典嘉宾合影

孙燕

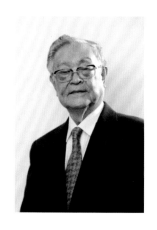

孙燕，1929 年生，河北省乐亭人。1951 年毕业于北京燕京大学，1956 年获北京协和医学院博士学位，从 1959 年开始在中国医学科学院肿瘤医院工作。1980 —1981 年为 M.D 安德逊肿瘤中心客座教授。现任国家癌症中心（NCC）国家新药（抗肿瘤）临床研究中心主任，北京协和医学院教授。兼任中国癌症基金会副主席，亚洲临床肿瘤学会和中国临床肿瘤学会名誉主席。多次在国内外获奖，包括全国科学大会奖（1978）、国家科技进步一等奖（2015）、二等奖 2 次（2004、2012）、三等奖（1997）和国家科技发明奖（2009）。被评为全国卫生系统先进工作者（2007）、中国医学科学院协和医科大学名医（1993）、曾获得中国医学科学院北京协和医学院终身成就奖（2012）、吴阶平—保罗杨森医学药学特殊贡献奖（2012）、中央保健委员会杰出保健专家（2005）、北京市医德楷模（2007）、北京市健康卫士（2011）。1999 年当选为中国工程院院士。发表学术论文 500 余篇，专著 41 部，译著 11 部。

感悟

我生于民族危亡的年代，和多数同龄人一样自幼就期盼祖国富强，在昌黎中学附属小学高小读书时由于一位同学的父亲米大夫的影响，立志学医报国。经历了在北京汇文中学艰难地读完中学，终于在 1948 年进入燕京大学医预系并迎来了新中国的建立。1951-1956 年在协和医学院期间，于 1954 年参军被分配到神经精神科工作，开始接触到各类疼痛。1959 年调到肿瘤医院（当时称为日坛医院），以为可以从事我喜欢的外科了，但给我的任务却是开创一个新学科 - 肿瘤的内科治疗。在我们那个年代，服从分配是不容考虑的，也就在艰苦的条件下在工作中努力学习并推进学科的建设，转眼半个多世纪过去了。

在我进入临床医学实践以后，逐渐体会到"医乃仁术"的涵义，同情并解除病人身体和精神的伤痛是医生的本分。尤其是我当了一名肿瘤内科医师以后，所收治的病人大多已经晚期，解决病人的疼痛就更为现实而迫切。我深知疼痛会影响病人全身的抗病能力，造成精神与躯体的更大的危害，摧毁病人与疾病斗争的意志，影响治疗结果和病人的生活质量。

20 世纪 80 年代 WHO 讨论了解决癌症的四个重点：根据病因开展预防，早期发现、诊断、治疗，根治性综合治疗和姑息治疗。而姑息治疗的切入点是首先解决病人的疼痛。1987 年我在瑞士开会，WHO 希望通过我在中国开展这一项目。经过两年多的筹备，包括翻译《Cancer

Pain Relief》，教学影视片和幻灯片等，终于在 1990 年和我国政府成功地启动了"癌症三阶梯止痛"项目。这使我们耳目一新，不但要正确将疼痛分为三个阶梯，按疼痛的不同程度给予相应药物，而且强调按时给药，从而使得病人完全无痛。我们编写的《三阶梯止痛原则》由卫生部两位部长题词以文件形式发布，以后卫生部还为这一项目连续发布了 7 个文件，解决了麻醉品的供应和使用问题，其中包括麻醉品备案制、慢性疼痛病人可以开药 2 周等。该书也再版三次，成为标准书籍。我们多次举办癌症疼痛国际会议和培训班，使这一项目在我国健康发展。2001 年第二届亚太地区疼痛控制研讨会进一步呼吁"消除疼痛是基本人权"。

在这里我非常感谢三十多年来对此项工作做出重要贡献的卫生部药政局陈寅卿副局长、特药处顾慰平处长、蔡志基、李同度、管忠震、刘淑俊、于世英、王杰军和我的学生吴冠清、罗建教授；还有多次来我国讲学的 J Stjernsward，N MacDonald，武田文和（F Takeda），C Cleeland 教授等。

我们曾经两次组织对我国癌症病人的疼痛开展调研：第一次是 1992 年对 9 个专科和综合医院 1543 位肿瘤病人的调查，第二次是 1997—1998 年对 31 个专科与综合医院肿瘤病人的调查。结果显示：伴有疼痛率分别为 51.1% 和 61.6%；其中直接由肿瘤引起的为 79.6% 和 88.1%，与肿瘤相关的为 6.0% 和 10.7%，由治疗引起的为 8.2% 和 2.9%，有两种以上原因的 6.7%（第一次调研），有精神因素的 13.%（第二次调研）；轻度疼痛的为 57.7% 和 53.8%，中度疼痛为 30.7% 和 27.3%，重度疼痛为 11.6% 和 5.3%，剧痛为 0.7%（第二次调研）；早期病人 30.0% 伴有疼痛，中期病人为 50.6%，晚期病人为 66.4%。这些数据已经成为我国癌症疼痛的基础资料，说明我国癌症病人有 60% 以上伴有不同程度的疼痛，而且有 30% 在早期是以不同形式的疼痛作为首发症状。我们不但建立了疼痛门诊，无痛病房，而且制定了恶性肿瘤导致的骨痛、贫血及肠梗阻处理规范，疼痛控制的评价标准，取得了一些进展。

我特别体会：一旦患了癌症，在肿瘤治疗过程中会有不同程度的不良反应给病人和家属带来痛苦，在康复过程中也有各种思想顾虑和伤痛。作为医生能及时给予必要的理解、安慰、鼓励，特别是解除身体和精神上的伤痛，会使病人终生难忘。其实，这种姑息照顾本是医生的职责，是落实仁术过程中的重要组成部分。

我曾经在 1989—2010 年间担任 WHO 癌症部的咨询委员会成员，除了推广解决癌症疼痛的正确理念、规范和完善全部姑息照顾以外，对我国的希望就是能开展传统医学在这一领域的临床研究，进而推广到全球。多年来我曾主持常用镇痛药物曲马多、氨酚待因、美施康定、奥施康定和多瑞吉等药在我国的临床验证试验和草乌甲素、二氢埃托啡的临床试验，以及扶正中药在调控肿瘤病人免疫功能的研究。我最大的希望就是将来能对这一领域通过临床研究对世界医学做出我们民族的贡献。韩济生院士应用现代科学方法阐明了针刺对疼痛的控制原理而且在临床应用方面做出了很好的榜样。我与韩教授是同龄人，多年亦师亦友，在疼痛领域内共同奋斗。我是中华疼痛研究会（1989—）创始会员，他写给我的条幅："为民除痛乃高尚事业"一直激励我和我的学生们。

令人欣慰的是根据 2016 年和 2017 年我国 NCC 发表的 2012—2013 年资料显示：我国常见肿瘤的发病率和死亡率已经趋缓，接近平台期；总体的治愈率也已经超过 50%，其中乳腺癌已经达到 76%。我们的中国梦："让我国肿瘤发病率下降，治愈率尽快提高"的日子不会太远了。这无疑是我国实现小康的重要组成部分，值得我们贡献毕生精力的宏伟目标。

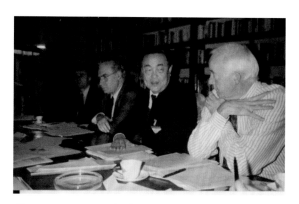

图 4-2-1　1989 年参加 WHO 癌症部专家会议，左 1 N MacDonald，左 2 孙燕，左 3 R Twycross

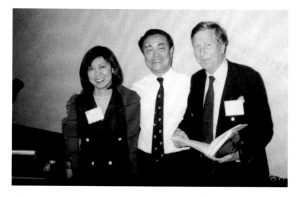

图 4-2-2　1997 年与 WHO 癌症部主任 J Stjernsward 博士（右 1）一同参加国际会议

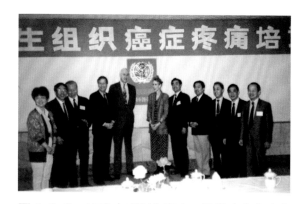

图 4-2-3　1990 年 WHO 癌症三阶梯止痛启动会（左 1 张晓瑞（我国卫生部在 WHO 癌症部工作的代表），左 2 陈寅卿，左 3 李同度，左 4 J Stjensward，左 5 N MacDanold，右 1 蔡志基，右 2 管忠震，右 3 武田文和，右 5 孙燕）

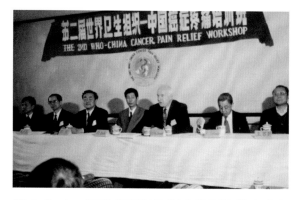

图 4-2-4　1992 年 WHO 癌症疼痛培训班（左 2 韩济生，左 3 孙燕，右 2 武田文和，右 3 N MacDanold）

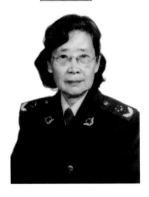

匡培根

匡培根，1924.12—2011.7，江苏无锡人，共产党员，著名神经病学学者，文职特级，技术一级，教授、博士生导师。1949年上海医学院毕业后在母校、北京协和医学院行医、执教。1954年奉调301医院，创建神经内科，被誉为该院创业者之一。历任副主任、主任、专家组成员、神经病学研究所名誉所长，兼任国际疼痛学会中国分会副理事长及头面疼学组主委、国际中西医药学会与中国电阻抗学会副理事长、中华神经科学会名誉顾问、国家基本药物遴选委员会委员、中国发明协会发起人、理事，在十几个专业杂志任主编、副主编或编委。为首批荣获政府特殊津贴者。

从事神经病学的医疗、教学和科研工作55年，发表论著300余篇（英文65篇），培养研究生20余名。是我国临床与实验神经介质与头面痛医学开拓者之一。主持领导脑血管病、记忆障碍、癫痫、帕金森病及头痛等科研项目，获科技奖30余项，其中二等奖11项，多次立功获奖。参撰专著6部，译著2部，主编专著5部，总主编科普丛书1套。

感悟

20世纪40年代初，我就读于国立上海医学院，在1947年见习期以前，我只是想作一名内科医生，这是最适合女医生从事的专业了。但在作见习医生轮转到神经精神科（当时两科是不分的）后，作内科医生的想法开始动摇了。我产生了这样的疑问：患神经精神科疾病十分痛苦，病人又很多，为什么神经精神科专业医生那么少，寥若晨星，屈指可数？1948年我开始作实习医生了，在这期间，我特别关注神经精神科疾病，在神经精神病科实习时也特别努力，终于发现在校学习的神经精神科方面的知识实在太少了。若要作神经精神科专业医生，则神经解剖、神经生理、神经病理、临床神经精神科等一切知识等于要重新学起，重起炉灶，更令神经科医生发愁的，是神经精神科病人太难治了，往往诊断出来了，治疗几乎是没有。1949年毕业前夕，我毅然决定选择神经精神科作为我的终身事业。

20世纪50年代初，我调到中国人民解放军总医院（301医院）创建神经科。建国初期百废待兴，鉴于头痛症状十分痛苦，于是将头痛列入重点研究之一。还进行了针刺经络原穴的病经与疗效关系以及耳针治疗头痛的疗效观察等。工作先后历经3年余，共治疗20余批，1400多例，取得满意疗效，我深受鼓舞，对头痛的诊治信心倍增。

20世纪60年代史无前例的"文化大革命"开始了，当然我也不能例外，下放接受再教育。

去到陕北老区，老区农民生活艰苦、缺医少药的情况，使我震惊；老区农民的淳朴，激励我决心以一根针（老乡是无钱买药的）治疗老乡们的疾苦，老乡们由于成年累月劳动，不少人患有头面痛、腰腿痛病症，一根针治疗，至少暂时缓解了许多老乡的疾苦，受到老乡们的欢迎。返京后又参加新成立的"新医科"之针灸研究小组。所谓"新医科"是以一根针，一把草药治病。挂号五分钱，不再收其他费用，深受老百姓欢迎。病人最多时，日门诊量达 2000 余人次，以神经科病人为主，包括头面痛等各类疼痛病人。这么多病人使我有机会实践与研究针刺治疗各种神经系统疾病，我还自行设计制作了电针仪，观察在不同刺激条件下的针刺疗效，总结出"五适宜针刺治疗法"。使我与针刺治疗头面痛结下了不解之缘。以至在 1978 年恢复研究生制度后，我一直想把头痛的研究列入我的研究生课题。

20 世纪 70 年代，我国与国际学术界开始有交流，我有幸在 1974 年作为首批访问北美神经科学代表团的成员赴加拿大考察 6 周。在这期间，走遍加拿大各州，接触了众多医学院校及医院的研究机构与临床科室，在交流中，国际友人对我们的针刺治疗疾病非常感兴趣，频频提出各种问题，也就是在这次国际交流中，深感中国作为针灸治疗发源地，确实应该由我们自己的国家对其治病机制深入研究。返国后，我就积极投入筹建临床神经介质实验室，其目的是服务于临床。与中国科学院心理研究所、生理研究所以及技术物理研究所等单位通力合作，研制出一套穴位灌流装置及穴位灌流针。研究了不同频率、同频、异频及巨刺对穴位灌流液乙酰胆碱（ACh）含量的影响。以及 20 世纪 80 年代研究了微透析结合高效液相测试法、免疫细胞组化法以及超微形态学，还研究了脑组织及血小板在头痛时的变化，以及头痛与甲皱微循环的研究等。

20 世纪 80 年代末，在疼痛研究的国际学术交流中，接触到国际疼痛研究会（IASP），在韩济生院士的倡议及积极努力下，建立了我国自己的疼痛学组织（IASP 中国分会，即CASP），我积极支持与参加。同时，为了扩大针刺治疗在国际上的影响，我特地用英文撰写了"针刺治疗神经系统疾病"专著（以后又被译成德文版），专门对外发行，其中许多章节是治疗头面痛的。同时决定正式将头痛研究作为博士生研究课题之一。在方法学上，也进一步开展了神经介质对基因调控的研究、TCD 研究等。以往在神经科领域曾经流行过这么一句话"病人头痛，医生也头痛"。但头面痛是常见病，约占普通内科门诊病人的 20%～30%，占神经内科门诊的 50%～80%。有这么多的病人，这么多的头面痛问题需要解决，自然有必要加强学术交流。所以自 CASP 成立以来，在头面痛医学领域中，交流了各地头面痛的诊断和治疗的临床经验、头面痛的科研成果以及探讨如何进一步开展头面痛的诊治研究，促进了头面痛事业的发展。又自 CASP 成立了多个临床疼痛中心后，许多中心在头面痛方面的治疗确有独到之处，使病人受益匪浅。

鉴于头面痛为常见病、多发病，不仅是神经内科之常见病，内、外、妇、幼、五官科疾病也可引起头面痛。因此，不仅发展疼痛医学需要多学科协作，其中头面痛医学更需要多学科协作。只有这样，头面痛的诊、治、研究才能更上一层楼，病人才能得到更好的治疗。总之积极开展头面痛的基础与临床研究及学术交流，提高诊治水平，将是新世纪的重要任务之一。头面痛是难治的。但我相信只要基础理论研究工作者与临床各科医生共同协作、共同努力，还病人以健康，还病人以无头痛每一日，这个目标一定能达到。

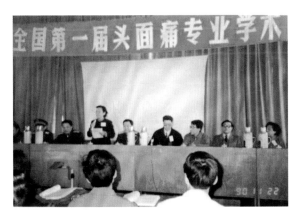

图 4-3-1 1990 年，匡培根主任在第一届头面痛专业学术讨论会上发言

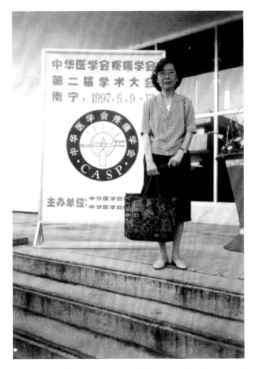

图 4-3-3 参加中华医学会疼痛学会第二届学术大会（1997 年 5 月于南宁）

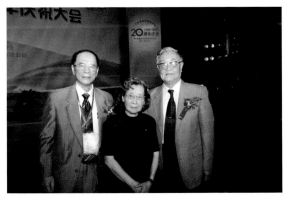

图 4-3-2 荣获疼痛医学十大杰出人物

赵志奇

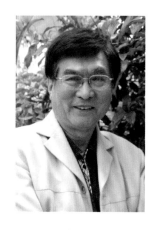

赵志奇，1938 年生，河南开封人，1962 年 8 月北京大学生物学系动物和人体生理学专业毕业，1962 年 10 月到 2000 年 8 月先后在中国科学院上海生理研究所和上海脑研究所任研究实习员、助理研究员、副研究员和研究员。1991 年国务院学位委员会批准为博士生导师。1981 年 11 月—1984 年 2 月作为公派访问学者在澳大利亚国立大学 John Curtin 医学研究院进修。1985 年在同一学院攻读博士学位，1987 年获哲学博士学位（Ph.D）。1993 年 3—11 月和 1995 年 11 月—1996 年 8 月分别在英国爱丁堡大学和法国医学科学研究院作访问教授。2000—2008 年任复旦大学神经生物学研究所特聘教授和痛觉研究室主任、脑科学研究院和国家医学神经生物学重点实验室 PI，2008 年退休返聘至今。主要研究方向：痛觉信息传递、调制的细胞分子机制。现为复旦大学脑科学研究院退休返聘教授。曾任：中国神经科学学会秘书长、副理事长和学术工作委员会主任、上海神经科学学会理事长、中华医学会疼痛学会副主任委员和顾问、《生理学报》和《Neuroscience Bulletin》主编、《中国大百科全书》第二版 "生物学科" 副主编、《中国疼痛医学杂志》和《神经解剖杂志》顾问、BMC Neurology 和 Molecular Pain 编委。兼任多所院校客座教授或顾问。多种国外杂志（Journal of Neuroscience、Progress in Neurobiology、Pain、Neuroscience 等）的审稿人。先后承担 3 项基金委重点课题、科学院攀登计划课题和 3 项 "973" 课题等多项研究。在国际刊物和国内核心杂志发表学术论文 200 余篇，主编专著 4 部和参与 8 部专著撰写。获得教育部提名国家自然科学奖一等奖（2004）、中国科学院自然科学奖二等奖（1999）、卫生部八五攻关重大成果一等奖（1996）、国家中医药科学技术进步二等奖（1989）等多项奖励。

感悟

我这辈子和疼痛研究有不解之缘，56 年前，在北大生物学系作本科学生毕业论文的实验就与疼痛有关：手臂加压缺血性疼痛诱导心血管系统的变化。1962 年毕业后到中国科学院生理研究所师从张香桐教授从事中枢电生理学研究，头两年学习听觉和视觉领域的实验。1964 年卫生部长钱信忠拜访张香桐教授，邀请他去参观当时还处于保密状态的 "针刺麻醉" 下的肺切除手术，他仔细地观察针刺几十个穴位下的手术过程，并要求亲自体验了针刺穴位的感受。他提出了 "痛和针刺感两种不同感觉信号在中枢相互作用" 的假说，并决定接受卫生部下达的"针刺麻醉机理"的研究任务，停止手头的所有研究，开始研究针刺镇痛的神经机制。在张香桐教授的带头下，全国各有关院所开始轰轰烈烈的针刺麻醉研究的大会战。我自然而然地跟着张先生加入了与疼痛密切相关的针刺镇痛的研究。上海卫生局组织了全市各个单位参加的针刺麻醉协作组，上海第一医学院的曹小定教授任组长，统管全市的临床和基础的协作，我担任她的副手负责协调各单位的基础研究。中科院生理研究所也组织了以张香桐教授为核心的20多人的研究队伍，包括外周、中枢、生理、生化、形态和行为等领域的研究。在针刺麻醉会战开始的头两年，全国各地从事针麻研究的同行纷纷来生理所参观和交流，其中大多数后来成为我国疼痛研究的中流砥柱。针刺麻醉的核心问题是镇痛，要镇痛必须首先揭示疼痛机制，通过针刺镇痛研究把我带入疼痛的研究领域，并成为我终生的科学事业。而后，在公派出国留学进修和攻读博士学位时，我的研究都聚焦在痛觉的中枢机制。

针刺麻醉原理研究带动和开创了我国的疼痛机制的研究，在全国范围培养了一支从事疼痛研究的队伍，并取得一定的研究成果，因而得到国际同行的关注。针刺镇痛的研究吸引了国际疼痛界的高度重视，几乎所有的国际疼痛领域的权威都先后到我国访问。国际疼痛学会（IASP）倡导者美国西雅图疼痛中心的 Bonic 教授邀请张香桐作为发起人和奠基会员参与 IASP 的创立，而后成为终身名誉会员。1987 年我申请到 IASP 的资助去参加在德国汉堡召开的国际疼痛学术大会，由于当时的条件，从国内去参会的人很有限。其他国家和地区均成立了疼痛学会，会场悬挂各国国旗。我们均以个人身份参会，会场没有我国国旗，大家迫切感觉到必须成立中国的疼痛学会，在会场上中科院药物研究所的邹冈研究员召集大家一起讨论，商议回国后尽快成立中国疼痛学会。1989 年在非常不利的政治环境下，韩济生教授团结我国的疼痛基础和临床的学者们克服困难正式成立了中国疼痛学会（CASP），后改名为中华医学会疼痛学分会。

近三十年来，国际疼痛研究有突飞猛进的进展，是神经科学和医学研究领域非常活跃的学科。我国的疼痛研究成为国际疼痛研究生力军，也取得令人瞩目的成绩，在国际的大舞台已占有一席之地。近三年，Elsevier 发布的中国高校《神经科学》文章高引用率学者排行榜的前 10 名中，近一半是从事疼痛研究的，从一个侧面反映了我国疼痛研究的状况。由于传统思维和势力的干扰，疼痛能否作为一个独立的学科，一直存在争论和阻力。在困难面前，大家团结一致，不屈不挠经过艰苦努力，终于获得卫生部批准成立疼痛科，这是具有国际影响的大创举，极大地壮大了疼痛的临床队伍，提高了疼痛治疗的质量，为国际疼痛界做出了榜样，值得我们自豪。

我们必须清醒的认识到，这一切源自我国疼痛界的同仁们几十年的团结奋进，在困难时我们一条心，不为个人得失，为广大病人齐心协力把我们疼痛事业搞上去。在庆祝疼痛科成立十周年的时刻，最值得我们总结和自豪的四个字：团结奋进。此刻，耳边响起"雄关漫道真如铁，而今迈步从头越"的豪迈诗句，我们要走的路还很长，时刻想起数以千万计的疼痛病人对我们的殷切期待，朋友们，让我们携起手来团结一致"从头越"！

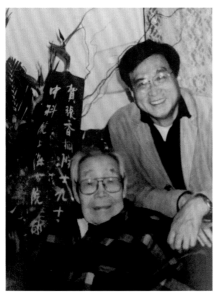

图 4-4-1　中国痛觉研究鼻祖张香桐院士（1907-2007），国际疼痛学会（IASP）发起人之一、奠基会员、名誉理事。庆祝张香桐院士 90 华诞时的合影

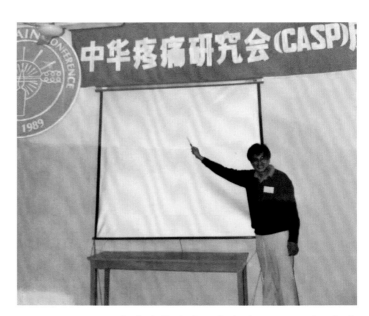

图 4-4-2　1989 年在中华疼痛研究会（CASP，后更名为中华医学会疼痛学会）成立大会作学术报告

王福根

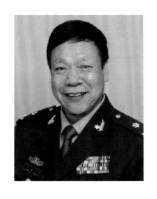

王福根，1942年11月生，上海市人，1966年7月毕业于西安第四军医大学医疗系。工作履历：第四军医大学医疗系学员（1960.7—1966.7）；空军第七航空学校卫生处军医、门诊所长（1966.7—1978.10）；空军大连医院外科副主任、软伤外科主任、副院长（1978.10—1992.4）；解放军总医院康复医学科主任、主任医师、硕士研究生导师（1992.4—2008.2）。1980年10月评定为全军首批外科副主任医师，1987年7月晋升为主任医师。1991年被评为沈阳军区空军科技标兵，首批授予国务院政府特殊津贴。曾被选为中华医学会疼痛学分会第四届主任委员、北京市医学会疼痛学分会首届主任委员、中国康复医学会理事、全军康复医学专业委员会副主任委员。现任中国软组织疼痛学会理事长、中国中西医结合学会疼痛专业委员会顾问，《颈腰痛杂志》副主编、《人民军医》杂志编委等。主编出版专著4部，发表国家级杂志论文70篇；荣获1978年首届全国科学大会奖1项、军内外科技进步奖6项、解放军总医院突出贡献奖、临床疼痛医学终身成就奖（韩济生院士奖）。在人体软组织疼痛研究领域，对颈腰背痛病的治痛机制做了探索，创新了脊柱关节整复疗法、银质针导热疗法和超选择血管药物灌注介入疗法，自1975年9月始先后举办软组织疼痛临床诊疗技术培训班36期，培训军内外临床疼痛技术人才1600名，其软组织疼痛学术思想和研究成果在国内推广应用。

感悟

吾从事临床疼痛工作的路程，漫长而曲折。1966年第四军医大学毕业后，被分配到空军第七航校从事基层外科医疗工作，常被腰背痛病所困扰。至1968年一次偶然机会，组织委派去辽宁开原跟一位名叫敬际隆的民间正骨老医师学习3个月整骨治疗技术，颇有收获，对一些脊柱关节疼痛"手到病除，立竿见影"。自此掌握了"脊柱关节整复手法"治痛技术。1975年初，欣闻上海市静安区中心医院骨科主任宣蛰人教授治疗腰腿痛有突破性进展，质疑腰椎间盘突出症的致痛机制和诊断标准，并首创人体软组织松解手术体系。顿时茅塞顿开，决心追随宣氏学术思想与治疗技术。1983年9月，由宣蛰人教授组织发起有180位代表参加的"中国软组织疼痛研究会"在上海正式成立，汇集了国内众多的骨科、康复科、神经科、骨伤科、针灸科等临床医师和基础研究学者，我作为常务理事参会。会议首次提出了"人体软组织疼痛学说与现代治痛理念"。而后6年间先后召开了3届全国学术会议，从临床的视角，研讨了"腰背痛"、"颈臂痛"、"关节痛"为专题的人体最常见的慢性疼痛性疾病，取得了广泛共识，推动了临床疼痛学术发展。从1978年调入空军大连医院至1992年，经上级批准建立软伤科，6年后发展为"空军软伤外科中心"。形成了银质针导热、脊柱整复、软组织松解手术及药物治疗为一体的"针、手、刀、药"现代软组织疼痛治疗体系。积累了较丰富的临床治痛经验，在认识上确立了"单纯神经受压只能引起肢体麻痹或麻木，而不会导致疼痛；软组织无菌性炎症是疼痛发病的重要机制；椎管内外软组织疼痛为颈腰背痛病的重要发病因素"等新理念，指导了颈腰背痛病临床实践。1989年9月，由我国现代疼痛医学奠基者韩济生院士倡导并发起，有164位奠基会员参加，在北京成立中华疼痛学会（CASP）。由此，确立了"免除疼痛是患者的一项基本权利"为宗旨，以"现代疼痛理论"为指导的全新理念，开展了以神经科学原理为基础的多种先进的"镇痛"医疗技术。从此，我国集聚了一支研究和诊治神经病理性疼痛、肌筋膜疼痛、脊柱关节疼痛、癌症疼痛以及风湿免疫性疼痛等慢性疼痛性疾病的专业队伍，使现代疼痛医学在我国得到了迅猛发展。"镇痛"与"治痛"两种疼痛治疗理念在我国形成和发展，一个是"对症"，一个是"对因"。看起来似乎截然相反，引向不同的临床治疗方向，甚至会引发冲突。其实两种理念却总是相辅相成、互相融合。临床疼痛治疗思路上历来存在着"改变结构"与"改善功能"两种观念之争，在神经病理性疼痛治疗范围，就有神经损毁与神经调控两种思路；在骨关节肌肉系统治疗领域，两种"观念"之争历来已久。半个多世纪以来，属于"改变结构"理念的经典手术建立起了一个称为"椎间盘王朝"的主流意识。而今，脊柱正脊、银质针导热、神经阻滞、微创介入等技术，属于"改善功能"的思路则越益得到广为认同。

临床实践证明，对于慢性疼痛性疾病而言，由于疼痛相关学科不断交叉渗透、互相交融，临床疼痛学理论知识与技术手段逐步地得到整合，"镇痛"与"治痛"相结合的认识发挥指导作用，因而能够"对症"与"对因"处置双管齐下，往往会使"疑难痛症"迎刃而解，这就是我国疼痛医学发展之路。2007年7月16日国家卫生部颁布227号文件，在二级以上医院设置临床疼痛诊疗科，这是我国疼痛医学发展的重要里程碑。目前在疼痛临床中，需要深入思考与探索的问题是有关疼痛理论与理念，而不乏各种治疗技术。"理论"与"利剑"，即"道"与"术"虽都很重要，但前者在疼痛治疗上是带战略性、决定性的，临床上分级治疗就由此而来。现代医学之父希波克拉底（Hipocraty）的一句名言："永远不要在病人身上多行处置"，要时刻谨记，以此告诫。诺奖获得者法国医生阿尔贝·施魏策尔（Albert

Schweitzer）说过："疼痛是比死亡更可怕的人类之敌"。我有幸作为这上述学会的奠基会员、疼痛事业发展的亲历者和实践者，沐浴了疼痛相关学科的知识海洋，尤其能多次聆听韩济生院士的教诲，受益匪浅，使我对于人体疼痛，尤其对临床疼痛问题有了深入思考，故在疼痛诊疗理念上有了更新，独辟蹊径走出了种种误区。"往者不可谏，来着犹可追"，希冀在疼痛医学道路上执着追求、不断攀登的同道与学子们，做出卓越的贡献。

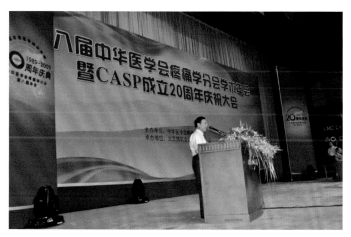

图 4-5-1 CASP 成立 20 周年庆祝大会发言

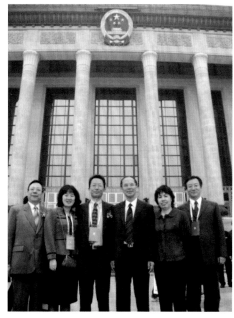

图 4-5-2 2008 年世界镇痛日新闻发布会（人民大会堂）

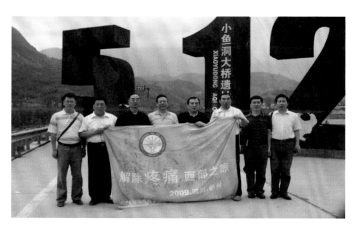

图 4-5-3 参加"解除疼痛西部之旅"活动

崔健君

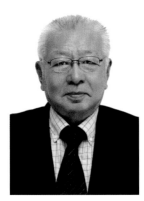

崔健君，1936年9月生，辽宁沈阳人，毕业于中国医科大学（1954—1959），留校就职附属盛京医院（1959—2013），由见习外科助教、住院医师（1959.07）做起，经由麻醉住院医师（1960.10）、总住院医师（1963.09）、主治医师（1970.07）、副教授、副主任医师（1981.10）、教授、主任医师（1986.10），在1996年改任疼痛学教授、主任医师，2006年晋升为二级教授。

1969年4月随医院搬迁，落户辽西玲珑塔山区，做了10年乡村医生，期间曾赴唐山参加抗震救灾，在简易帐篷里为脊柱、骨外伤手术做了36例全麻/硬膜外麻醉，均获成功，该事迹被收录在1976年9月7日《朝阳日报》第三版。

1979年2月，返回盛京医院，任麻醉科副主任（1984）、主任（1986—2007）。参与重建辽宁医学会麻醉学分会的工作，任副主委（1981—1997）；创建辽宁医学会疼痛学分会，任首、二届主委（1999—2012）；任中华医学会疼痛学会委员、常委、副主委、顾问（1997—2012）；创建中华医用冲击波学会，首任会长（2013）。

1985年任硕士生导师，1993年任博士生导师，培养硕、博士20余位，主（合）撰论文逾百篇，主（合）著《实用疼痛学》等十部、13版。获省（部）级科技进步奖一等奖一项、二等奖两项（1999、2000）、"中国麻醉学贡献奖"（2012）、"临床疼痛医学终身成就奖"（2012）、"中国十大突出贡献专家"殊荣（2011），享国务院"突出贡献专家"政府津贴（1994）。2013年7月，任北京综合医学研究院临床部首席研究员。

感悟

一个从旧社会活过来的孩子，从懂事开始，就亲历了贫病交加所带来的磨砺，受从医家母的影响，从小就励志学医，为民解除痛疾。解放后，有了步入"红色医生摇篮"——中国医科大学接受教育的机会，学成后留校做了外科医生，实现了儿时的梦想，同时也有了可以用以报恩祖国培育的平台。不久又被改派做了"麻醉师"，也因此与疼痛结下了不解之缘，疼痛事业也就成为我生命的主旋律了。

今天，回首我走过的六秩有余的从医之路，感悟出"信念"与"追求"的人生真谛。在我经历的许许多多事情中，开始就认定是在做好事，收获的却是"苦果"；而在起步时，就没被公认是有光明前景、多有困难、少有问津，明显是件仅有付出、没有回报之事，到后来却收到了意想不到的丰硕成果。

20 世纪五六十年代，由外科改做"麻醉"工作，在做总住院医时，我对一个因电击伤导致的心跳停止 40 分钟的女孩，经现场开胸心脏按压、伍用肾上腺素后，居然在毫无希望中获得复苏成功，又活过了 26 小时！当这一成功事例被校、院领导以及同行们大加赞许、认为是创造了一个奇迹、是件大好事之后的不久，竟被沈卫医赵字（1963）296 号红头文件以：有违国家三部、委相关规定："电击伤不宜应用肾上腺素"的条款，予以全市通报批评；尽管获得校院领导的暗助，却还是失去了在 20 世纪 60 年代仅有的一次调薪机会。勇于担当抢救的大好事，结果却如此不尽人意。

"麻醉"一直就是个没被看好、风险之大、困难之多，没人肯主动去认领的工作。当领导决定要我去做时，我不假思索的服从了，而且一干就是 40 年。只因我全身心地融入这既平凡却又人命关天的事业中，才有可能深刻地体验到了，这一无名分工作潜在的伟大内涵；在"信念"和"追求"的支撑下，收获了意料之外的硕果。

麻醉工作者常年在手术间里，过的完全是"半拘留式"的生活（尚德延语），少有走出手术间接触痛患的机会，当看到病人被疼痛折磨、痛不欲生的场景时，一个可以确保剖心割肺病人生命安全，和完全无痛苦度过手术关的"麻醉师"，却显得束手无策、无法应对，真的感到无比汗颜，并在心底里印下了羞愧的烙记。

20 世纪 70 年代，我随医院全迁，落户辽西贫困山区，做了十年乡村医生。期间，经常可以接触到各种"说不清、道不明"，又找不到有效诊疗办法的各种疼痛，看着那么多期待"毛主席派来的医生"能为他们解除病痛的祈求目光，如芒刺在身。从此，痛下决心：倘有机会，一定矢志不移地去专做"为民除痛"的事业。

20 世纪 80 年代，我回城工作。虽依然过着手术间里的生活，但工作和更新知识的条件有了极大的改善。在完善了临床麻醉和创建 ICU 病房后，也有了更多走出手术间的机会，去学习、实践疼痛的诊治，并在理论与实践相结合的高度上，积累自己的经验。

1989 年，由韩济生院士发起和主持的第一次东西方（国际）疼痛会议的召开，使我意识到我国基础与临床疼痛医学发展新纪元的曙光，已经展现在世人面前，急需一批有识之士的参与。恰在此时，卫医字（89）12 号文件宣布："麻醉科"被正式列入一级临床科目，赋予它的三项主业之一——"疼痛治疗与研究"就成为麻醉科医师责无旁贷的任务了，从此，可以名正言顺地去创造条件、开展疼痛医、教、研工作了。依此我围绕着"疼痛对机体的负面影响及对策"这一课题做了系列的研究，并以成果做据，跻身学位办遴选的博士生导师之列。

2007 年，在韩济生院士大旗下集聚起来的，我们出自麻醉科的一批老、中、青，包括樊碧发、刘延青、张达颖们，和跨学科、跨领域、跨层次的有识之士，精诚团结，心中之唯一就是将"为民除痛、造福社会"当做一件事业，全身心地予以追求，在"信念"和"追求"的支持下，历经 18 个年头的上下求索、攻坚克难，终于迎来了卫医发〔2007〕227 号文件：在临床一级科目中，新增一个以诊治慢性疼痛为主业的疼痛科！自此结束了"疼痛科科治，科科难诊治"的历史，在世界医学领域内，开启了一个创新疼痛医学发展的新路径。我的亲历验证了："正确之事就一定错不了"、"适应环境、坚持下去，必有所获"是可信的真理；18 个年头未涨工薪的代价，换来的是激励我必须深入研究急救复苏和解决疼痛存在着的诸多难题，而对这些难题求索的结果，竟然成为我晋升国家二级教授的重要依据；持之以恒、创新实干"没有名分的麻醉、疼痛工作"的结果，收获的是两个学科从无到有的美好人生经历。

今天，立足在仅有"外傅之年"经验的疼痛科，益更上一层楼登高望远，拟以十年为期，通过若干个十年，用我们的睿智和力量，将中国疼痛医学创新为世界疼痛医学发展的模板，任重道远呐！

愿与朋友们奋力共勉。

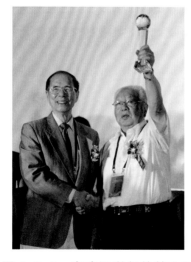

图 4-6-1　在武汉举行的第七届全国疼痛科主任高峰会上，被中华医学会疼痛学会授以"临床疼痛医学终身成就奖"

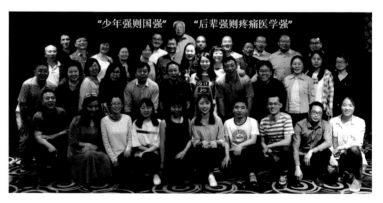

图 4-6-2　2017 年 5 月 14 日乌鲁木齐举行的疼痛医学论坛会上，和各民族疼痛学博士、硕士们合影

李仲廉

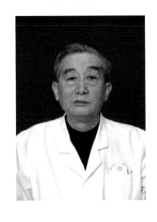

李仲廉，1935 年 4 月生，河北省高邑县人，中共党员，主任医师，享受国务院特殊津贴。1954 年毕业于天津市卫生技术学校（天津医学院前身）医科一班（1951—1954）。毕业后分配至天津市第一医院外科任外科医生。1957 年任住院总医师。1958 年院领导派往总医院（现天津医科大学附属第一医院）麻醉系进修，1959 年回单位改行做麻醉专业医生，在本院成立麻醉组，麻醉科。先后任组长、负责人及行政主任，1983 年正式成立麻醉科，1987 年晋升为主任医师。其间参加下乡医疗队两次（抗洪救灾、度荒）各一年。1983 年除痛门诊正式对外挂号。1987 年卫生部派往日本学术交流（日本广岛三原市兴生病院）。1988 年回国后转型专做疼痛治疗。1989 年 9 月加入中华疼痛研究会（IASP）成为奠基会员。并于 1991 年成立除痛病房扩充业务为除痛中心任主任。1994 年退休后先后为第一中心医院，天津中医药大学一附院任疼痛科技术顾问至 2016 年后因病（脑梗死）退出临床。曾兼任中华疼痛学会 1~3 届委员、常委。天津医学会麻醉学分会 2~6 届委员，副主委兼秘书。天津市医师协会麻醉科医师分会副主任。天津市临床麻醉质控中心委员及河北区人大第 8、9、10 届代表。

感悟

感悟一：对党感恩，党叫干啥就干啥。

我生在旧社会，长在红旗下，是党培养的第一代医务人员。1954 年踏入医院大门时，当时绝大多数医院没有麻醉专业医生，每次手术都由上级医师指派医生充当麻醉师。麻醉方法也只有腰麻，乙醚开放点滴全麻。根本谈不上安全，不仅事故频发而且影响外科乃至医学的发展。于是领导决定派我去学习麻醉。当时麻醉学科是个新型专业，尚未被认识。认为"一把刀走遍天下，好汉不干麻醉"等很多误解。我也不愿放弃很有前途的外科。基于听党的话服从组织分配，师从王源昶教授学习麻醉。1959 年回到第一医院改行做了麻醉专业医生，一干就是二三十年，逐渐领会了麻醉的重要性，领悟了"手术是治病的，麻醉是保命的"和"不是好汉不干麻醉而是孬汉子干不了麻醉"的真谛，因此爱上了这门专业。

感悟二：镇痛和治痛仅一字之差，解除病人顽痛责无旁贷。

在接触病人中，不少病人患有慢性，顽固性痛症，不仅本人日夜被疼痛煎熬，家属亲朋也受累不得安宁。而医生却无计可施而感到内疚。麻醉医师最熟悉"神经阻滞技术"能熟练使用止疼和镇痛药物。于是利用工作之余和值班空间及在医疗队中采用"神经阻滞"穴位注射等中西医治痛的措施。治疗三叉神经痛，晚期癌痛，慢性腰腿疼等痛症，缓解和治愈了部分疼痛病人，受到很大启发，萌发了在医院争取合法开展除痛门诊。开始在麻醉大夫值班室做诊室，把门诊无菌小手术室当作治疗室；因而引起很多予盾。万事开头难，只有上依靠领导，下依靠群众；主客观困难都可迎刃而解。

感悟三：发动、邀请各路专家撰写专著。

20世纪80年代国内有关疼痛治疗的专家寥寥无几。疼痛治疗医生需要的参考书藉很少，于是邀请有关专家撰写了"临床疼痛治疗学"。一经发行供不应求，受到出版社和广大读者的好评，连续再版三次被出版界评为畅销书刊。读者来信纷纷要求再增加内容。在人民军医出版社的建议下又编写了《慢性疼痛治疗学》一部，共十一分册，此部书邀请了各科各专业的专家、教授及石学敏院士参加。与此同时邀请有关专家撰写了慢性疼痛治疗学的"姊妹篇"——《急性疼痛治疗学》共十七部。1991年我院扩大除痛门诊为除痛中心，在韩济生院士的治学精神、科研态度和科研方法等方面的言传身教下，增强了科研意识，提高了科研能力，使临床工作有了很大的发展和进步，结合当前学术思想提出针对性论文，如"采用椎间孔阻滞"治疗脊神经根痛代替硬膜外阻滞。呼吁扭转"轻诊断重治疗"的倾向；并提出选择治疗措施是应该先简易后复杂。神经阻滞的部位应是先末稍后中枢；应用的药物应该是先可逆后损毁，爱护组织、保护功能，治疗以安全为主，提出"疼痛科质量控制管理目标"的规范疼痛门诊质量和安全，我所在的团队二十多年来未发生过不应有的并发症和事故。

感悟四：坚持走中西医结合之路。圆梦东方新疼痛治疗学。

展望未来任重道远，我们走的是前人未走过的路。至今仍有很多临床现象（机制）还不清楚，一些顽固性疼痛还未能攻克，这些难题都有待解决，都要依靠中西医结合来解决。我们所理解的中西医结合不是在"神经阻滞"、"射频"或"激光"治疗的同时，加上针灸、按摩或薰蒸等中医治疗疼痛的措施，而是有机的结合。把"穴位阻滞"、"经络阻滞"作为切入点以针灸学，经络学理论为基础，从临床入手进行研究。祖国医学博大精深，绝不是一朝一夕所能掌握。我等一代人多己年迈多病，心有余而力所不及了。后浪推前浪，一浪更比一浪强是历史发展规律，相信在经过几代人的努力会圆中西医结合创东方新的疼痛治疗学之梦。

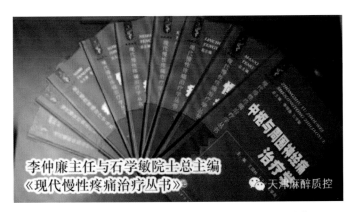

图 4-7-1 总主编《现代慢性疼痛治疗丛书》

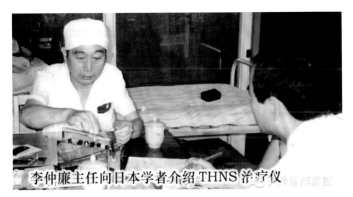

图 4-7-2 向日本学者介绍 THNS 治疗仪

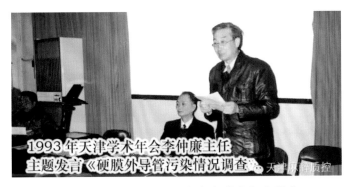

图 4-7-3 1993 年天津疼痛学术年会发言

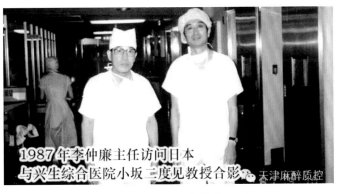

图 4-7-4 1987 年访问日本

宋文阁

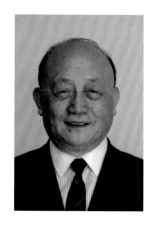

宋文阁，1941年生，吉林四平人，教授，主任医师，中共党员、博士生导师，山东省立医院首批杰出学术带头人、国际疼痛学会（IASP）会员，曾任中华医学会疼痛学分会常委，中国针刀医学会副理事长。现任山东省针刀医学会名誉主委、山东省医学会疼痛学分会名誉主委、山东省立医院疼痛科首席专家，《实用疼痛学》《中国疼痛医学杂志》顾问、《中华麻醉学杂志》《临床麻醉学杂志》编委等。

1972年，开始在国内率先开展临床疼痛诊疗业务。20世纪80年代中期，赴悉尼大学圣文森医院从事访问学者工作，在麻醉研修过程中，除接受临床麻醉的培训之外，还系统学习了当时国际最先进的疼痛诊疗理念和技术操作规范先后多次被邀到北京医科大学，上海瑞金医院，上海仁济医院，四川华西医院，武汉协和医院，浙江大学附院，解放军总医院，第一、二、三、四军医大学附属医院及南京军区总医院等多家知名单位讲学和帮助开展疼痛临床工作，并数次赴国外参加国际学术会议并被邀请做专题发言及操作表演，在第2届亚洲疼痛大会（台北）、第11届IASP（香港卫星会）、第2和第3届日中麻醉会议（旭川、东京）、第11届AOSRA（印尼）会议和第16届IASP（中国专场）会议上的专题发言以及在韩国的操作演示均给与会者留下了深刻的印象，2009年在济南成功组织了第十届亚大地区区域麻醉和疼痛医学学术会议(AOSRA-PM),将其潜心研究的成果推向了国际舞台，增进了国内外麻醉与疼痛学术交流,扩大了中国疼痛医学在国际上的影响。20世纪70年代援外（坦桑尼亚）期间自编英文教材，带领援外和当地医生提高英文水平和沟通能力。20世纪80年代中期自编《深浅静脉穿刺技术》教材，培训院内外医护人员，规范和普及深静脉穿刺和浅静脉留置技术。20世纪90年代初期连续主办了5期麻醉新业务新技术学习班，培养了来自全国的麻醉医生200余人，其中多人现已走上麻醉科领导岗位或成为疼痛业务骨干。先后在省级以上刊物上发表论文60余篇；主编（译）疼痛学专著13部，其中主编的《疼痛诊断治疗学》获1999年中国图书奖。

2012年，获得"韩济生院士奖——临床疼痛医学终身成就奖"的殊荣。2013年，宋文阁教授创立的山东省立医院疼痛科被评为国家临床重点专科建设单位。

感悟

1972 年春，我用骶管注射疗法治愈了我父亲多年的腰腿痛，领悟到神经阻滞疗法不仅可消除手术疼痛，还可有效治疗慢性疼痛。于是我开始利用业余时间为很多疼痛病人进行了有效治疗，改变了做外科医生时留下的"病人腰痛大夫头痛"的印象，对临床疼痛诊疗工作产生了浓厚的兴趣，并利用给院领导及其亲朋治疗疼痛的机会，请领导支持这项工作。1986 年在领导的支持下建立了疼痛门诊，1989 年在院外借场地开设了 21 张床位的疼痛病房，1995 年建立了疼痛科，1997 年经山东省卫生厅批准成立了山东省疼痛临床研究中心。

在开展业务的早期，即遇到了诊断困难及误诊的病例，深深体会到正确诊断的重要性。于是我带领全科刻苦学习，努力提高诊断水平，减少误诊误治，同时向全国学会建议，将"×××疼痛治疗会议"改为"×××疼痛诊疗会议"，以强调正确诊断的重要性，并主动在全国会议上讲解疼痛的诊断知识如疼痛的影像学等，以及误诊误治的教训。随着病例的增多和病种的扩展，又感到单纯神经阻滞治疗效果的局限性，于是我开始学习引进多种微创技术，使临床疗效得到明显提高。但随着微创技术的广泛开展，各地逐渐出现了一些并发症和过度医疗的问题，我又不失时机地总结了微创治疗的常见并发症及防治经验，强调疼痛科医生必须用整体观念，辨证思维的方法，正确认识病人和疾病的关系，积极启动病人自身的抗病能力，根据病变特点合理选择治疗方法，避免过度医疗，预防并发症的发生。

45 年的疼痛临床经历，我深深体会到，慢性疼痛发病率高，疼痛病人痛苦大，建立疼痛科是非常必要的。以韩济生院士为首的专家团队，积极努力向政府建议建立疼痛科，卫生部下发了在二级以上医院建立疼痛科的 227 号文件，充分体现了中国医学专家和政府对病人的关怀，在世界上树立了良好的榜样。

227 号文件已下发 10 周年，疼痛科在全国雨后春笋般地建立，为大量的疼痛病人解除了疾苦，显示了这个学科的无限生命力和光辉前景。但我们必须清醒地看到，我们还有很多重要问题亟待解决，如诊疗的规范问题，梯队建设和素质提高问题，医患沟通问题，兄弟科室的协作补台问题，疼痛病学纳入高等教育解决接班人问题等。随着这些问题的解决疼痛医学必然得到更加健康迅速的发展。

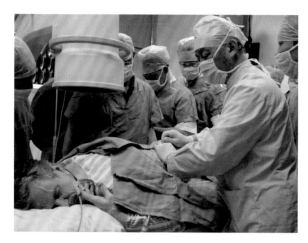

图 4-8-1　手术

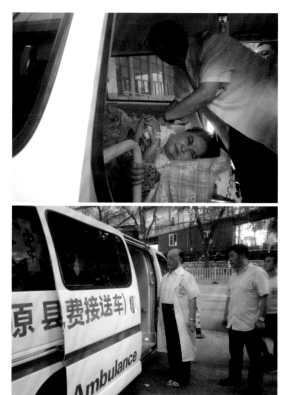

图 4-8-2　送医下乡

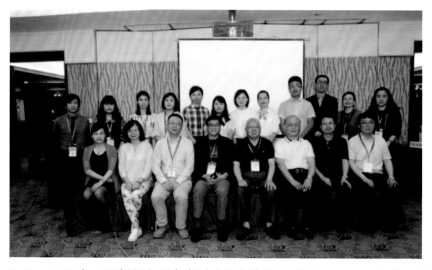

图 4-8-3　2017 年 5 月担任全国疼痛科建设高峰论坛 首届 70/80PK 演讲比赛评委

高崇荣

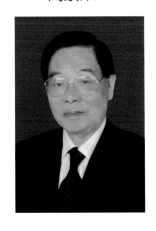

高崇荣，1937 年 8 月生，1963 年毕业于武汉同济医科大学。毕业后留附属同济医院工作，师从著名麻醉学专家金士翱教授。1985—1988 年先后担任过同济医院医务处主任兼麻醉科副主任。1986 年晋升副教授，1988 年春起任硕士研究生导师。1988 年秋应邀调至广州医学院附属第二医院（现广州医科大学附属第二医院），历任麻醉科主任（1988—2002）。1991 年晋升教授、主任医师。1999 年初成立广州医学院麻醉学教研室并被批准为硕生研究生培养点。2002 年卸任科室和教研室主任后被返聘为麻醉科主任导师与指导专家。曾担任过中华医学会麻醉学分会和疼痛学分会委员、广东省医学会疼痛学分会第 1~2 届主委、广东省医学会麻醉分会第 4~6 届副主委、国家卫生部医药卫生科技成果评审专家以及《中国疼痛医学杂志》《实用疼痛学杂志》《中华麻醉学杂志》等编委、常务编委、特邀审稿专家。先后在国际和国内麻醉或疼痛学术会议上作专题讲演 50 余次，在《中华麻醉学杂志》与《中国疼痛医学杂志》等刊物上发表论文 60 余篇。五项科研成果获省市卫生科技进步二、三等奖。主编《神经病理性疼痛学》等专著三部。1987 年被《中华麻醉学杂志》社编入《中国当代麻醉学家》专辑。2012 年荣获"韩济生院士奖——临床疼痛医学终身成就奖"。

感悟

我 1963 毕业后在同济医院，经历 25 年临床麻醉实践和医疗管理的锻炼，为后来在疼痛诊疗方面工作的开展和研究打下良好基础。早在 1968 年，有幸观看金士翱教授为一位直肠癌盆腔转移性剧痛病人进行蛛网膜下腔注射无水酒精，使这位腰骶部遭受疼痛折磨达一年之久的病人疼痛完全缓解，并在无痛中度过了他的余生。这是对我步入麻醉科专业路上的一次重要启迪：麻醉科医师掌握神经阻滞技术，不仅能让病人在无痛中接受手术治疗，而且也能使某些难治性疼痛病人无痛地生活。从此使我立志"为痛者无痛及舒适生活而不懈努力"作为一生的奋斗目标。进入 20 世纪 80 年代后，我跟随马自成和毕好生教授为一些难治性癌痛病人进行脑垂体选择性破坏术，取得了较好的治疗效果。然而，这些难度较大、临床效果较好的微创技术，在当时却得不到推广应用，其原因之一是麻醉科属医技科室，既无专科门诊，更没有病房；二是习惯势力的影响，把疼痛治疗视为麻醉科"份外"工作。麻醉科医师在当时要开展疼痛治疗工作举步艰难。1989 年卫生部颁布了 89（12）号文件，明确提出疼痛诊疗是麻醉科的业务范围之一。这对于一位热爱疼痛事业的麻醉科医师来说，是莫大的鼓舞。与此同时，北京科大学韩济生院士于1989年召开了东西方（国际）疼痛会议，并创建了中国疼痛学会。这桩桩喜讯，令期盼多年的麻醉科医师振奋不已。乘着全国疼痛医学发展的东风，在韩济生院士的指引下，于1989年创建了广州医学院附属第二医院疼痛专科门诊。

疼痛门诊开设后，面对越来越多的慢性疼痛病人，深感自己对疼痛诊疗相关基础知识与现代诊疗技术不足。不少慢性、顽固性、非癌性疼痛病人就诊前已经过几个科室诊治，但往往由于诊断不明确，治疗效果不佳。我深刻意识到，要提高诊断水平与治疗效果，必须要有一支具备多学科知识和技术的专业队伍。而且疼痛诊疗业务内容十分广泛，正如韩济生教授指出："没有一个专科医师可以解决疼痛病人的全部问题"。进入20世纪90年代后，我们开始筹建省疼痛学会，并探索在省内先建立1~2个符合国情的多学科合作的疼痛诊疗模式。在韩院士关怀下，在广东省医学会麻醉学分会的支持下，由我和陈秉学教授、王家双教授等于1998年牵头成立了多学科组成的广东省医学会疼痛学分会，我被推举为主任委员。接着于1999年，在广医二院创建了以麻醉学科为主，9个相关学科组成的广医二院《中华医学会疼痛学分会第一临床诊疗中心》以及在深圳市南山医院建立了《广东省疼痛分会深圳疼痛诊疗中心》。广州医学院附属第二医院和深圳市南山医院疼痛诊疗中心的建立，有力地推动了全省各地疼痛诊疗工作开展。

2007年，卫生部发文宣布"在全国二级甲等以上医院增设一级临床诊疗科室疼痛科，主要业务为慢性疼痛的诊断和治疗"。2008年，广州医学院附属第二医院疼痛科正式注册成立。疼痛科不仅在中国医疗管理项目中有了"正式户口"，建设相对独立的疼痛专科更是国际上首创。作为学科带头人，深感责任重大，任务艰难。除了要提高慢性疼痛性疾病诊断水平，更要十分重视治疗技术的提高与创新，尤其人才梯队培养和规范化管理制度建立，这些都是学科建设和发展的根本。因此我们首先在科内大力提倡加强学习和实践，在学习和实践中积累，在积累中熟悉，在熟悉中提高。如原发性三叉神经痛射频治疗，经多年实践和反复研究改进，其无痛穿刺与精准射频毁损技术和最后治疗效果均达到国内先进水平。同时，我们抓紧人才梯队建设。由于医院领导支持，聘用年富力强又勇于开拓创新的卢振和主任医师任疼痛科主任（前麻醉科副主任）专管疼痛门诊与病房工作，又从院内外不拘一格招进热爱疼痛诊疗业务的各科优秀医师固定在疼痛科工作，较快搭建了一支较为完善人才术梯队，为后来较顺利迎接全国重点建设专科检查做好了必要准备。

正式建科十年来，疼痛诊疗和学科建设虽然取得了可喜进步，但我们深知与重点专科目标和要求仍有很大差距。不少慢性疼痛病人还没有得到明确诊断和有效治疗；疼痛基础研究工作滞后；临床工作中还存在不少问题，如诊疗程序、治疗方法、疼痛评估和药物应用尚未完全达到规范化要求。要使所有疼痛病人都能得到最充分、合理的关怀和精准治疗，使每个痛症病人都能无痛舒适地生活，自感任重道远，仍需不懈努力与探索。

2013年经国家卫生部筛检，广州医学院附属第二医院疼痛科被定为国家重点建设临床专科（拥有42张床位的现代化独立病区）。由于我年岁已高，直接参与技术操作较少，但始终要求全科医护人员务必严格把好医疗质量关，坚持安全第一，质量第二的治疗原则。我大力支持科主任领导和医教研全面工作，坚持每周参加主任教授查房和疑难病例讨论。中华医学会疼痛分会于2011年推举我为"全国有突出贡献疼痛医学专家"（10名），这是对我的鼓励。

为加速我省疼痛医疗质量提高，规范省疼痛医疗质量控制中心和〈医联体〉的管理，作为国家重点专科理应带头做好。因此，从2016年开始我协助卢振和主任和万丽副主任（现任疼痛科行政主任）制定和探讨"广东省疼痛质控中心和〈医联体〉管理方案"的实施。今后任务尤其〈医联体〉发展更加艰巨，"路漫漫其修远兮，吾将上下而求索"。

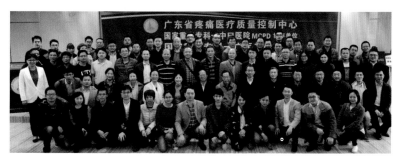

图 4-9-1　2016 年 12 月由广医二院疼痛科牵头成立"广东省疼痛质控中心"和"广医二院疼痛专科医联体"

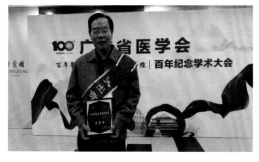

图 4-9-2　荣誉

王全美

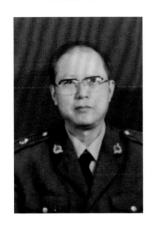

王全美，1941 年 5 月生，江苏建湖人，1964 年从盐城高等医学专科学校毕业后，应征入伍到南京军区卫生部，在某全日制训练部队锻炼 1 年后分配到解放军第 83 医院临床科轮转，从 1968 年到 1974 年先后在第七军医大学、上海瑞金医院、上海第一医院、上海中山医院，江苏省中医院继续学习、深造。回医院先后任职住院医师、主治医师、副主任医师、主任医师，主要从事骨伤科及软组织疼痛外科的临床工作。

1978 年—1988 年南京军区卫生部创办"颈腰痛防治通讯"，责成我负责组稿、排版、校对、发行，做了大量的工作，也扩大了我对疼痛学科的知识领域。曾任南京军区医学科学 技术委员会第 5、6、7 届委员，中国软组织疼痛研究会副理事长，中国传统医学手法研究会副理事长，江苏省中西医结合疼痛专业委员会副主任委员，中华医学会疼痛学分会常务理事。在《颈腰痛杂志》《中国疼痛医学杂志》《实用外科杂志》《骨与关节损伤杂志》等发表有关疼痛学方面的论文 50 余篇。获军内科技成果三等奖二项（1988—1989 年）。曾担任"颈腰痛杂志"、"中国疼痛医学杂志"编委。参与编写"颈腰痛病案集"（1988 年版）、"软组织损伤学"（1988 年）、"软组织外科理论与实践"（1994 年）、"临床操作规范疼痛学分册"（2004 年）、"疼痛学"（2012 年）。

感悟

1. 怀有"痛病人之痛"的初心

回忆 20 世纪 60 年代部队医院收治的慢性顽固性疼痛的病人很多，其中不少是在抗日战争、解放战争、抗美援朝战争中负伤的官兵，遗留下的痛症，有的真是"痛不欲生"，那时治疗方法较少，治痛的专家很少，可查阅的资料也很少，国内没有相关的书籍及杂志，可谓"病人疼痛，医生头痛"。看在眼里，痛在心里。

2. 南京军区卫生部首先建立了"疼痛"攻关组织

1975 年南京军区卫生部长耿希晨成立了"颈腰痛协作组"，在他亲自关怀下，在无锡某部队内设立了疼痛病区，专收慢性顽固性颈肩腰背四肢关节疼痛的病人，组织军区内有关专家及医师，由邵宣主任负责，攻关性研究治疗。同时特邀军内外治疗相关痛症有特色的专家及上海生理研究所研究疼痛基础的冯德培教授等参与。我有幸参加此项工作，持续半年多，虽然日日夜夜忙个不停，但学到不少有关痛的知识技能，奠定了疼痛医学基础，激励我立志对运动系统痛症的治疗努力工作，积极做好对疼痛医学知识传播者，认真办好《颈肩腰腿痛防治通讯》，10年后改为《颈腰痛杂志》，现已是核心期刊。

3. 好的治疗方法要维护坚持

我认为是好的，有特色的治痛方法就努力吸取其精华，坚持临床实践，不断总结经验及教训。我坚信对一门科学的认识，不可能一开始就很深刻，如果因为其存在不足之处或尚未真正理解就全盘否定，会将其中好的东西也丢掉了，如果全盘照搬也影响思路的扩展深入。此如对宣蛰人教授的"软组织外科学"医学界有争议，我从不参与打"口水战"，也不是全部认同，而是以尊敬的态度与其商榷。我认为对某些顽固性的疼痛综合症如果是因软组织损害引起的，采用软组织松解手术治疗，是目前非用之别无二法的。从1975年以来，我院施行各种软组织松解手术，大大小小约2000多例，95%效果是好的。因为术中肉眼可见的神经、血管、肌腱受到卡压的病人，将其松解效果是确实的，有目共睹，有关的论文及专著也不少，但是分布在软组织内的外周神经细支、远端、末梢，肉眼是见不到的，因软组织损害（各种原因的，如机械的、化学性的、放射性的、生物性的损害）受到牵拉刺激，缺血缺氧，产生复杂的症候群，多种保守治疗又不能使其损害变性挛缩的软组织松解，只有将受累软组织从其附着处切痕、松解，才能使其中受累的神经、血管放松，恢复其功能，实践证明，对有松解手术适应证的病人来讲，这种治疗方法目前是划时代的突破性的方法。

4. 喜看我国疼痛医学飞速发展

我常常与一些同道谈起韩济生院士是"大肚如来佛"，能团结一切可以团结的力量，是一位了不起的疼痛医学领航者、组织者。既是将才，又是帅才。1989年创办了中华疼痛学会，1992年成立了中华医学会疼痛学分会，2007年在他的努力下国家卫生部发文要求全国二级以上医院建立疼痛科，用多种形式培养了一批批的疼痛学的专家及医务工作者。做了一项伟大的民心工程，开创了世界疼痛医学史的先河。如今我国已有了一支庞大的、有组织有领导的、将帅兵马齐全的、持各种兵器的治痛大军对各种大大小小的疼痛恶魔绞杀，形势喜人。当然，疼痛医学是一个特大的难题，探索揭开"痛之谜"涉及临床医学、基础研究、现代科技多学科的结合，需要中医、西医、方方面面的专家学者作毕身的努力。

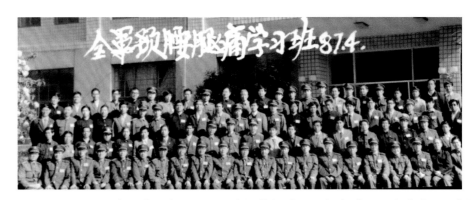

图 4-10-1　1987 年 4 月，本人［南京军区颈腰痛协作组成员，负责《颈腰痛防治通讯》（颈腰痛杂志的前身）的组稿、编排和发行］在安徽省当涂解放军第 86 医院中西医主办的全军颈腰痛学习班主讲"关于软组织疼痛与骨关节疼痛的关系"，重点介绍宣蛰人教授的"软组织外科学"的突出贡献

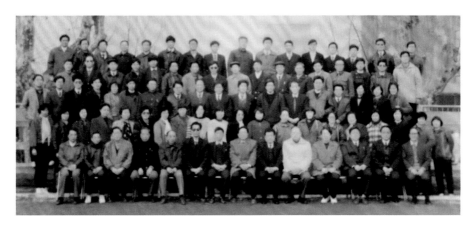

图 4-10-2　为促进江苏省疼痛医学的发展，本人建议江苏省中西医结合学会组建疼痛专业委员会。于 1993 年 3 月 11 日在南京成立"江苏省中西医结合学会疼痛专业委员会"。本人为此专业委员会副主任委员

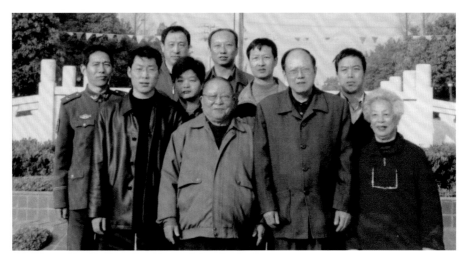

图 4-10-3　1996 年 10 月在南京召开第七届中国软组织疼痛学会会议，由本人及所在单位承办，特邀对疼痛医学事业非常关心支持的时任南京军区卫生部长耿希晨部长作了重要讲话，与会代表很受鼓励

俞永林

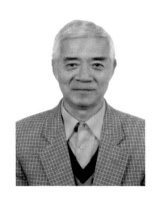

俞永林，1948 年 9 月生，上海市金山区人，毕业于上海医科大学医学系（1970.7—1973.8）。复旦大学附属华山医院外科住院医生（1973.8—1977.8）。骨科住院医生（1977.8—1986.4）。上海医科大学就读在职研究生（1985.9—1988.9.）。骨科主治医生（1986.4—1991.12）。骨科副教授（1991.12–1999.7）。骨科教授（1999.7—）。骨科硕士研究生导师（2001.12—2002.12）。博士研究生导师（2003.1—）。退休返聘看门诊（2013.9—）。曾任复旦大学附属华山医院骨科教研室副主任（1995.12—），国际疼痛学会会员，中华医学会疼痛学分会常委，中华医学会疼痛学分会软组织疼痛学组组长，上海市医学会理事，上海市医学会疼痛学专科委员会首届主任委员，中华医学会医疗事故鉴定专家（疼痛学）和上海市医疗事故鉴定专家（骨科学），国家级和上海市级继续教育项目评审专家，上海市医疗卫生人才引进评审专家，中国中医药研究促进会软组织疼痛分会副主任委员，国家自然科学基金评审专家，高等学校科学技术进步奖评审人，中国疼痛医学杂志常务编委，多本医学杂志审稿专家。发表论文 75 篇。编写著作 20 部。作为课题负责人，承担了国家自然科学基金等科研项目 5 项。培养研究生 24 名。先后 3 次评为各级优秀教师。2012 年 5 月获中华医学会疼痛学分会"韩济生院士奖——临床疼痛医学终身成就奖"。

感悟

2001 年，经上海华东理工大学赵惠民教授推荐，开始参加以王福根教授为理事长的中国中医药研究促进会软组织疼痛学分会的学术会议，并先后担任常务理事（2002.9—2007.8）、副理事长（2007.9—2012.8）、副主任委员（2012.9—），走上了从事"疼痛医学"的道路。

由于参加学术会议的资金来自医院，为了会议费用的报销问题，华山医院人事处领导问我："你作为骨科医生，参加骨科的学术会议理所当然，但也可以参加疼痛医学的学术会议。然而，只能两选一，不能两个学科的会议都参加。我回答："那今后只参加疼痛科的学术会议"。这样就出现了一个问题，我与全国骨科界同道的关系越来越疏远。作为博士生导师，获得培养研究生的科研经费非常重要。我获得过国家自然科学基金，那时申请后续性课题相对容易些。我们医院对国家自然科学基金的申请工作高度重视，每年将每份"标书"请相关专家预审，并反复修改。根据预审专家的评价，挑选出极少量评价高的"标书"，请退休的国家自然科学基金委员会专家（他很有经验）集中逐份地听取汇报，并提出修改意见。

有一年，我的"标书"被选中重点辅导、修改。该专家对我的"标书"高度评价："如果不出意外，你一定能获得资助"。然而希望落空了。后来追问原因，是我的"人脉关系不够"。因此，我曾经产生了想法，重新参加骨科的全国性学术会议，不再参加疼痛科的学术会议。

自从卫生部于2007年7月16日发布227号文件，在全国《医疗机构诊疗科目名录》中增加诊疗科目"疼痛科"后，疼痛医学发展迅速，绝大多数省、市、自治区相继成立了疼痛学专科分会。但上海的疼痛学专科分会由于各种原因，迟迟不能成立；当时全国只有4-5个省、市、自治区尚未成立，其中包括上海，显然上海落后了，与上海这个国际大都市的身份不相称。那时，我已经担任了中华医学会疼痛学分会第四届委员会委员（2007.8—2010.8）。

在成立上海市医学会疼痛学专科分会的筹备工作中，上海同济大学附属同济医院疼痛科主任叶刚等人推荐我担任主任委员。本人原来没有抱积极的态度。其一：是前面讲到的申请科研基金的因素；其二：作为一名骨科医生，认为自己年龄大了（已经接近60岁）；其三：我不是科主任，担任了上海市疼痛学专科分会主任委员，今后开展工作的资金筹措困难。由于疼痛医学是"多学科协同作战"，谁来担任此职务的选择余地很大。后来叶刚主任、上海市曲阳医院疼痛科主任娄强和一些从事疼痛工作的积极分子与我交谈。中华医学会疼痛学分会主任委员王福根教授也做我的思想工作。王教授对我说，你作为一名骨科教授，又是中华医学会疼痛学分会委员，应该为上海疼痛医学事业的发展做些贡献。对我触动最大的是韩院士的言传身教。当年，我陪同他参观上海世界博览会前，为了向上海市政府有关部门申请走绿色通道（当时参观一个热门的馆就得排几个小时的队；而院士相当于副部级，可以申请走直通道）。我直接问韩院士的年龄，得知他比我大20岁。他形象地把疼痛医学队伍比喻为"骆驼队"，把自己比喻为"老骆驼"，带领骆驼队勇往直前。与他相比我年轻多了，还在打"退堂鼓"，想想实在惭愧。上述种种因素，使我的思想有了转变。

2008年5月，复旦大学神经生物学研究所赵志奇教授、华山医院神经外科江澄川教授和我作为发起人，在中华医学会疼痛学分会主任委员王福根教授的督促、推动下，决定发起成立上海市医学会疼痛学专科分会。在此过程中，叶刚主任做了很多工作，与一批积极参与疼痛学分会筹建工作的积极分子协商，并推举我为首届上海市医学会疼痛学专科分会主任委员。

2008年8月13日分别向中华医学会疼痛学分会和上海市医学会正式提交了"上海市医学会新建专科委员会申请表"。上海市医学会于2009年7月14日下达了27号文件："关于组建上海市医学会疼痛学专科分会的决定"。2010年4月21日在上海市医学会举行了选举会议。2010 年 10 月 24 日召开"上海市医学会疼痛学专科分会成立大会暨学科发展研讨会"，中华医学会疼痛学分会韩济生院士、主任委员王福根教授、候任主任委员樊碧发教授和康妹娟秘书长出席了会议。

此后，我曾任中华医学会疼痛学分会第五届委员会常务委员（2010.8—2013.8）；上海市医学会疼痛学专科分会第一届委员会主任委员（2013.6—2016.6）、第二届委员会前任主任委员（2013.7—2016.8）和第三届委员会名誉主任委员（2016.9— ）。

现在我退休已经三年多，但仍舍不得完全离开疼痛界的前辈、现领导和同道，有机会就争取参加疼痛界的学术会议，与大家见见面。在我的眼里看来，这几年上海市的疼痛医学发展得较快，譬如：逐步在一些大医院成立了独立的疼痛科，疼痛科的病床数不断增加，涉及疼痛科诊疗项目的收费问题逐步得到解决……。在全国，韩济生疼痛医学研究院、中华医学会疼痛学分会、中国医师学会疼痛科医师分会和中西医结合学会疼痛学专业委员会拧成一股绳集中发力，使疼痛医学发展的形势十分喜人，代表着学科学术水平的标志性杂志《中国疼痛医学杂志》的影响因子逐步提高……，我由衷地高兴。

我坚信，疼痛医学的明天一定会更加美好。

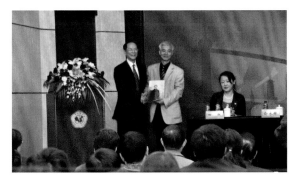

图 4-11-1　韩老师赠《韩济生院士》一书给俞永林

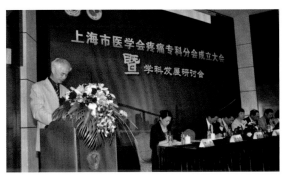

图 4-11-3　俞永林在上海市疼痛学专科分会成立大会上致开幕词

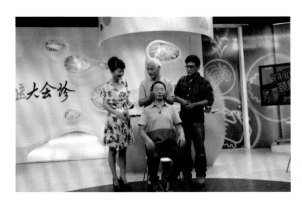

图 4-11-2　在"名医大会诊"电视节目中示范颈椎牵引的方法

谭冠先

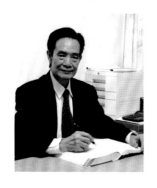

谭冠先，1939 年 11 月生，广西桂平人，广西医科大学第一附属医院麻醉学教授、主任医师，硕士生导师。1962 年毕业于广西医学院，曾任广西医科大学第一附属医院麻醉科主任、麻醉学教研室主任，广西医科大学第一附属医院副院长，广西麻醉学会主任委员，广西疼痛学会主任委员，中华医学会疼痛学会第二、三届常委，中华医学会麻醉学分会第二、三、四届委员。中国高等教育学会医学教育委员会麻醉学教育分会副理事长，现为《中国疼痛医学杂志》顾问。

从事麻醉学的临床、教学和科研工作 50 多年，从事疼痛诊疗 30 多年，创建了麻醉后恢复室、疼痛门诊和病房、ICU、麻醉学专业本科和硕士研究生教育，为我国培养了一批麻醉专业和疼痛专业人才。发表学术论文 100 余篇，获广西壮族自治区科技进步奖二等奖 1 项、三等奖 3 项、广西医药卫生适宜推广奖二、三等奖各 1 项。主编卫生部全国高等学校规划教材《疼痛诊疗学》第 1、2、3 版和卫生部麻醉科住院医师培训规划教材《疼痛诊疗学》。主编《癌痛诊疗手册》《经皮中心静脉置管术——基础与临床》《椎管内麻醉学》《椎管内麻醉并发症》。参编《现代麻醉学》《现代疼痛学》《麻醉科手册》等多部专著。

1988 年评为广西壮族自治区优秀专家、先进医务工作者，荣获广西壮族自治区 5·1 劳动奖章。2009 年荣获中国疼痛医学特别贡献奖和中国麻醉学贡献奖。

感悟

"疼痛"在每一个人的一生中几乎都会出现一次或多次，有些疼痛疾病的病人甚至长期与疼痛伴生。疼痛或疼痛疾病在所以的疾病中发生率是最高的，慢性疼痛与病人的身心痛苦往往不亚于癌症。中华医学会疼痛学分会创始人和首任主任委员韩济生院士提书："为民除痛，乃神圣事业"，道出了广大从事疼痛诊疗工作的医务界人士的心声，成为了我国疼痛事业的座右铭。让所有人在无疼痛中快乐得生活，是我们的愿望。

现代疼痛诊疗起于二次世界大战时，由于战伤治愈后遗留的难以忍受的慢性疼痛，至今已有 80 多年。在国际上，发达国家和一些比较先进的发展中国家，自 20 世纪 80 年代以来，在疼痛临床、科学研究和学术交流迅速发展，但疼痛诊疗在这些国家至今仍未取得作为一个独立一级临床专科的地位。因此，我国疼痛诊疗被国家正式确定为一级临床专科，不得不说是一个创举。

　　疼痛医学是一门多学科交叉的新学科，数十年来，在全国疼痛医学界同道的辛勤耕耘和艰苦努力下，尤其在中华医学会疼痛学分会成立以后和疼痛医学独立成科十年来，在中华医学会疼痛学分会领导和韩济生院士带领下，在专业理论、疼痛临床诊疗规范、疼痛医学刊物、教育与培训、法规建设和国内国际学术交流等方面都做了许多卓有成效的工作。

　　2015年美国奥巴马总统在国会咨文中提出"精准医疗"计划后，"精准医疗"的概念和理念震动了医学界。"精准医学"可能会成为今后很长一段时期医学发展方向和模式。按照"精准医学"的概念，疼痛学科中的许多慢性疼痛疾病如：癌症疼痛、糖尿病性神经炎、带状疱疹后神经痛和三叉神经痛等，都是"精准医学"中要解决的重点疾病。还有许多临床常见的慢性疼痛疾病如：椎间盘突出症、风湿性关节炎、膝关节骨性关节炎和痛风等，都等待着我们应用"精准医学"的概念去创造更新更有效的预防和治疗方法。

　　今天我国疼痛医学正走在发展的路途上，学科的建设仍任重而道远，百尺竿头还需更进一步，克服困难，迈步前行！

　　到今年9月，我从医正好55年，直接从事疼痛医学、临床、科研和教学也有30年了。"春蚕到死丝方尽"，愿在有生之年，活到老，学到老，做到老，为疼痛医学的发展做一点工作。

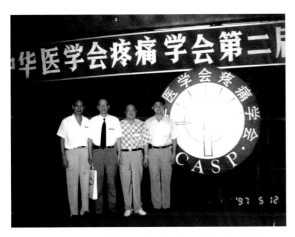

图4-12-1　第二届全国疼痛会议（南宁）

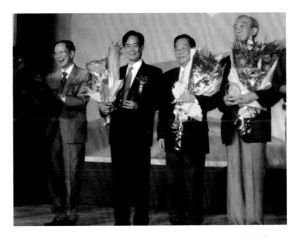

图4-12-2　荣获临床疼痛医学终身成就奖

严相默

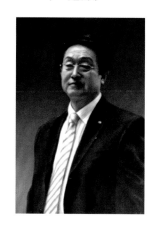

严相默，朝鲜族，1937年出生，吉林珲春人，教授、主任医师。中共党员。毕业于延边医学院医疗系。曾任外科医师，主治医师，麻醉科副主任、主任，麻醉学教研室主任。曾任延边大学医学院教授、医学院麻醉学教研室主任、硕士研究生导师、附属医院主任医师、麻醉科、ICU、疼痛科主任。毕业后留校任卫生学教研室助教，1978年晋升为讲师，1980年晋升为副主任医师，1983年晋升为副教授，1985年晋升为教授、主任医师。社会兼职：中华医学会疼痛学分会麻醉学与治痛学组组长、中华医学会麻醉学会疼痛学组委员、吉林省麻醉学会副主任委员、延边麻醉学会主任委员、国际疼痛学会（IASP）会员。《中国麻醉与镇痛》杂志副主编、《延边大学医学院学报》编委和学术委员会委员、《中国疼痛医学杂志》顾问、《国外医学麻醉与复苏分册》《中华麻醉学杂志》《临床麻醉学杂志》编委。

感悟

忆往昔20多年历程，中华医学会疼痛学分会走过了从无到有、由小到大、不断壮大并与国际接轨、阔步迈进的发展道路。我记得，1992年在北戴河召开的疼疼基础和临床学习班讲学结束总结的晚宴时讨论到CASP话题，大家各抒己见、充分讨论。会后我明确地对康妹娟秘书长表示：只要对疼痛事业的发展有利，我就立即付诸行动，志愿加入中华医学会疼痛学分会，如此就成了该分会的会员。从此之后，我全面参加中华医学会疼痛学分会的各项学术活动，努力去做中华医学会疼痛学分会的各项事业。

这些年来，在韩济生院士的领导下中华医学会疼痛学分会不断壮大发展，当时中华医学会疼痛学分会下设6个学组，我担任了麻醉与镇痛学组组长和中华医学会疼痛学分会常委职务。1994年8月，我在延吉组织召开了第一届中华医学会疼痛学分会麻醉与止痛学组全国学术交流大会，我演讲的题目为《临床疼痛的兴起与发展》，韩济生主任委员为大会撰写了贺词，参会代表达500多人，大会收到论文460多篇，出版了大会论文集，进行大会论文交流和分组交流，并接受新会员的申请，大会取得了圆满成功。1996年9月，我在延吉组织召开了第二届CASP麻醉与止痛学组全国学术交流大会，并担任会长，参加代表达600多人，我做了《神经病原性疼痛的发病机制和治疗进展》的演讲，并作了《脑下垂体的临床应用》的学术报告。大会还邀请了日本旭川医科大学小川秀道教授、滨松医大池田和之教授及韩国釜山大学金仁世教授作了邀请演讲，大会收到 500 多篇论文并出版了论文集。本次大会也收到了韩济生主任委员的贺词，康妹娟秘书长亲临大会指导，并给延边大学医学院附属医院颁发了"中华医学会疼痛学会第七临床中心"的牌子，并举办了挂牌仪式。第三届 CASP 麻醉与止痛学组的全国学术交流大会是在天津召开，由我和李仲廉并列担任会长，我演讲的题目是《21 世纪疼痛临床的展望》，李仲廉会长演讲的题目是《激素类药物在临床的应用进展》。大会还邀请了日本顺天堂大学管崎东洋教授、韩国首尔大学李相哲教授作了邀请演讲，台湾疼痛专家们也参加了本次大会，大会收到 400 多篇论文，并出版了大会论文集，在大会和分组会议上进行了交流。CASP 韩济生主委撰写了贺词，康妹娟秘书长亲临大会并接待了台湾的专家们，增进了两岸疼痛专家间的友谊。

作为会员，我为中华医学会疼痛学分会高级研讨班每次撰写了讲座论文在大会上演讲，为《中国疼痛学杂志》撰写了《脑下垂体阻滞的临床应用》等多篇论文。

1996 年作为主编出版了《临床疼痛学》，1998 年出版修订本，共编写 16 部著作，发表论文截止目前 260 篇。主编编辑疼痛临床教学录像 2 部。

在回忆征途时，我们也应正视迄今为止取得的丰硕成果。在韩济生院士的领导下，在他和同事们的努力下，疼痛科的成立已实现。

展望未来，我愿为疼痛事业奋斗的同仁们携手并进——再创辉煌！在喜迎中国疼痛科建科十周年之际，让我们忆征途、展硕果、再创辉煌！

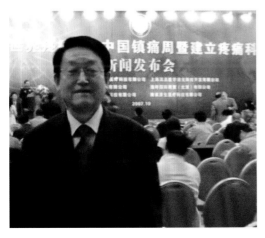

图 4-13-1　2007 年参加疼痛科建科新闻发布会

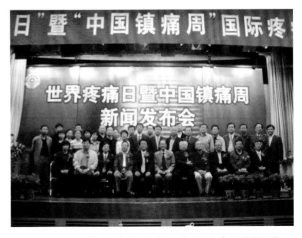

图 4-13-2　参加世界疼痛日中国镇痛周新闻发布会

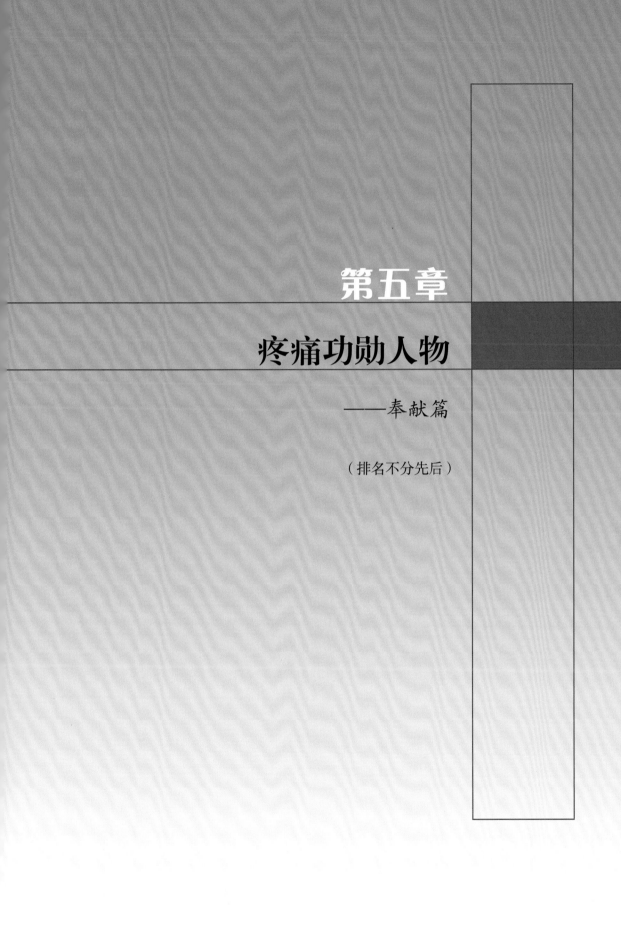

第五章

疼痛功勋人物

——奉献篇

（排名不分先后）

樊碧发

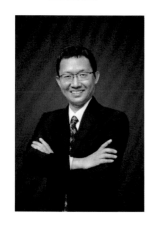

樊碧发，1962 年 8 月生，山西朔州人，主任医师、教授、博士生导师。国家卫生计生委中日友好医院疼痛科主任，全国疼痛诊疗研究中心主任，中央保健专家，疼痛科国家重点专科建设项目负责人，神经调控技术国家工程实验室副主任，卫生部癌痛规范化治疗示范病房负责人，北京市国际科技合作基地负责人，北京市卫生局疼痛治疗质量控制与持续改进中心主任，美国纽约州立大学客座教授。现主要学术兼任：中国医师协会疼痛科医师分会会长，中国中西医结合学会疼痛学专业委员会主任委员，中华医学会疼痛学分会前主任委员，中国老年保健医学会老年疼痛疾病研究会会长，全国卫生产业企业管理协会社会办医分会会长，中华医学会全国医疗事故鉴定专家库专家，《中国疼痛医学杂志》常务副主编，《实用疼痛学杂志》总编辑，北京市首批健康科普专家，卫生部特殊管理药品管理和临床合理应用培训项目专家，卫生部人才中心全国卫生人才评价领域资深专家，药品安全合作联盟医疗机构信息专业委员会副主任委员等职。从事临床疼痛诊疗及研究工作 30 年，在国内率先开展了"脊髓电刺激（SCS）""中枢靶控镇痛"等国际领先的疼痛治疗新技术，填补了我国神经调控治疗慢性疼痛的空白。曾赴日本金泽医科大学、旭川医科大学、美国华盛顿大学专修临床疼痛学。对交感神经相关性疼痛、神经病理性疼痛、癌性疼痛以及各型慢性疼痛性疾病的诊断及治疗积累了丰富的临床经验。2016 年 10 月，为配合国家医改、落实分级诊疗、提高基层医院医疗质量与水平，在国家卫生计生委的鼓励与支持下，组建了"国家重点学科·中日医院疼痛专科医联体"。发表学术论文 100 余篇，主（参）编疼痛学专著 9 部。

感悟

我在 20 世纪 80 年代读研求学时的专业是麻醉学，在求学过程及临床实践中，觉得做麻醉科大夫的同时兼做疼痛治疗是不错的选择，故从毕业分配到中日友好医院麻醉科起，就开展了疼痛门诊的工作，向往着有朝一日能成为一名"疼痛大医生"。随着疼痛诊疗业务逐渐深入，深切体会到需要全身心投入方能做好一件事，故从 20 世纪 90 年代初就脱离临床麻醉，踏上了临床疼痛的漫漫征程。"不忘初心，方得始终"成为我这三十年最好的注解。

最初的临床疼痛实践是孤苦的：社会不知道，同行不认可；设备技术都很缺乏；日门诊仅为几人次，也曾经彷徨过。当时自己的疼痛医学知识储备很少，甚至连疼痛的基本概念都不清楚。经常出现的尴尬情景是，病人头痛自己头痛，病人腰痛自己还是头痛，真正体会到当好疼痛医师是一件不容易的事情，光靠热情是远远不够的。当时国内疼痛诊疗刚刚起步，可谓星星之火，可资借鉴的少之又少；国外疼痛治疗发展的最好的就是日本和美国，为此我曾先后赴日本金泽医科大学、旭川医科大学、美国华盛顿大学专修临床疼痛学，系统学习疼痛诊疗思维，正规培训疼痛治疗技术，为临床疼痛工作奠定了扎实的基础。

回望过去，我非常庆幸赶上了国内疼痛学科建设这一黄金时期，坚定从事疼痛学科的信心，追随韩济生院士及老一辈疼痛学家，积极投身于国内疼痛学科建设，同时也奠定了中日友好医院疼痛科在国内的初步学术地位。团结国内疼痛科同道紧密追踪国际疼痛医学发展动态，为规范疼痛科诊疗活动，拓展疼痛科技术做了大量基础性工作。着力于国内疼痛科职称资格考试体系的建设及全国疼痛诊疗技术服务价格立项的建立，积极推动疼痛科住院医师规范化培训和专科医师培训工作。从2016年10月开始，在国家卫生计生委的鼓励与支持下，以中日医院疼痛科为牵头单位，构建了国家疼痛专科医联体，受到卫生管理部门的好评和基层医院的积极响应。展望未来，疼痛学科必将在深化医改的大潮中得到快速发展与升华，建立更加完善的疼痛诊疗和技术体系，形成学科定位清晰，内涵强大，外延丰富的疼痛科是我们的共同梦想，并为之共同为之奋斗！

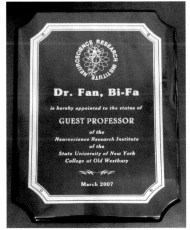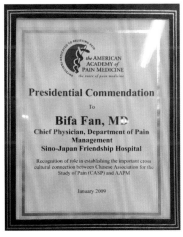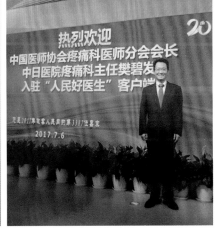

图 5-1-1　荣誉

于生元

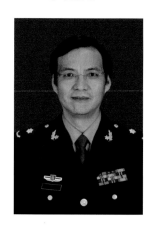

于生元，1963年3月生，主任医师、教授、博士生导师，现任中国人民解放军总医院内科临床部神经内科科室主任。1984年毕业于南京医科大学，获医学学士学位，1993年毕业于解放军军医进修学院，获神经病学博士学位。1993年赴日本留学。2000年立三等功一次，2012年获得军队"医疗成果二等奖"，2012年获院"十佳教师"，2014年评为"全军干部保健工作先进个人"，2015年被卫计委脑卒中防治工程委员会授予"突出贡献专家奖"，2015年被评为被中国医药卫生事业发展基金会评为"德技双馨人民好医生"，2016年获"北京市科技成果二等奖"1项、院"优秀博士生导师"等。现承担世界卫生组织课题1项、国家自然科学基金5项、国家科技支撑课题2项、青年基金资助项目2项、军队重大专项课题1项、北京市课题2项等课题14项；获北京市科技成果二等奖及军队科技成果二等奖各1项；获国家实用新型专利4项，国家计算机软件著作权10项，以第一作者或通讯作者发表中外论文300篇，其中含SCI论文150篇（影响因子累计206.3分，单篇最高8.303分），主编专著5部，参与编写专著10余部；培养博士后9名，博士研究生35名，硕士46名。曾兼任中华医学会疼痛医学分会主任委员、中国医师协会神经内科医师分会副会长、中央军委保健专家委员会专家、国际头痛学会理事、亚洲头痛学会候任主席、中国头痛学会主席、北京脑血管病防治协会副会长，中国出生缺陷干预救助基金会专家工作委员会委员、中华医学会神经病学分会第五届委员会神经生化学组委员，中国卒中学会移动医疗分会第一届委员会副主任委员，中国医师协会神经内科医师分会第三届委员会副会长，北京医师协会神经内科专科医师分会常务理事，中国中医药研究促进会医用红外热像科学研究院专家顾问，中华医学会疼痛学分会第六届委员会主任委员，中央军委保健委员会第二届会诊专家，中国医疗保健国际交流促进会神经病学分会副主任委员，中国医师协会神经内科医师分会疼痛与感觉障碍专业委员会第一届委员会主任委员，《Cephalalgia》中文版主编、《中国疼痛医学杂志》副主编、十余种SCI杂志副编辑或特约撰稿人。

感悟

20世纪80年代，国内外头痛疾病的基础和临床研究均较落后，并且涉足的人不多。可以说，头痛诊疗在当时接近"一片空白"。于生元认为，越搞不清的越具有研究价值。正是带着这股钻劲，他的研究迎着巨大的挑战启程——90%以上的头痛尚未找到病因。从1988年入学，到1993年博士毕业，再到留在解放军总医院神经内科行医至今，于生元这一坚持就是33年。

伴随各种研究的开展，于生元逐步推动国内建立头痛研究模型、筛选刺激手段等，填补此前的多项研究空白，本人也在国内甚至国际崭露头角。目前国外期刊已发表于生元为第一作者或通讯作者的SCI文章90多篇。特别是最近几年，于生元团队的发文数量剧增，仅2017年1-3月初就发表SCI达11篇。由此，于生元也成为《Journal of Headache and Pain》等多家期刊的编委。在兼任中华医学会疼痛学分会主任委员、国际头痛协会中国分会主席、WHO"减轻头痛负担全球战略"项目中国负责人等多项社会要职期间，还与团队成员一起干了许多"头痛大事"。

于生元团队做的一项流行病学调查发现，每月头痛15天、持续3个月以上的人，年患病率约1%，女性多于男性，其中60%的病因是过度服用止痛药物，甚至还有人因此引起并发症。于生元团队在调查中发现，我国头痛的规范诊断率很低，偏头痛为13.2%，紧张型头痛仅为5.6%。诊断不规范，谈何治疗规范？这也是造成药物过量性头痛的原因之一。正因为如此，于生元联合国际头痛学会举办多期"国际头痛高级培训班"，面向专科医生提供头痛规范化诊疗培训。仅在2016年，接受培训的医生就高达800~1000人。值得一提的是，培训开始前、结束时和3个月后均有考试，以此控制教学质量。

于生元联合多位专家和技术人员，共同设计一套准确、简便、易用的头痛诊疗软件系统——头痛的计算机辅助诊断系统，目的就是促使90%的头痛病人下沉到基层接受诊治，缓解大医院的压力。据了解，目前至少有40余家医院在使用此系统。不管是做临床，还是做科研，首先一定要有兴趣，这样才能保证愉快地工作；其次，切忌急功近利和三心二意，欲速往往则不达。

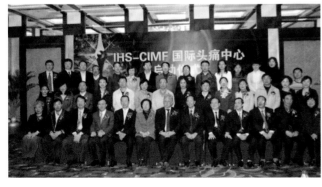

图5-2-1　2012年由于生元牵头成立国际头痛协会授牌的首家国际头痛中心

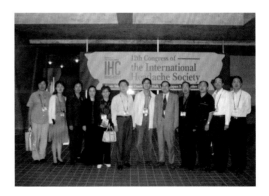

图5-2-2　担任国际头痛学会理事

刘延青

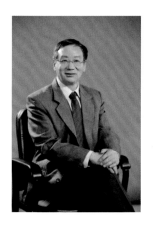

刘延青，1957年10月生，主任医师、教授。现任北京天坛医院疼痛科主任、中华医学会疼痛学分会主任委员、北京医学会疼痛学分会主任委员、《中国疼痛医学杂志》副主编。中华医学会医疗事故鉴定专家、卫生部全国继续医学教育委员会委员。从事慢性疼痛诊疗工作近30年，对治疗头面痛、颈腰痛、骨关节痛、神经病理性疼痛等慢性疼痛病具有丰富的临床经验。擅长微创介入治疗头面痛、颈腰痛、骨关节痛、神经病理性疼痛等。国内较早开展胶原酶盘外溶解术治疗颈、腰椎间盘突出症，臭氧髓核溶解术治疗椎间盘源性颈腰痛。主编《实用疼痛学》，《疼痛病学诊疗手册》系列丛书，参编专著11本，发表论文70余篇，获省级科技奖2项，局级科技奖7项。2002年荣获首都五一劳动奖章。曾主持国家973计划项目子课题和首都医学科学发展基金等重大科研项目。

感悟

我从1988年立志疼痛学事业，历经近30年的历程，经历了中国疼痛科建立和发展的全过程，回顾历史，百感交加，现做简短回顾，与同道共勉。

一、中华疼痛学会建立初期

我于1988年立志疼痛学事业，当时国内还没有疼痛学科的学术团体。最初知道全国有疼痛门诊，是在健康报报道中发现武汉职工医学院附属医院在我国创立了疼痛门诊，牵头人是丁昌汉教授。之后，我们就摸索着开始疼痛门诊的工作，后来听说延边医学院附属医院严相默教授在开展疼痛门诊工作，并且在办疼痛治疗学习班，我派我的一个学生去学习。由此和我国的疼痛学术团体取得了联系，并获悉我国疼痛学科奠基人韩济生院士于1989年在北京创立了中华疼痛学会，并在1992年成为中华医学会疼痛学分会。

二、加入中华疼痛学会

1992年底，我调入广州医学院附属妇婴医院麻醉科工作，同时开设了疼痛门诊。1993年，广东省麻醉学会开年会，由主任委员陈秉学教授介绍东西方疼痛学会召开的情况，并介绍麻醉学会委员志愿加入中华疼痛学会。当时陈秉学教授已是中华疼痛学会的奠基会员，我当年申请参加了中华疼痛学会，成为第二批会员。从此进入了开拓中国临床疼痛事业的行列中。1998年，韩济生院士和我商定在北京建立中法疼痛治疗中心临床部，经协商我调入北京铁路中心医院,这家医院提供场所建立北京医科大学中法疼痛治疗中心临床部。1998年3月1日,中国第一个独立的疼痛科在北京铁路中心医院成立,我被任命为疼痛科主任。疼痛科设立专科病房,行政独立管理,设置床位50张。1998年3月27日,北京医科大学中法疼痛治疗中心临床部在北京铁路中心医院挂牌成立,北京晚报做了专题报道,中国第一家疼痛科诞生了。

三、大力发展北京大学中法疼痛治疗中心临床部

为了进一步推进全国临床疼痛治疗中心的开展,1999年后,先后在深圳市南山医院、武汉市中山医院、第三军医大学新桥医院、山海关铁路医院先后建立北京医科大学中法疼痛治疗中心临床基地和临床部。

四、建立北京医学会疼痛学分会

进入21世纪,在中华医学会疼痛学会的有力推动下,我国疼痛医学事业蓬勃发展,催人奋进。在北京的一些疼痛医学工作者,如王福根、樊碧发、于生元、刘延青、李勇杰、王文等教授都活动在中国疼痛医学发展的第一线。但他们逐渐注意到,作为首都北京还未建立疼痛学分会,这与北京疼痛学科的发展极不相称。于是,进过酝酿由樊碧发和刘延青两位教授共同发起筹备北京医学会疼痛学分会。历经一年时间,于2001年8月4日经北京医学会批准正式成立北京医学会疼痛学分会,并选举产生了第一届北京医学会疼痛学专业委员会。

五、我国疼痛科的建立

2004年7月16日,韩济生院士正式向国家卫生部递交申请成立疼痛科的报告。正是2004年7月16日的报告,促成了2007年7月16日原国家卫生部发文在全国二级以上医院建立疼痛科,中华医学会疼痛学分会的努力终成正果。2007年7月16日这个光辉的日子,将永载中国疼痛界历史的史册。中国建立疼痛科,是中国疼痛学科发展的里程碑。

回顾历史,展望未来,我国疼痛科的建设和发展取得了很大的进步,创造了辉煌的历史。我们一定不忘初心,继续前进,为我国疼痛科的建设和发展继续努力,再创辉煌!

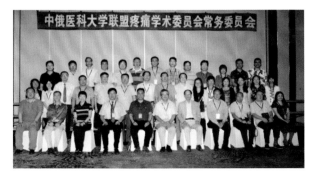

图 5-3-1 中俄大学联盟疼痛学会成立

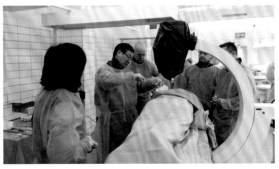

图 5-3-2 2013年在德国科隆医学院学习椎间孔镜技术

张达颖

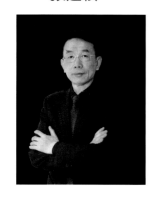

张达颖，1962年9月生，江西余干人，南昌大学第一附属医院教授、主任医师，博士研究生导师1987年毕业于江西医学院临床医学系，同年留校工作，先后从事临床麻醉、重症监护医学业务。并担任科室、教研室和各中心主任。2013年疼痛科获批国家临床重点专科建设项目。担任中华医学会疼痛学分会副主任委员（2007—），中国医师协会疼痛科医师分会副会长（2015—），江西省医学会疼痛学分会主任委员（2006—），江西省医学会第十五届理事会常务理事（2010—）。兼任《中国疼痛医学杂志》副主编，《临床麻醉学杂志》编委，《实用疼痛学杂志》编委，《江西医药杂志》编委。承担国家自然科学基金1项，省部级重点课题2项。主持完成多项省厅级课题，获江西省科学技术进步奖三等奖1项、江西省高校科研成果三等奖1项，发表论文70余篇，其中SCI8篇，主编参编专著9部。

感悟

1992年7月在麻醉科主任王宗朝教授的主持下开设疼痛门诊。1995年医院在中医科抽了5张床位给疼痛专科收治疼痛病人。这期间在科主任的指导下逐渐开展了一些深部的神经阻滞治疗如腹腔神经丛、三叉神经半月节阻滞等。1999年11月14日，医院报备医学院并经省卫生厅批准，成立疼痛科，由我担任科主任。2001年11月病床增加到30张，科室建立了一系列管理制度及诊疗常规，逐渐开展了颈椎间盘化学溶解术、颈腰椎间盘激光减压术，经医院申报，省卫生厅考查批准成立江西省疼痛治疗中心。2002年5月举办了首届江西省疼痛研讨会。陆续立项了省卫生厅、教育厅和科技厅课题，并招收疼痛专业方向硕士研究生。2004年12月成立中华疼痛学会临床中心，韩济生院士亲临我院为中心授牌。临床中心的成立对学科发展起到极大的推动作用。

经过多方奔走努力，2005年江西省卫生厅和人事厅正式批复设立疼痛医学专业中、高级技术岗位，当年我获聘为疼痛科主任医师，开创了中国疼痛学专业技术资格和职称的先河。2006年在国内高校率先成立疼痛诊疗学教研室，同时为麻醉系、临床医学系和影像系等本科生开设《疼痛诊疗学》理论和见实习教学，指导培养疼痛学专业硕士研究生。

2006年5月在北京召开科主任峰会，会议期间卫生部医政司主要领导参会调研，遵照中华疼痛学会领导安排，我在会上做了《疼痛科建设与管理》的主题发言。2006年8月当选为江西省医学会疼痛学分会主任委员。2007年5月当选为中华医学会疼痛学分会副主任委员。

2007年8月在与韩济生院士、樊碧发主委讨论后取得共识，尽快推动全国疼痛专业医生的评审晋升工作。按学会安排及要求由我牵头起草编写全国卫生技术人员专业资格（疼痛学）考试大纲和试题库。经过韩济生院士、樊碧发主委等学会领导积极努力，卫生部人才中心同意2008年在全国开始疼痛专科医师中级职称资格考试，打开了疼痛科医生成长晋升的大门。

2007年8月组织制订的《江西省疼痛科建设基本标准》由江西省卫生厅以文件下发，督促全省疼痛科建设，并成为国内疼痛科科室人员要求、设置和布局、相关技术和设备等建设项目的参考。2008年5月承办了全国科主任会议，着重讨论了学科建设管理与技术规范。2009—2010年全程参加疼痛专业医疗服务目录的起草修订工作，并于2010年10月与樊碧发主委一道参加全国卫生技术服务目录的答辩，最终疼痛科435项专科技术立项成功。

2012年12月在学会领导的安排下，我主持起草了《脊柱内镜技术治疗腰椎间盘突出症管理条例》，讨论修订后由学会下发，为脊柱内镜技术在疼痛科成熟规范起到了积极的推动作用。为进一步规范疼痛科专科建设、保障医疗质量与安全，2012年成立江西省疼痛专业质量控制中心，并担任主任，制定《江西省疼痛专业质量控制细则（试行）》获江西省卫计委批准实施。

2012—2014年参与全国重点临床专科的建设工作，推动全国三级医院疼痛科服务标准制订并落实。2015年当选中国医师协会疼痛科医师分会副会长，作为2016年全国疼痛医师年会的承办方积极筹备组织工作，保障了7月大会圆满召开。

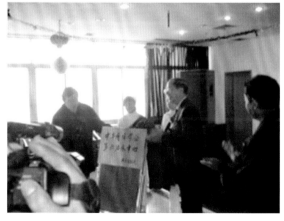

图5-4-1　韩济生院士与时任江西医学院院长胡永新教授为中心授牌

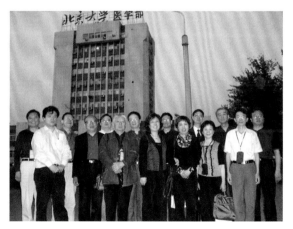

图5-4-2　2006年5月科主任峰会后合影（北京）

万有

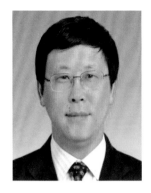

万有，1963 年 11 月生，河南省罗县山人，教授，博士生导师。1985 年毕业于河南医科大学（现郑州大学医学院）获得医学学士学位；1990 年在河南医科大学药理学获得硕士学位，师从翁世艾教授；1993 年毕业于同济医科大学（现华中科技大学同济医学院）病理生理学专业获得博士学位，师从王迪浔教授；1993 年至 1995 年于北京医科大学（现北京大学医学部）基础医学院生理学教研室博士后研究工作，师从韩济生院士；1998 年至 2000 年在美国伊利诺伊大学和新泽西州立罗格斯大学访问学者。现任北京大学神经科学研究所所长，教育部 / 卫计委神经科学重点实验室主任，科技部"973"项目首席科学家。中华医学会疼痛学分会副主任委员，中国针灸学会针麻分会副理事长，中国神经科学会常务理事。曾任国务院学位委员会生物学组成员、国际疼痛学会中国分会主席。"新世纪百千万人才工程"国家级人选，教育部"跨世纪优秀人才培养计划"获得者。享受国务院突出贡献特殊津贴。

主要研究疼痛与针刺镇痛的机制。先后负责国家级研究课题 24 项、参加 7 项，国内外发表研究论文 140 余篇（SCI 论文 78 篇）、综述 20 篇。获得国际疼痛学会疼痛研究杰出奖、中国针灸学会科学技术奖、北京市科学技术奖。

感悟

在我国疼痛科成立十周之际，先说说我与疼痛研究的渊源。我的大学本科是学习临床医学专业，在 1985 年本科毕业的时候，因为学习成绩优秀被选拔留校，我非常坚定地选择了生理学或者药理学专业而不是多数同学选择的临床各专业。1998 年，我申请了美国 NIH/NIDA 的 Forgarty Fellowship，研究的问题却是在韩先生实验室希望回答的问题：针刺镇痛的小鼠品系差异问题。其实，这个问题是韩先生实验室针刺镇痛效应的高反应者（high-responder or responder）与低反应者（low-responder or non-responder）的翻版。幸运的申请到了基金之后（全球资助四位），还顺利地得到了美国伊利诺伊州立大学心理系 Jeffrey S. Mogil 教授的支持，带着研究经费到他的实验室做了访问学者。这成为我进入疼痛研究领域的起点，乃至于今天我作为科技部"973"项目首席科学家的项目还是针药复合麻醉，不能不说是个幸运。

在进行针刺镇痛的机制研究的同时，我就开始了疼痛乃至慢性痛机制的研究。从学术的角度来说，内在的逻辑其实也很简单：我们要想理解针刺镇痛的机制，那么首先应该明白疼痛发生本身的机制。而在对针刺镇痛机制研究的过程中，我们更应该关注是针刺治疗慢性痛的镇痛机制，毕竟临床上更多的是针刺治疗慢性痛病人。于是乎，自然也就应该更多的关注慢性痛的发生机制。这些学术思想得到了韩先生的大力支持，于是在我 2000 年回国后，沿着这个学术思想一直走到现在。

说起学术贡献，目前只能说"在路上"。针刺对不同品系小鼠确实具有不同的镇痛效应，这种品系差异与针刺动员下行镇痛系统、应激性镇痛以及阿片系统的能力不同可能有关。针刺治疗慢性痛时频度、频率等都是非常重要的影响因素。慢性痛发生的机制中，我们率先发现，一种存在于心脏起搏电流的离子通道（简称 HCN）竟然也聚集于外周损伤的神经纤维上，是导致外周感觉神经元兴奋性增高的原因；我们最先发现辣椒素受体（TRPV1）在慢性炎性痛中也具有重要的作用，其机制包括原本不表达 TRPV1 的粗的感觉纤维在慢性炎症时开始表达 TRPV1，同时因为磷酸酶活性的降低而出现了 TRPV1 的磷酸化增加、继而功能增强。TRPV1 还是转移性骨癌痛的分子机制之一，因为过度生长的癌细胞分泌了大量的内源性甲醛，而这些高浓度的甲醛在酸性环境下激活了 TRPV1。这些离子通道和受体的变化，引起外周伤害性感受器兴奋性的增高，这是导致慢性痛的外周机制。

慢性痛的中枢机制研究工作中，我们发现，中枢多个脑区通过功能连接形成了所谓的"痛矩阵"，而针刺可以通过调控中枢神经网络形成的痛矩阵而镇痛。我们最新的工作发现，丰富的环境加上适量的运动（EE-VEx）能够加速缓解慢性痛，其机制是 EE-VEx 通过增加海马齿状回神经元新生而"抹"去了齿状回的"痛记忆"。

韩济生院士是中华医学会疼痛学分会、《中国疼痛医学杂志》的创始人，同时也是推动我国疼痛科建立的第一人。由于韩先生也是我们研究所的创始人，我们研究所也就成为疼痛学会和疼痛杂志的挂靠单位。这种特殊的关系，也使得我与学会、杂志有了特殊的关系，由此见证了疼痛科的创立以及由此发展的十年历程。祝疼痛科发展得越来越好！

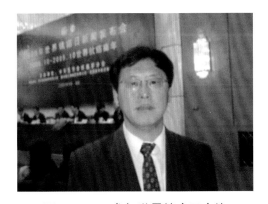

图 5-5-1　参加世界镇痛日会议

傅志俭

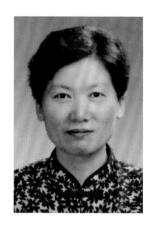

傅志俭，1956 年 8 月生，山东省济南市人，毕业于山东医学院（1978—1983）。1995 年山东医科大学麻醉学专业疼痛学方向硕士研究生毕业（1992—1995），1999 年同济医科大学麻醉学专业疼痛学方向博士研究生毕业（1996—1999）。1983 年大学本科毕业后工作于山东省立医院麻醉科，1993 年开始从事疼痛诊疗工作。2002 年升任主任医师，麻醉科主任兼疼痛科主任（2002— ），山东大学教授、博士生导师。兼任中华医学会疼痛学分会副主任委员（2013— ）、中国医师协会疼痛科分会副会长（2015— ）、中国女医师协会疼痛医师专业委员会副会长、中华中医药学会疼痛学分会常务委员（2010— ）、中国医师协会麻醉学医师分会常务委员、山东省医学会疼痛学分会主任委员（2008— ）、山东省医师协会疼痛学医师分会副主任委员等，以及《中国疼痛医学杂志》常务编委《实用疼痛学杂志》副主编《中华麻醉学杂志》《临床麻醉学杂志》等编委。承担和参与国家自然科学基金课题 4 项、省自然科学基金课题 5 项，获得省科技进步奖 6 次，主编（译）疼痛学专著 8 部，在国内外重要期刊发表论文 70 余篇，其中 SCI 论文 20 篇。指导硕士研究生 25 名，博士研究生 25 名。

感悟

1983 年，我毕业于山东医学院医学系，进入了我非常熟悉并富有特殊感情的山东省立医院。我自愿选择了麻醉专业，面对各种不理解的眼神和声音，我始终没有后悔过。我认为麻醉应该是具备全科知识且保障手术病人安全的重要枢纽科室，并且要有甘做"幕后英雄"的胸怀，我愿意接受这样的挑战。10 年的麻醉科工作，这为日后转向临床疼痛专业也打下了坚实的专业基础。此时国内刚刚起步的疼痛临床对我按部就班的麻醉工作带来了新的机遇和挑战，我愿意用我的知识和技术为手术病人解除疼痛，平安度过手术期，我更愿意用我的知识和技术为慢性疼痛病人解除疼痛，提高他们的生活质量。1992 年我师从宋文阁教授，成为山东医科大学麻醉学专业第一个疼痛方向的硕士研究生。1995 年硕士毕业，正值医院疼痛科独立建科，我有幸成为山东省立医院疼痛科的一员。1996~1999 年，我师从毕好生教授，继续在临床疼痛医学的殿堂里学习深造。学成回院，从此在疼痛诊疗这一具有极大发展空间的新兴学科开始了新的征程。

2002 年我从宋文阁教授手中接过山东省立医院疼痛科主任的重任。深知责任重大，不敢丝毫懈怠我们全科医护人员同全国疼痛界同仁一道努力拼搏，创新发展，不负众望，不辱使命，2013年获得了国家临床重点专科建设单位的殊荣。

疼痛科是年轻的临床科室，人才梯队建设是百年大计，疼痛学科的发展需要千千万万疼痛学人及至几代人的持续努力奋斗。20年来山东省立医院疼痛科共为全国各医疗单位培养进修医生近千人，短期培训数万人，其中很多医生已成为当地疼痛专业的领军人物和骨干力量。另外，各级学术团体的建立和发展除了繁荣学术交流外，也打造了培养专业人才、培训先进技术，使疼痛专业持续发展的平台。麻醉医生是疼痛科人才的主要来源之一，吸收有志于疼痛专业并有麻醉专业背景的优秀人才可加速专业队伍建设。2005年中国医师协会麻醉学医师分会建立，我连续三届担任副会长负责疼痛工作，具有双重责任：一是作为麻醉学二级学科的亚专业建设，二是作为疼痛学的基础专业培训。及至以后在中华医学会疼痛学分会担任常委、副主委和中国医师协会疼痛科医师分会副会长以及山东省医学会疼痛学分会主任委员等任职，我认为这不是耀眼的头衔，而是打造一支医德高尚、技术精湛的团队的重任。

回顾从医30多年的经历和成长过程，有许多"贵人"给予了我真诚的关心和无私的帮助，令我终生难忘的三位先生是宋文阁教授、毕好生教授和韩济生院士。宋文阁教授引领我走上疼痛专业之路，他开创新兴专业和不断进取的勇气和恒心，造福病人、桃李天下的学术建树，始终感染和激励着我。毕好生教授指导我在疼痛专业的发展上开阔了眼界，他对科学研究的热爱和追求，一丝不苟、精益求精的学者风范，是我永远学习的榜样。韩济生院士是我国疼痛医学的奠基人，是国内外建树瞩目的大师巨匠。我有幸在踏上疼痛专业之路之初，在韩院士主持的中法疼痛中心工作时，近距离感受韩院士的审时度势、睿智和高屋建瓴，为中国疼痛专业发展呕心沥血，他书写的"为民除痛乃神圣事业"的赠言，坚定了我的从业信念，并激励我不断前行。

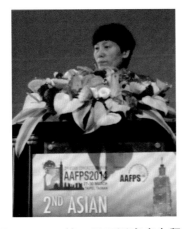

图5-6-1　第二届亚洲疼痛会留影

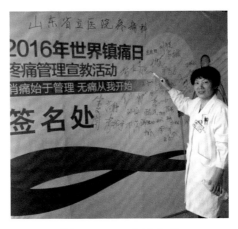

图5-6-2　义诊宣教

刘小立

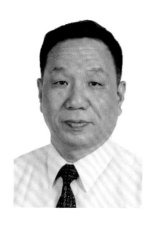

刘小立，1958年3月生，河北省保定清苑人，医学本科和硕士研究生毕业于河北医科大学（1978—1983年，1983—1986年），医学博士毕业于瑞典Uppsala大学（1998—2002年），现任教授，主任医师，硕士研究生导师，中华医学会疼痛学分会第六届委员会副主任委员。1986年参与创建了我国首批疼痛门诊，1991年参与创建国内较早的综合性ICU，并工作至1996年；1993年参与创办国内第一本疼痛学专业杂志《实用疼痛学杂志》，任副主编；2006年创建了疼痛科。2007年创建河北省医学会疼痛学分会，任两届主任委员。1995年开始招收硕士研究生，已培养10余名。发表论文60余篇，主编专著4部，参编6部，译著2部，《实用疼痛学杂志》，兼任《中国疼痛学杂志》常务编委，《医学参考报》疼痛学频道副主编，河北省抗癌协会癌症康复与姑息治疗专业委员会主委。（589字）

感悟

1983年大学毕业的当年以优异的成绩通过硕士研究生考试，由神经内科转入麻醉学科研究生，师从张立生教授，是当时国内为数不多的麻醉学硕士研究生。我最早关注疼痛是在1985年随导师张立生到日本参加学术会议的时候，学术会议结束后，随同导师参观了日本信州大学附属医院，福岛大学附属医院和冈山大学附属医院，每个医院的麻醉科均设有疼痛门诊，主要是以神经阻滞疗法为主，治疗各种疼痛和疼痛性疾病。导师张立生敏锐地认识到这是我国麻醉学科发展的方向之一，便充分利用此次机会，详细了解日本麻醉科门诊的工作流程，医师轮转，诊疗的疾病种类，治疗方法等。回国后，在1986年就创建了我院的"疼痛门诊"，这也是国内最早的疼痛门诊之一。我和另外一位麻醉科医师被安排在疼痛门诊工作，正式开启了疼痛诊疗工作。

1988年我再次赴日本信州大学附属医院研修，1993年在张立生教授的带领下，我参与创建了国内第一本《疼痛学杂志》，一直任编委和副主编至今。该杂志2005年获得新闻出版部门批准，以《实用疼痛学杂志》名称在国内外正式公开发行，对我国疼痛学的发展与提高发挥了重要的作用。经过20多的努力，在包括韩济生院士的各位专家和教授的大力支持下，在2015年8月得到了中华医学会的批准，成为中华医学会系列杂志。

1998年我与张立生教授一起组织编写了国内第一部疼痛学专业巨著-现代疼痛学，2006

年在疼痛门诊的基础上创建了疼痛科，包括门诊和病房，2007 年创建了河北省医学会疼痛学分会担任了两届主任委员，成为国内较早的疼痛学分会之一，为疼痛科医师搭建了学习和交流的平台。同时敦促和协助河北省 7 个市建立了市级疼痛学分会，为河北省疼痛学的发展奠定了基础。

2007 年当选为中华医学会疼痛学分会第五届委员会委员和副秘书长，2012 年为第六届委员会副主任委员，有机会能够在新的、更高的平台上为疼痛学发展努力工作。近年来，在以下几个方面进行了深入的探索。在理论上，提出了疼痛定义和疼痛性疾病的新见解，我提出的疼痛定义是：疼痛是感觉神经系统受到异常刺激或损伤导致的不愉快的躯体感觉和心理感受，可伴有各种生理和心理反应，同时受到社会、环境，认知，以及生理和心理状态因素的影响。我们应当维护生理性疼痛功能，缓解或减少病理生理性疼痛，积极治疗和消除病理性疼痛。同时对疼与痛进行了辨析，提出了疼痛性疾病的诊断流程与命名原则。阐述了疼痛科治疗方法的原则，强调了疼痛的可视化诊断和治疗。临床上，提出疼痛科的治疗方法以药物为基础，介入和阻滞为特色的综合治疗。在癌痛诊疗和肿瘤病人的姑息治疗方面积累了一定的经验，极力推广规范化的癌痛诊疗，在癌痛的规范化治疗方面提出了普及、推广和提高的三个方面，率先应用了微创皮下持续全身给药、病人自控镇痛方法，治疗难治性和顽固性癌痛，探索了 PCA 滴定方法。参与制定了《神经病理性疼痛诊疗》和《带状疱疹后神经痛诊疗》中国专家共识，2011 年 NCCN 成人癌痛治疗的中文版编译专家。作为副主编，充分利用《实用疼痛学杂志》的平台，征集稿件，引导疼痛诊疗的发展，通过述评，就当前热门话题或经典话题进行评述，提出疼痛学科的发展方向。

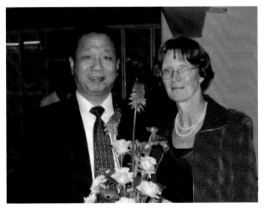

图 5-7-1　2002 年与博士答辩委员会主任合影

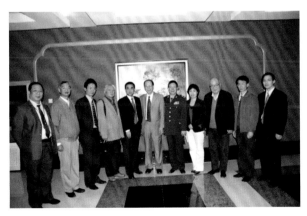

图 5-7-2　2007 年疼痛建科新闻发布会留影

王家双

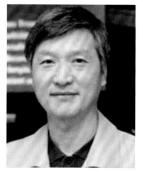

王家双，男，1954 年 11 月生，皖淮南市人，主任医师，国家二级教授。广东省委、广州市委保健专家；中华医学会疼痛学分会（第四、五届）副主任委员，政协广州市第九、十届委员。疼痛热线网（www. pain-sos. com）主持人。暨南大学广州市红十字会医院终身荣誉教授。

1972 年高中毕业后响应国家号召上山下乡。1978 年于安徽医学院医疗系毕业，1985 年南京医学院硕士研究生毕业。1978-82 年于安徽医学院附属医院工作，1985-94 年在南京鼓楼医院工作，入选"南京市十大优秀科技工作者、中青年拔尖人才"，享受政府津贴；1995—现在于暨南大学广州红十字会医院工作，1998 年晋升主任医师，2007 年 11 月和钟南山院士等 10 位专家一起被"广州日报"评为"广州十大名医"。 1987 年起获得南京市卫生局科技进步奖、中华医学会优秀中青年论文一等奖(1993)、省政府（1991，三等）、市政府（1990，二等；2003，三等）科技进步奖、中美 - 施贵宝医学基金奖（1997）等 8 项、次成果和奖励。主编、主译专著 4 部参与编著 6 部；以第一作者署名发表论文 54 篇。

感悟

35 年前作为南京医学院研究生刚入学，导师曹子恩教授就告诉我，一位医生工作一辈子能够对一个病的诊疗做出一些贡献是非常了不起的事情。这句话给我留下深刻印象。

1985 年研究生毕业后来到南京鼓楼医院，由于比较喜欢疼痛诊疗工作，1986 年底在从事临床麻醉的同时，利用休息时间和汪小海、黄伟两位医师开办了麻醉科疼痛门诊。在使我决定重点移向疼痛诊疗工作的转折点是当年本院一位胸部肿瘤疼痛的职工和一位疱疹后神经痛的病人，他们因为剧烈疼痛和南京炎热的夏季高温，晚上无法正常睡眠而求助，我们尝试使用硬膜外注射局麻药和小剂量吗啡，竟然有效控制了剧烈疼痛，事后病人充满感激的说：你们的治疗真神奇，有了你们的帮助，我才熬过这个夏天。当时做疼痛门诊和治疗虽然没有任何收入，成就感推动我们一直坚持。最终选择了主攻带状疱疹后神经痛这一全球难治性疼痛疾病的诊疗方向。1995 年初，作为广州市卫生局引进人才，我来到广州市红十字会医院工作，不仅重新开设了疼痛门诊，也建立了疼痛热线电话，"疼痛热线网 (www. pain-sos.com)"。

2000 年下半年在德国 Boblingen 医院研修期间，由于疼痛诊疗医疗技术得到当地病人和医院的认可，Boblingen 医院院长 Herr 先生给我颁发"临时行医执照"，陆续为许多德国病人和医护人员解除或缓解了疑难疼痛，先后受到巴腾符得堡州"司图加特新闻报"等 3 家报纸（Stuttgarter Zeitung，2000 年 10 月 11 日；Leonberger Kreiszeitung，2000 年 10 月 10 日；Kreiszeitung，2000 年 10 月 17 日）采访、报道。继 1987 和 1990 年获得三项省、市政府科技进步奖后，2001 年顺利完成带状疱疹疼痛系列研究课题，再次获得广州市政府科技进步奖。这是研究生毕业后我获得的第四项政府科技进步奖励。至今，顽固性带状疱疹后神经痛仍然是全球性难治性疼痛疾病，我非常感谢我的团队多年来坚持不懈的跟随我一起顶着困难前进，其中包括我的太太朱月萍，一位眼科主任医师，特别是三叉神经带状疱疹后神经痛得到她许多的支持和参与。

回想导师的嘱咐，我从 1987 年起主攻顽固性疱疹后神经痛的临床治疗和研究，为疱疹后神经痛诊疗和临床研究做出了坚持不懈的努力和一点贡献：建立国内第一个规范化临床诊疗方案和实施多中心研究；作为召集人和首席专家参与完成"中国多学科疱疹后神经痛专家共识和解读"的编写；和陈军教授一起使疱疹后神经痛临床研究首次进入科技部国家科技支撑课题行列。

回忆疼痛科建科十年来，最使我感到欣慰的是由于科室实施了严格、高效的管理，经过全体同事的长期努力，我们疼痛科创造了连续十年没有发生任何不良医疗事件的记录，以优良的医疗质量赢得了声誉，不仅在本单位、本省市树立了品牌，还先后受到兄弟省市和广州军区保健局的表扬，成为区域内接待最多省、市领导和部队将军的疼痛科之一。我先后受到香港疼痛学会、香港大学、台湾疼痛学会和澳门特区卫生局和上海华东医院、仁济医院、四川华西医院和四军大唐都医院等 20 多家大学医院邀请前往讲课、疑难疼痛病人会诊。

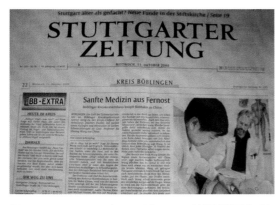

图 5-8-1　2000 年 10 月 11 日德国斯图加特日报报道王家双医师在德国的疼痛诊疗工作

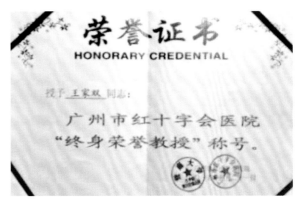

图 5-8-2　终身荣誉教授证书

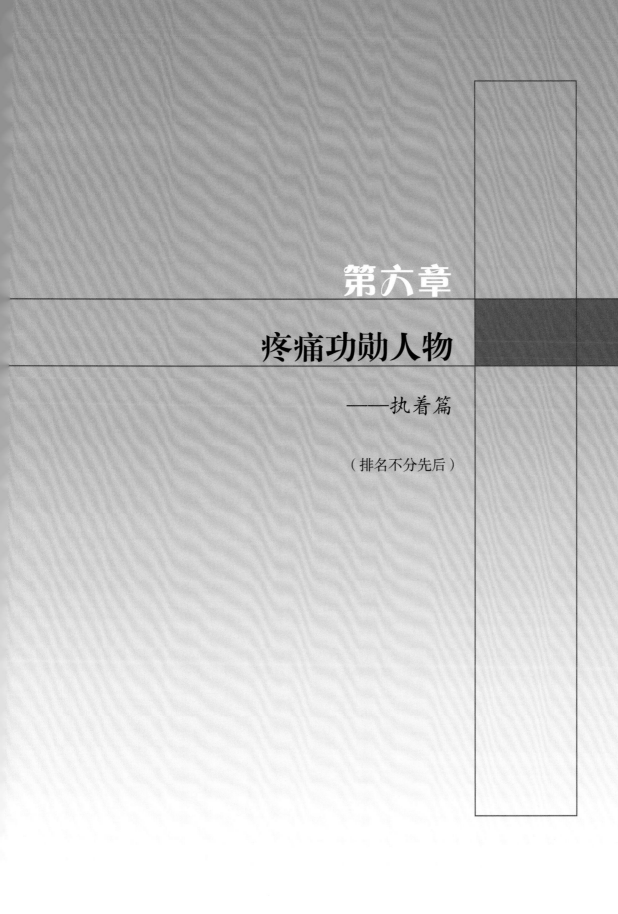

第六章

疼痛功勋人物

——执着篇

（排名不分先后）

宣蛰人

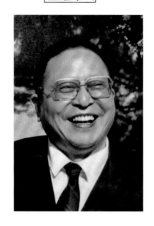

宣蛰人，1923 年 3 月生，浙江省余姚县临山镇，主任医师、教授，2008 年 5 月 8 日病逝于上海。1950 年毕业于上海国立同济大学医学院，师从著名骨科专家屠开元教授，曾任国立同济大学医学院附属医院骨科医生。抗美援朝期间，参加上海市抗美援朝志愿医疗手术总队，担任第六大队骨科中队任总住院医师，1952 年被评为抗美援朝功臣。1953 年 8 月—1954 年 12 月国立同济大学医学院骨科助教及其附设医院骨科总住院医师；1957 年 7 月—1959 年 10 月上海市同济医院骨科主治医师；同济医院内迁武汉时，宣蛰人转职上海市静安区中心医院骨科。1978 被聘为副主任医师，1982 年晋升为主任医师；2006 年被聘为浙江中医药大学针灸推拿学院名誉教授，2006 年 4 月聘为中国人民解放军第二炮兵总医院宣蛰人软组织疼痛医学科首席顾问。宣蛰人教授参与了国内多个学术团体的创建：1974 年 1 月 4 日在上海市医学科学领导小组的直接领导下成立了上海市腰背痛协作组，并于 1983 年扩建为中国软组织疼痛研究会（Chinese Society of Research on Pain of Soft Tissues）。1989 年 9 月—1992 年 11 月中华疼痛研究会（CASP）奠基会员、常务理事、软组织疼痛专业委员会理事长；1992 年 11 月—1997 年 5 月任中华医学会疼痛学会常务委员兼软组织疼痛学组组长；曾经担任的社会职务有：国际疼痛学会（IASP）会员、中华医学会上海分会骨科学会理事，中国软组织疼痛研究会终身荣誉理事长、中华疼痛研究会常务理事，中华医学会疼痛学会常委，中国中西医结合学会上海分会软组织疼痛学组组长，中国中西医结合学会安徽分会软组织疼痛专业委员会首席顾问，阿根廷中华针灸学会（ASOCIACION DE ACUPUNTURA CHINA EN ARGENTINA）顾问等，1977 年荣获上海市重大科学技术成果奖，1978 年受邀参加全国医药卫生科学大会，曾获：1981 年度上海市劳动模范称号等，从 20 世纪 70 年代开始，在全国各地多次举办软组织疼痛学习班，并协助多家医院组建软组织疼痛医学科；曾担任《中国疼痛医学杂志》《颈腰痛杂志》《康复》等杂志编委；撰写学术论文 60 多篇，参编《软组织松解术治疗腰腿痛》《软组织外科的理论与实践》，主编《宣蛰人软组织外科学》。

宣蛰人教授自 20 世纪 50 年代开始，一直坚持贯彻"科研与临床相结合，以尊重实践为主"的研究方针，潜心研究人体头、颈、背、肩、臂、腰、骶、臀、腿等各个部位的慢性疼痛，在软组织疼痛领域作出了一些开拓性工作，奠定了软组织外科学的基础。

主要体现在：

1. 在软组织疼痛病因学方面　提出了软组织损害引起的疼痛是主要由损害病变所产生的化学性刺激引起，无菌性炎症是主要病理改变。正常的神经根和周围神经受压时只会产生麻木到麻痹，只有受到无菌性炎症的化学性刺激时才会产生疼痛。

2. 在软组织疼痛发病机制方面　发现了二种情况，一种是急性损伤后遗或慢性劳损引起的原发性发病因素，另一种是继发因素（早期为肌痉挛，晚期为肌挛缩）。并挖掘出人体软组织压痛点的分布规律，这些压痛点是软组织损害性病变的诊断和治疗依据。

3. 对软组织疼痛进行了流行病学分析　得出了软组织疼痛在工人、大学生及运动员中有较高的发病率，并分析了发病的相关因素。

4. 软组织疼痛的症象　提出软组织损害性病变主要引起疼痛和功能障碍，还会引起50多种类似于各科多种疾病的复杂的相关症象。

5. 软组织疼痛的诊断　对颈腰痛的诊断提出了解剖分型的概念，可分为椎管内、椎管外、椎管内外混合型三种。并创用"腰脊柱侧弯试验，仰卧位腰脊柱伸屈试验和胫神经弹拨试验"和颈脊柱"六种活动功能试验结合头颈背肩部压痛点强刺激推拿的试探性测定"对上述三种类型作出鉴别诊断，辅以 Ctmrl 等方法显著提高了诊断的正确性。

6. 软组织疼痛治疗学　确立了"去痛致松""以松治痛"的原则，研究了一系列的软组织松解手术及银质针疗法压痛点强刺激疗法。治疗的特点是追求治痛而不是止痛，高标准严要求。

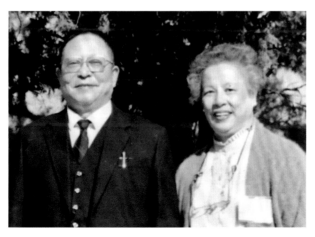

图 6-1-1　宣蛰人教授与夫人韩惠珍医师共同创立软组织外科学

吕国蔚

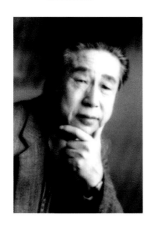

吕国蔚，1932 年 2 月生，辽宁盖州人，1947 年入辽南行署医务学校、辽南行署野战医疗队，1955 年毕业于中国医科大学，分配到北京医学院，1960 年调到北京第二医学院，从事物理学、病理生理学、生理学、神经生物学和生物医学研究方法学教学与科研，先后任助教、副教授和教授；物理学教研室负责人，生理教研室政治秘书、主任，神经生物学系主任，基础医学研究所所长；现任首都医科大学低氧医学研究所所长、基础医学研究所名誉所长；1980 年后，先后任美国 NIH 国际研究员，美国威斯康辛大学、德克萨斯大学客座教授，美国 NIH 客座研究员。提出缺氧组织适应 / 预适应、两类传入神经纤维相互作用，发现穴位传入神经纤维支配"三多"特征、脊髓双投射神经元通路、会聚性躯体觉 - 内脏觉脊神经节神经元和脊髓投射神经元。享国务院政府特殊津贴，获国家科技奖 2 项、省部科技奖 30 余项次，全国优秀教师、北京市先进工作者、北京市突出贡献专家、北京市优秀教师、吴阶平桃李奖、首都医科大学师德楷模。发表论著 600 余篇 / 部，著有《脊髓感觉机制》《缺氧预适应：一种缺氧防治的新理念与新策略》《医学神经生物学》等专著与教材。

感悟

1947 年参军，1950 年考入中国医科大学，1955 年毕业分配到北京医学院基础部，1960 年调到北京第二医学院，一个本想做个外科医生的我，义无反顾地从事起基础医学教研工作。

1975 年我校组建针麻原理研究组。我临危受命，尝试用现代多学科实验技术，揭示中医穴位的功能结构特征和针刺镇痛机制我们推论，穴位是已知传入神经支配的量变质变，有其特有的传入神经支配特征，穴位的传入纤维组成中以中等粗纤维为主，针刺针感 / 镇痛信号主要由粗纤维传递并在中枢神经系统抑制细纤维传递的痛信号，引致镇痛效应。这一设想，不到三年即被证实，在全国针麻原理研究大会上做了汇报。

按照中西医结合、临床基础结合、形态机能结合原则，应用神经解剖学、神经生理学和临床观测等现代科学技术发现：①穴位是以Ⅱ（Ⅲ）类粗纤维为主组成的实体；②针刺穴位主要兴奋Ⅱ（Ⅲ）类粗传入纤维，引发针感 / 镇痛信号；③针感 / 镇痛信号主要由Ⅱ（Ⅲ）类粗纤维传向中枢；④在丘脑体感核与大脑感觉皮层，传导针感 / 镇痛信号的粗纤维传入输入显著抑制传导痛信号的（Ⅲ）Ⅳ类细纤维传入输入；⑤提出加强粗纤维活动及 / 或压抑细纤维的针刺镇痛原理与措施；⑥通过导电手套对手术野局部粗纤维施加局部同步电刺激显著提高针效；⑦优先抑制针刺穴位局部细纤维的低浓度奴夫卡因阻滞显著提高针效；⑧保持粗纤维抑制细纤维的双止血带交替应用显著提高针效；⑨在⑧的基础上，研发出重复阻断上臂血供的电控血压装置（图）；已成功用于心脑血管病防治与个体保健。

应用细胞内记录、细胞内染色、微透析、激光共聚焦显微镜、临床观测等现代多学科技术发现：①脊髓存在脊孤束（SST）、背索突触后（DCPS）、脊颈束-背索突触后（SCT-DCPS）、脊颈束-脊孤束（SCT-SST）和脊孤束-背索突触后（SST-DCPS）等5种新脊髓神经元通路；②脊神经节是外周神经核，具有突触整合功能；③新发现的脊髓新型神经元和脊神经节神经元，既接受传导躯体觉也接受传导内脏觉，属会聚性经穴（躯体）-脏腑（内脏）觉神经元；④穴位（躯体）的针刺/针感信号与脏腑（内脏）的伤害性信号，在会聚性经穴（躯体）-脏腑（内脏）觉脊髓投射神经元、脊神经节神经元上发生会聚和相互作用；⑤NMDAR-PKC-NO膜信号转导体系的抑制剂/激动剂分别显著降低/加强会聚性经穴（躯体）/脏腑（内脏）觉脊髓神经元的兴奋性与痛反应；⑥NMDAR-PKC-NO体系显著加强经穴（躯体）脏腑（内脏）相互作用，为提高临床针效提供分子策略。

本研究发现的穴位传入纤维"三多"支配特征和两类传入神经相互作用原理以及局部同步电刺激、局麻药穴位阻滞以及双止血带交替应用等加强粗纤维活动及/或降低细纤维活动等临床措施，均系国内外首创。

本研究先后受国家基金委资助4项、国家教委和北京市基金资助2项；先后获省部级以上科技奖励16项次；在Am J Physiol、Exp Neurol、中国科学和中华医学杂志等刊物发表论文200余篇，Brain Res Rev发表长篇综述，科学通报和Chin J Physiol邀写专题评述，出版70万字"目前国内尚未见到有类似内容和特色的专著"《脊髓感觉机制》，应邀在美国NIH、美国针刺研究所、华盛顿大学、日本昭和大学等数十个国内外学术机构或会议作专题演讲。

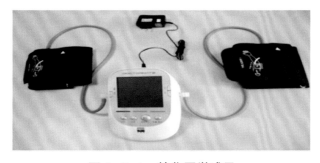

图 6-2-1　转化医学成果

吴承远

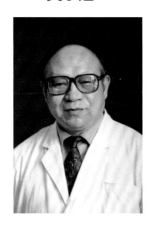

　　吴承远，1941 年 6 月生，山东省济南市人，1965 年毕业于山东医学院医疗系。历任山东大学齐鲁医院神经外科主任、主任医师、教授、博士生导师，兼任《中华神经外科杂志》等杂志编委，山东省疼痛研究会理事长。1988 年获卫生部有突出贡献专家，1993—1997 年两届山东省专业技术拔尖人才。1991 年获国务院政府特殊津贴。1982—1984 年中国援坦桑尼亚医疗队筹建神经外科 2 年。1987—1989 年美国犹他州立大学及佐治亚州医学院访问学者。曾承担"国家自然科学基金"及"省重点科研攻关"项目"神经细胞移植研究"。获省部科技进步二等奖 7 项，2002 年度评为山东省十大科技成果。发表论文 207 篇，21 篇 SCI 收录。指导博士研究生 18 名、硕士生 10 名、博士后 1 名。2003 年获山东省先进工作者奖励。2005 年获山东省廉洁行医标兵。2001 年获"全国五一劳动奖章"，在中南海受到江泽民、胡锦涛等国家领导同志的接见。

感悟

　　1985 年 10 月山医附院领导和张成主任派我去青岛市跟孟广远教授学习"射频治疗三叉神经痛技术"。由于孟教授悉心指导及较多操作机会，使我初步掌握了该项治疗方法。从此，我便开始在山东医科大学附属医院门诊开展了"射频治疗三叉神经痛"的治疗工作。这项医疗技术正如其他外科手术操作一样，"看着容易做着难"。其实，"前入路卵圆孔半月神经节穿刺术"要达到"靶点精确定位并不容易。虽然大学毕业后，我已有了近 20 年的临床工作经验，但是，采用徒手（Free hand）前入路穿刺卵圆孔仍然遇到许多困难。卵圆孔部位周围有许多重要的神经和血管，颅内有 Meckel 囊，邻近有颈内动脉、海绵窦等重要解剖结构，所以进行这一操作时必须十分小心和慎重。为了掌握卵圆孔精确穿刺这一方法，我曾多次到山东医科大学"人体解剖教研室"向老师请教，还多次去解剖实验室观察和测量颅骨标本、颅底结构及卵圆孔有关数据和变异。与此同时，我多次写信请教孟广远教授和钱捷教授，学习他们的临床经验和卵圆孔定位仪的设计及制作原理等。

　　1987 年 12 月我被公派赴美国犹他州立大学医学中心作为交换学者去访问学习。在犹他大学期间，我一边在实验室进行"神经细胞移植实验研究"，一边去病房和手术室参加查房和参观各种手术。其中特别关注美国医生对"顽固性三叉神经病"的治疗方法。据我观察，美国医生对继发性三叉神经痛病人或年轻的原发性三叉神经痛病人，一般均采取外科开颅手术，将颅内病变切除或用 Teflon 隔离三叉神经根与责任血管，称为微血管减压术。个别病人三叉神经根部分切断术（（Daddy 氏和 Frazier 手术）已很少施行。对于年老体弱、年事已高的病人首先选择三叉神经射频热凝治疗术。犹他大学医院的医生一般每周预约 2 名病人，在 X 线屏幕下进行靶点定位，然后拍颅底片证实靶点无误，再进行射频热凝治疗。

1989 年我从美国回国后，借鉴了美国医生的操作方法和经验，采用国产射频治疗仪在门诊治疗顽固性三叉神经痛病人 156 例，疗效也较满意，没有严重并发症。1989 年 9 月 27 日，国际疼痛学会中国分会由中科院院士韩济生教授主持在北京成立。我出席了首届学术会议并宣读了"射频治疗三叉神经痛的初步体会"论文，成为该学会奠基会员。

1990 年 9 月我邀请了美国佐治亚州医学院（medical college of georgia，MCG）的史密斯（J.Smith）教授来我院访问并示范癫痫外科手术。在此期间，他发现我们所用的射频仪较简陋，他十分友好地主动将他私人购置的一台射频仪（Radionic）赠送给我们。从此，我们有了一台进口的射频治疗仪和两台国产射频仪，可以更好地为病人服务。

为了探索前入路卵圆孔半月神经节靶点的精确定位，我们采用了先进的高科技设备三维 CT（3D-CT）和神经导航定位系统来导向或验证卵圆孔半月神经节的精确靶点，使射频治疗技术与现代电子计算机影像技主结合起来。

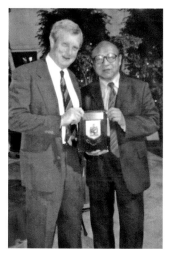

图 6-3-1　澳大利亚皇家外科学院泰迪教授（Prof.Teddy.P）向吴教授颁发"杰出科学奖"奖牌

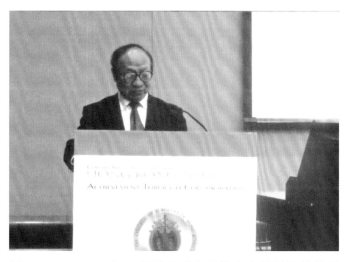

图 6-3-2　2008 年 5 月香港联合科学大会吴承远教授做"射频治疗三叉神经痛"的学术报告

关新民

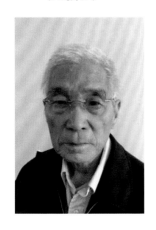

关新民，1934 年 4 月生，河南开封人，毕业于同济医学院临床医学专业（1953—1958），毕业后留校，先后在小儿科教研室、生物化学教研室、神经生物学教研室仁教（1958-1999），在针刺镇痛原理研究室进行中西医结合的疼痛原理研究（1974—1999），科研经费来自卫生部、国家自然科学基金委；1976—1977 年参加由卫生部委托北京医学院主办的针刺麻醉原理研究进修班研究、学习；1984 年协助艾民康教授创建同济医学院神经生物学教研室，先后任教研室副教授、教授、副主任、主任；1986 年协助艾民康教授创建湖北省神经科学学会，先后任副理事长兼秘书长、理事长；1987 年任湖北省针灸学会常务理事；1989 年参加中华疼痛医学研究会，任常务理事；1990 年任中国神经科学学会常务理事，是教学专业委员会负责人，主编：全国高等医学院校面向二十一世纪课程教材《医用神经生物学》，全国高等院校面向二十一课程教材《医学用神经生物学纲要》；1991 年与马自成教授（同济医学院麻醉科）一起创建中国医学会湖北省医分会、疼痛医学学会，任副主任委员；1993 年任中西医结合原理研究博士生导师。

感悟

在我从事针刺镇痛研究的过程中，有幸结识像韩济生院士这样一大批真挚、有志、有识的好老师、好朋友，他们都给我很多指教和帮助，使我学会如何做人、如何做研究，使我领悟到在学术交流中，还有更深刻的内涵，那就是和人的交流、交游，就是和老师、朋友们的思想、情感的交流、科学认识与科学思维方法的交流，从中使我逐步感悟他们成功的"密码"，促使我面对榜样，不断努力奋进；跨度越大的学术团体，聚积的精英越多，学术思想越活跃，参加这类活动，是难得的向同行老师和朋友们请教、学习的大好时机，它不仅可以使我们打开眼界、及时把握研究发展的最新动态，而且可以交接很多难以相见的高明老师和朋友，从中获得巨大的正能量，这是无法估量的收获和力量。

疼痛医学和所有新兴学科一样，本来都是分布在不同的学科，随着科学的发展、逐步走向成熟、壮大，慢慢成为一个独立的学科、科室；中国疼痛学会和疼痛科室的建立是一个从多学科、跨学科的疼痛研究、疼痛医学组合成一个新兴学科的里程碑，标识着中国的疼痛研究和疼痛医学已经发展成熟、壮大；《中国疼痛科十年》就像中国小孩过"百日"一样值得祝贺，应该好好庆祝；万事开头难，在韩济生院士积极倡导、执着奋进和努力推动下，中国疼痛学科已经走上世界的前列，形势喜人，前途无限，值得大庆。

我坚信中国疼痛学科和科室的建立与发展，一定会给中国疼痛医学的大发展、创造更大的机遇，一定会大大促进中国疼痛研究和临床人才更快的成长，一定会更好的为疼痛病人解除痛苦、让他们过上安逸幸福的生活、享受人间的欢乐，一定会创建起具有中国特色的、中西医结合的疼痛医学，一定会让中国的疼痛医学快步走向世界。

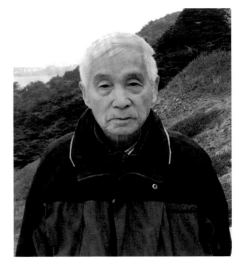

图 6-4-1 关新民教授

吴云松

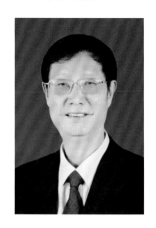

吴云松，1949年7月生，四川仪陇人，毕业于苏州医学院（1972—1975）。一直在四川省科学城医院从事外科（1975—1981）、麻醉（1982—1997）和疼痛工作（1996—）。99年升任主任医师，2000年受聘川北医学院教授。创建中华医学会疼痛学分会（CASP）第十临床中心任主任（1997—2009）。创建四川省医学会疼痛学分会任副主任委员（2009—2015）。创建绵阳市疼痛学分会任主任委员（2015—）。任CASP第二届委员会委员（1997—2001），第三、四、五届常务委员（2001—2015）。《中国疼痛医学杂志》编委（1998—2008）。四川省医学会麻醉学分会第五、六届委员会委员。四川省绵阳市医学会麻醉学分会副主任委员。培养疼痛科进修生80余名。发表论文28篇。获核工业部第二届外科年会二等奖（1987）。

感悟

我于1972年就读于苏州医学院医学系，1975年毕业后分配到四川省科学城医院外科（1975-1981）工作。1981年始从事麻醉工作。外科和麻醉工作铸就了我做疼痛的基础。1988年我在杂志上看到严相默等教授用神经阻滞技术治疗疼痛的文章，为之一振，开始学习应用神经阻滞治疗颈椎病等取得了良好的疗效。吸引了很多疼痛病人在手术室门外等候治疗，令我兴奋的同时也引来了非议，同行们质疑局麻药是否能治疗疼痛；自己也感到困惑，因为有部分病人（如椎间盘突出）未能解除病因病情反复。所幸时任院长却认为既然有那么多病人愿意接受疼痛治疗，我们为什么不建立疼痛科呢？于是亲自带队从绵阳出发，经西安、徐州、苏州至上海几家开展疼痛治疗的医院考察（1996年4月），但遗憾的是除苏州医学院在开展少量神经阻滞治疗疼痛外其余几家医院疼痛治疗几乎停止，在上海徐汇区中心医院（当时该院董宏谋教授已开始应用胶原酶治疗腰椎间盘突出症）我受到了一位骨科主任的训导，大意是：腰椎间盘突出病理分型复杂，岂是胶原酶可以解决的？顿感冷水浇顶。后来回想起这位主任的训导，却使我对椎间盘突出症介入治疗更深层次的思考：我们是否可以针对各种类型的病人选择不同的入路和方法？正当我在困惑中苦苦寻觅之际，1996年10月CASP在延边医学院召开第二届疼痛学术年会。学术交流中，我眼界大开。会议结束后我与华西医院刘慧教授和重庆新桥医院张宽平教授一起参观了严相默教授领导的延边医学院附院疼痛科，并获赠严教授的《临床疼痛学》。我如饥似渴地连夜浏览，自觉豁然开朗，激动万分，神经阻滞技术治疗疼痛不是梦想，是科学的，有前途的！严教授还告诉我 CASP 正在全国建立 10 个临床中心。我立即返院向院长汇报要求开设疼痛门诊。短短 2 个月时间，我用 40 余种神经阻滞技术治疗 80 余种慢性疼痛疾病，日门诊治疗量竟达到五六十人。病人反映强烈，建议开设疼痛科，众多病人需要疼痛专科治疗。院领导决定成立疼痛科，同时向四川省卫生厅申请成立 CASP 临床中心。省厅委派华西医院金德芳教授和省院陈树德教授来我院审查，认为我院疼痛科已走在西南地区疼痛科前列，一致推荐在我院成立 CASP 临床中心。

1997 年 4 月 2 日在四川省科学城医院正式成立 CASP 第十临床中心。经过 20 年的努力，中心已被立为省重点专科项目。1997 年我有幸成为 CASP 第二届委员会委员，2001-2014 年连任 CASP 第三、四、五届常务委员。任职期间我几乎经历了 CASP 的整个发展历程，参加并目睹了韩济生院士领导 CASP 在我国创建疼痛科所走过的艰辛历程：2004 年向卫生部医政司提出成立疼痛科，十八位院士联合签名支持；2005 年 CASP 科主任峰会请卫生部领导亲临现场陈述建科的必要性；2007 年 7 月 16 日卫生部颁发 227 号文件；同年 10 月 14 日在人民大会堂举行新闻发布会，吴阶平、韩启德等国家领导人出席会议，见证了中国卫生系统这一开创历史的盛举。我参加了 CASP 举办的每次会议，看到中国疼痛学事业的发展壮大，令人激动。老一辈疼痛学家对疼痛事业执着追求的精神一直激励着我。

1997—2009 年我主持召开了六届四川省疼痛学术会议和学习班，99 年成立四川省疼痛学组任副组长，2009 年成立四川省医学会疼痛学分会任副主任委员，2015 年组建绵阳市医学会疼痛医学专委会任主任委员。

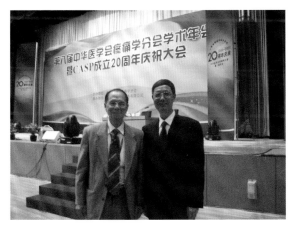

图 6-5-1　在 CASP 成立 20 周年大会上与韩济生教授合影

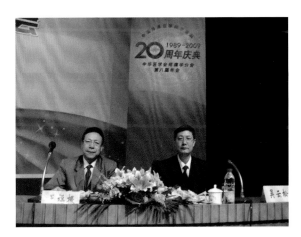

图 6-15-2　CASP 成立 20 周年大会上与王福根教授主持会议

张少臣

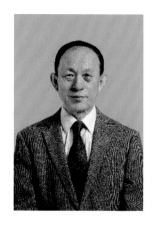

张少臣，1950年4月生，吉林敦化人，祖籍天津市，毕业于白求恩医科大学，现并入吉林大学）（1970—1973），1985年从麻醉科调出，申请成立疼痛门诊。2000年创建吉林省医学会疼痛学分会，任首届主任委员（2000—2004），2003年升任为主任医师，同年任中华医学会疼痛学分会常务委员。现任吉林省医师协会首届疼痛医师专业委员会顾问及首届老年疼痛疾病研究分会委员。曾获吉林省科学技术进步奖二等奖一项（1998），吉林省科技进步奖三等奖一项（2005），发表学术论文10余篇，参与编写著作5部，科研经费来自吉林省科技厅、吉林省教育厅、吉林省财政厅。从事临床疼痛诊疗30余年，现仍在疼痛临床一线工作。

感悟

我是文革后期首届工农兵学员，1973年毕业。毕业后留校，被分配到医大四院（原长春中医学院附属医院，现长春中医药大学附属医院）麻醉科，1985年，我就从麻醉科调离出来，成立疼痛门诊，用神经阻滞治疗各种神经痛，其中硬膜外麻醉下手法治疗腰椎间盘突出症，也是我疼痛门诊的特色疗法。从1985至1995年这10年我用硬膜外麻醉下手法治疗了大量的腰椎间盘突出症病人。不过，从治疗中及对病人回访发现此法也有局限性，远期效果不理想，易复发。这种治疗方法不能将突出的髓核还纳，突出物还在椎管内，只是消除了无菌性炎症而改善了症状，不能从其根本上解决间盘突出问题。"那么怎样将突出（脱出）的髓核不用经过手术治疗就能将突出物消除呢？"当时我想。就在那时我得到了一个信息——"胶原酶能有效溶解髓核和纤维环中胶原纤维"。1995年末我参加了一个由鞍山二药在哈尔滨市骨伤医院举办的全国第八期学习班暨学习应用胶原酶培训班。我第一次看到盘内注射胶原酶实例，是这种方法也是国外当时治疗腰椎间盘突出症的主要方法，但该方法治疗适应症较窄。缺点是术后十分疼痛，持续时间很长贯穿整个溶解期，术后管理相当困难。同时又观看了一个盘外注射胶原酶的方法，是一名麻醉科医师采用骶裂孔注射的，操作者将两只胶原酶共2400单位，溶于5 ml生理盐水中，用5 ml注射器直接注入骶裂孔中。在讨论时我提出质疑："骶腔容积约30~50 ml，骶前孔8个，骶后孔8个，共16个孔，只5 ml的胶原酶溶液怎能到达突出物旁呢？（而骶裂孔在较肥胖的或老人，在体表上不容易找到）"。回到医院后我就时刻想"能否通过这条路将胶原酶溶液直接注到突出物旁呢？"。我是麻醉科医师出身，经常做骶管麻醉，有时做骶管麻醉连持置管效果也并不理想。说明置管并不到位。我查阅了大量书籍及文献记载骶裂孔变异较大，然后我去解剖室看了众多标本，发现几乎没有相同的骶裂孔，就不能说变异，我觉得骶裂孔形状各异较为贴切。我们做骶裂孔的针是用做硬膜外的勺状针代用，硬膜外导管是软的，没有方向性，很难一直向前置入。我就把勺状针改为小斜面针，在硬膜外导管内放置钢丝，增加导管硬度，使之具有方向性。我自筹资金完成了"经骶裂孔硬膜前间隙置管术"项目。在 CT 引导下定位，断层扫描便能证实导管置入位置，治疗效果非常理想。1997 年我申报了吉林省科技进步奖，1998 年被评为吉林省科技进步二等奖。1999 年该技术列为吉林省重点推广计划项目，因此我将此技术向全国推广，并被中华医学会疼痛学分会主编的操作常规上列为胶原酶治疗腰椎间盘突出症的首选方法，经过近 20 余年的临床验证，该法易于操作，较为安全，截止目前尚未发现应用本法而产生严重并发症的报道。进入 21 世纪各种治疗腰椎间盘突出症的新的方法及专科设备不断涌现，如射频、臭氧、激光以及椎间孔镜等大量的新技术，但胶原酶还仍有一席之地，对游离型的腰椎间盘突出症，仍为首选。在 2016 年由吉林省物价局，吉林省卫计委主持的吉林新项目评审会上"经骶裂孔硬膜外前间隙置管术"这一应用近 20 余年的新项目，得到了与会领导与专家的好评并全票通过。

一晃 30 余年过去了，现在我看到了大量的疼痛新人层出不穷，疼痛学科的队伍不断壮大，想当初我们主持的疼痛学术会议才几十人，现在的学术会议是几百人，几千人，我们队伍不断壮大，我也从一个 30 多岁的年轻人成为一个年近 70 的老年人，但比起以韩院士为首的仍在沙漠上行走的"老骆驼"们，我更是没有理由停下来，仍要不忘初心，承上启下创新发展，继续前行。

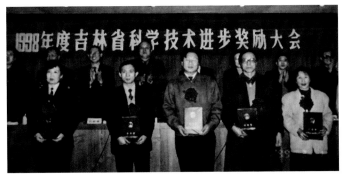

图 6-6-1　1998 年张少臣教授发明"经骶裂孔硬膜外前间隙置管术"被评为吉林省科技进步奖二等奖的颁奖会现场

卢振和

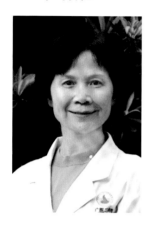

卢振和，1950 年 9 月生，广东省韶关市人，祖籍福建永定。1968 年上山下乡到粤北山区，1975 年毕业于韶关卫生学校医士班，1990—1993 年在职读广州医学院临床医学，1993-1997 年在职读中山医学院临床医学及硕士班。1975 年在粤北医院任麻醉医师，1989 调入广州医学院附属第二医院麻醉科，1996 年晋升为副主任医师并担任麻醉科副主任，2011 年晋升为主任医师并担任硕士研究生导师。1996 年参加疼痛门诊，担任疼痛科主任（2004），上海交通大学疼痛研究基地副主任（2007）、仁济医院特聘专家（2007—2010）。创建广医二院疼痛科病区（2008— ），获评国家重点建设专科（2013— ）、全国妇联"巾帼文明岗"（2015）。2016 年担任广医二院疼痛科医联体主任、广东省疼痛医疗质控中心主任、广医三院疼痛科主任。发表医学论文 100 多篇、主编"射频镇痛治疗学"、"神经病理痛学"；组织女医师协会疼痛分会编写"疼痛防治靠自己"百问丛书 20 册，带头出版了"三叉神经痛"和音像作品；副主译"影像引导下脊柱介入诊疗技术"。获科技进步奖省级 1 项、市级 2 项、校级 3 项、国家实用新型专利 5 项、发明专利 1 项。培养硕士生 12 名、进修医师 500 多名，担任本科生、硕士生理论授课 35 学时，主办学术会议及培训班 40 多期。在学术组织中，曾担任中华医学会疼痛分会常委、广东省疼痛分会副主委、中国抗癌学会常委、中国医促会红外热成像研究院副院长。现担任中国医师协会疼痛分会常委、中国女医师协会疼痛分会主委、广东省康复医学会疼痛分会主委、中国民族医药学会疼痛分会副主委、中国医促会脊柱内镜学会委员、中国医师协会神经调控委员会委员。

感悟

我出生在一个医师世家，从小就喜欢并立志于医学行业，1996 年，医院初评三甲中我负责创建医院 SICU，参加了高崇荣主任建立的疼痛门诊，1998 指定我负责管理疼痛科 10 张病床，1999 年我科被授牌"中华疼痛学会第一临床中心"后，医院专门指派骨科、神经内科的主任每周定期带着我们查房。2004 年我兼管着麻醉与疼痛病房业务，2007 年卫生部宣布了成立一级临床学科"疼痛科"并指定诊疗范围是慢性疼痛，广医二院注册了疼痛科并给了独立病区 42 张床，我与团队的医师们终于名正言顺地专心做疼痛科了。

2000 年我科引进了全国第一台脉冲射频镇痛仪，参照我访问美国加州大学三藩市医院疼痛门诊时送我的射频镇痛手册，顺利开展了各种神经射频毁损治疗。很快我发现射频应该更多地用于神经卡压松解治疗，弥补小针刀、银质针的不足且疗效长久。2006 年我提出了"保护神经"的射频治疗策略，提倡镇痛治疗中首选松解神经卡压恢复神经血流。我对多年来采用过的 7 种技术进行了临床比较，发现腰椎间盘突出症的疼痛原因是纤维环突出物刺激压迫神经所致，进行椎间盘中央的减压治疗不大合理且疗效有限。2008 年后我改良了椎间盘纤维环突出物钳夹器械和穿刺定位器并取得实用新型专利，改进了硬膜外置管泵注胶原酶溶盘，联合了射频消融病变区纤维环的技术，大大提高了疗效和安全性。在全国同行中我呼吁治疗腰椎间盘突出症时"不动椎间盘中央髓核"，即使 2012 年后引进脊柱内镜明视治疗技术后，也一直在探索着保护脊柱力学。

2013 年将"对因诊疗神经病理性疼痛"作为我科的研究主攻方向。从神经病理痛定义及疼痛三分类的学习和实践中，我将疼痛是"神经发出异常信号"聚焦到"感觉神经系统"上。2012 年开始在临床中印证并与同事们讨论，将 IASP 疼痛定义中的"组织损伤"聚焦到"感觉神经系统的组织损伤"，能更好引导并明确疼痛在人体中解剖与病生理位置。2007 年的红外热成像技术进入疼痛领域时，我总结了其在疼痛诊断中显示感觉神经与交感神经密切关系的规律，制作了诊断软件并申请国家专利并积极推广。2015 年我代表科室站在人民大会堂接受妇联授予"巾帼文明岗"奖牌中，高唱国歌时泪流满面，一切辛劳都值得！

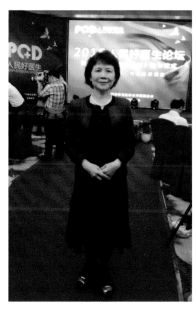

图 6-7-1　德技双馨人民好医师

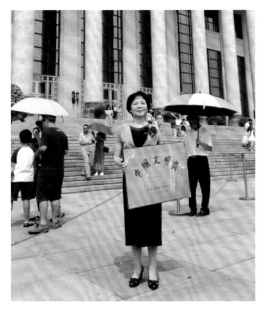

图 6-7-2　在人民大会堂领巾帼文明岗奖牌

吴玉莲

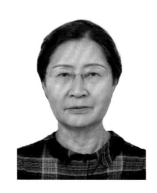

吴玉莲，1955 年 10 月生，新疆伊宁市人，1977—1982 年就读于新疆医科大学医疗系，工作于新疆自治区人民医院麻醉科。23 年来先后在临床麻醉、急诊外科麻醉、外科复苏 ICU 工作，社会兼职有：中华医学会疼痛学分会常委，中华医学会麻醉学分会委员；新疆医学会疼痛专业委员会第主任委员；2005 年在尹极峰教授的带领下积极参与筹建新疆医学会疼痛学专业委员会，当选第一届新疆疼痛专业委员会副主任委员。2006 年筹建成立新疆自治区人民医院疼痛科，担任科主任。2009 年由中华疼痛学会授予《中华疼痛学会第五临床中心》并任中心主任。2010 年与麻醉科共同申请获得住院医师规范化培训基地。2013 年被聘请为中华医学会医疗鉴定专家库成员。聘为《实用疼痛学杂志》编委（2008—2018），聘为《中国疼痛医学杂志》编委（2011—2018），以及聘为《国际麻醉学与复苏杂志》第三届、第四届编委（2012—2018）。2014 年聘为中国女医师协会疼痛分会常务委员。2015 年聘为中国医师协会疼痛医师专业委员会第二届委员会常务委员。在国家级省级杂志发表论文 20 余篇。协助培养麻醉疼痛硕士生 10 名。2016 年评选为自治区自治区临床重点科室，为学科带头人，撰写麻醉论文 30 余篇，其中有获得全国优秀麻醉论文奖。

感悟

1982 年从医学院毕业后分配到自治区人民医院麻醉科（其实我很想当整形外科医生），当年毕业的学生中我是唯一一个做麻醉工作的，科主任很重视，我进步很快，没几年各种麻醉就做的得心应手。1989 年担任急救中心 ICU 麻醉负责人。2000 年又调回麻醉科工作，这时成立了疼痛门诊，当时我并不太喜欢疼痛工作，但同事和亲友经常找我做疼痛阻滞治疗（因为我打针打的好），后来经过慢慢了解才知道疼痛治疗并非我想的那样简单，2004 年领导让我管理疼痛门诊，我坚决要求建立一个完整的疼痛科就去，否则不干！在我的坚持下经过近两年的考虑终于在 2006 年给了我 18 张病床，要我组建科室，担任科主任。

两个人的科室（我、护士长）在短短一个月组建了集医疗、护理为一体的，拥有病房、疼痛治疗室、物理治疗室、微创介入手术室、门诊（就诊室、治疗室）的疼痛科，医院给我分配 3 名实习医生，当时的我没有疼痛理论知识，没有疼痛临床经验，外出进修对我来说太奢侈，面临生疏的学科困难重重，我只有提升自己的学识水平才能把这个科办下去，才能带领这个团队在学科建设上进步。我把每个病人当老师，翻阅了大量的国内外疼痛文献，认真听取全国学术会议上专家的疼痛临床经验和理论的交流，多学科会诊讨论，全身心地扑在钻研临床各种疼痛疾病的诊疗。没有时间外出学习就请专家来讲课，手术演示，在十年任职期间邀请了三十多位国内国际专家讲课。特别是 2008 年邀请韩济生院士来我院对疼痛科的考察并题词，对我的触动很大，韩院士对我和团队工作的肯定和支持，鼓励了我务实和开创的工作精神。2008 年我已拥有了 7 名医生 9 名护士，35 张床位。月门诊量约 1000 人次。我带领大家逐年开展了各项疼痛诊疗介入核心技术使得学科发展在西北区处于领先地位。

在教学上我非常注重人才梯队的培养，派送科室各级医师培训、进修、外出学习，同时接受各个地州市进修人员的培训 60 余人，目前已成为新疆疼痛学科主要力量。作为新疆疼痛专业委员会的主任委员，极力推进全疆疼痛学科和专业的发展，完善了规范的诊疗技术和管理体系，为新疆疼痛专业建立了规范的诊疗标准，树立了良好的发展方向。同时非常重视到新疆边远地区进行讲学和手术演示，帮扶近 30 余地州市县级医院基层专业技术的掌握，鼓励基层医生做疼痛工作。10 年来成功举办国家级、省级急慢性疼痛治疗继续教育学习班和疼痛专业委员会及全疆疼痛年会近 20 届，促进了疆内疼痛专业知识交流，规范疼痛诊疗，培训新业务、新技术使各地州学员获得知识的同时，也加强了对疼痛事业发展的信心。大力宣传和普及疼痛学的理论知识和技术知识，使得近年来疼痛科建设在疆内得到迅速规范发展，新疆的疼痛科由 2006 年的 4~5 家发展到目前近 50 家，疼痛工作人员从二十几人到目前近三百人。从而改变了新疆区域内疼痛学科的严重空白，带给广大基层千家万户疼痛病人的健康利好。

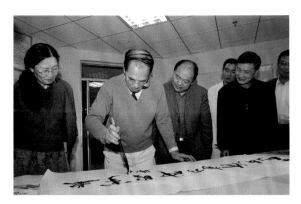

图 6-16-1　韩济生院士来新疆自治区人民医院疼痛科考察时提笔书写勉励词

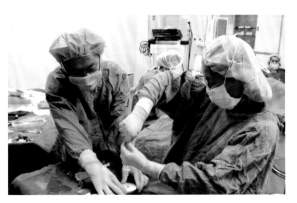

图 6-16-2　2012 年在樊碧发教授指导下完成西北地区首例鞘内吗啡泵植入手术

康妹娟

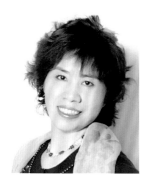

康妹娟，1956 年 3 月生。1987 年调到北京医科大学神经科学研究中心，协助韩济生院士筹建北京神经科学分会及中华疼痛研究会。1988 年北京神经科学会成立，任秘书（先后组织二次国际疼痛会议）。

1989 年中华疼痛研究会（CASP）成立，任秘书（先后组织六届国际疼痛会议）。1992 年成立中华医学会疼痛学会，任秘书。先后组织七届疼痛年会，联系各省学会工作，组织专家编写《临床技术操作规范·疼痛学分册》《临床诊疗指南·疼痛学分册》。组织编译疼痛医学与疼痛科学系列丛书：《控制疼痛的心理学方法：基础研究与临床展望》《正常及病理状态下的痛觉系统》。2011—2013 年任中华医学会疼痛学分会秘书长，1995 年协助主编韩济生院士创建《中国疼痛医学杂志》，1995 年—2011 年任《中国疼痛医学杂志》编辑部主任。1995 年成立北京大学中法疼痛治疗中心，任主任助理。先后组织举办了七次疼痛高级研讨会，十三次疼痛研讨学习班。

科研：发表《康宁克通 A、利多卡因复合用于胶原酶盘外溶解术》《来比林、胶原酶对脊髓及椎间盘组织影响：动物实验研究》《来比林镇痛复合液用于神经阻滞的临床研究》等论文。2003 年开始创办中年医学会疼痛学分会网站。2004 年起至 2011 年参与申请疼痛科建立的全过程，并组织了五届全国疼痛科主任峰会。

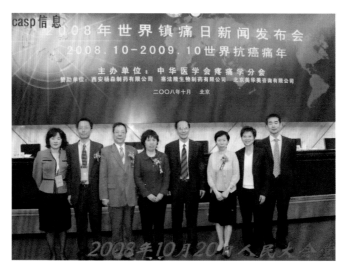

图 6-9-1　2008 年世界镇痛日新闻发布会（人民大会堂）

王文

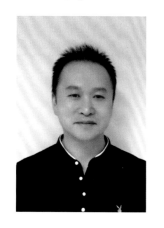

王文，1960 年 2 月生，中国科学院中关村医院脊柱科 / 疼痛科主任，博士，北京市拔尖人才，享受政府特殊津贴。现任中国中医药研究促进会软组织疼痛学会副主委兼脊柱内镜学组组长，世中联疼痛康复学会副主委兼脊柱内镜学组组长，曾担任中华医学会疼痛学分会秘书长兼脊柱内镜学组组长。

感悟

1990 年 10 月参加疼痛学会团体组织机构，我是一名骨科医生，在疼痛学领域前辈的传帮带下，由原来的不懂疼痛医学内涵的门外汉成为现今的疼痛学专家，不能不说是我从事医学之路的巨大收获，实实在在的收获，体现在临床上，过去开放手术做得再漂亮的病人，术后仍存在残余症状——疼痛，自从踏上疼痛医学这条不归之路后，处理术前、术后的症状上应用得心应手，提高了病人的满意度，使自己由过去的单条腿走路，变成了双腿走路。大大提高了技术内涵建设，这是我疼痛医学之路的最大感悟。技术上由原来的单纯开放手术治病，到如今变成以微创介入治疗病人疼痛为主。技术上不断创新，赢得广大病人与同行们的高度赞誉。并先后开展的业务技术主要有：①开放性手术治疗各种类型的腰椎退变性疾病。②经皮切吸颈、腰椎间盘切除术。③ MED 下腰椎间盘切除术。④激光汽化术治疗颈腰椎间盘突出症。⑤水刀治疗颈腰椎间盘突出症。⑥椎间孔镜技术下治疗腰椎间盘突出症。⑦脊柱内镜下经前、后入路一期治疗颈椎间盘突出症。⑧脊柱内镜下经前路治疗颈椎间盘突出症。⑨脊柱内镜下经后入路治疗神经根型颈椎病。⑩脊柱内镜经前、后入路择期治疗颈椎病。⑪ 椎间孔镜技术下腰椎膨胀式融合治疗腰椎退变性疾病。

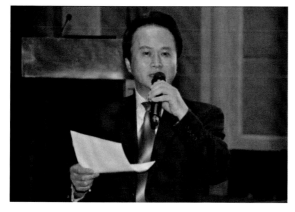

图 6-10-1 主持全国疼痛科建设高峰论坛开幕式

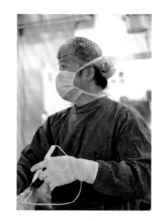

图 6-10-2 椎间孔镜手术

郑宝森

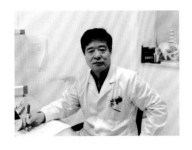

郑宝森，1949 年 8 月生，天津医科大学毕业后从事麻醉专业，1981—2000 年天津医科大学第二医院麻醉科兼职疼痛门诊工作（医师、主治医师、副主任医师、主任医师）。2000—2013 年主持天津医科大学第二医院疼痛科工作（教授、硕士研究生导师）。1990—2013 年主持天津医科大学麻醉学专业麻醉解剖和疼痛诊疗学教学工作。2014 年至今特聘至天津市第一中心医院疼痛科。1998—2016 年任天津医学会疼痛学分会第一届和第二届主任委员，2016 年任天津医师协会疼痛科分会会长。2009—2017 年先后担任中华医学会疼痛学分会常委、中国医师协会疼痛专业委员会常委、中华医学会麻醉学分会疼痛学组副组长、中国医师协会麻醉学分会委员。中国疼痛医学杂志、中华麻醉学杂志、国际麻醉与复苏杂志、实用疼痛学杂志编委。中华医学会和天津市医学会医疗事故鉴定专家等。

感悟

医疗方面 1981—2017 年先后开展技术项目：神经阻滞、臭氧、射频、等离子、Disc-FX、椎间孔镜等治疗椎间盘源性疼痛和神经病理性疼痛。主要治疗疼痛疾病包括：神经性偏头痛、三叉神经痛、颈椎源性疼痛、腰间盘源性疼痛、手术失败疼痛综合症、带状疱疹及后遗神经痛、会阴神经痛、内脏神经痛以及各种癌性疼痛等。

教学方面：曾先后承担天津医科大学 5 年制、7 年制、研究生和国家级继续医学教育疼痛学教学工作，主持天津医科大学麻醉专业"麻醉解剖学"和"疼痛诊疗学"教学工作 15 年，指导硕士研究生 23 人。经天津医科大学批准，2009 年将天津医科大学麻醉专业疼痛学实习引进疼痛科为我国疼痛学专业人才培养创建了新的模式。2009—2012 年承担全国高等麻醉学教育研究会疼痛诊疗与技术应用培训班。2010 年经天津医科大学批准招收麻醉疼痛专业。

科研方面：在中华麻醉学杂志、中国疼痛医学杂志等发表学术论文 80 余篇，主编出版"神经阻滞技术彩色解剖学图解"等疼痛著作 4 部，参编出版疼痛著作 12 部。承担并指导科研课题 7 项，获天津市卫生局、天津医科大学科技进步奖 3 项，天津市科技成果 3 项，天津市科技进步奖 2 项。其中"阿霉素对背根神经节的实验与临床研究"作为主要研究方向，获 2009 年天津市自然科学基金项目。"改良 Bonica's 椎旁胶原酶介入治疗颈椎间盘突出症"获 2011 年天津科技进步奖。自 2000 年带领课题组原创"阿霉素感觉神经节介入治疗神经病理性疼痛"基础与临床研究，2016 年通过了"阿霉素介入治疗 PHN"多学科专家共识，标志此项研究得到国内同行认可。2014—2017 年举办 24 期"全国阿霉素治疗神经病理性疼痛培训班"推广到 200 多家医院的疼痛科。正在进行的"Nav1.8 单克隆抗体免疫脂质体阿霉素对骨癌痛大鼠 DRG 小细胞的靶向镇痛作用"和"智能型疼痛载药体系的设计及性能研究"将推进疼痛科的科研工作进入新领域。

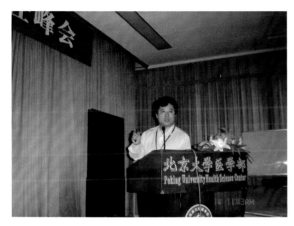

图 6-11-1　首届疼痛科主任峰会做报告

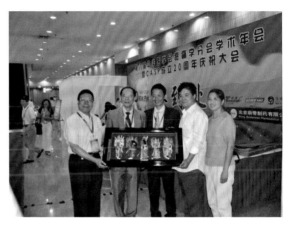

图 6-11-2　CASP 成立二十周年天津市医学会疼痛学分会赠送贺礼

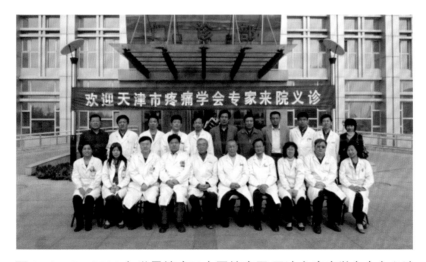

图 6-11-3　2009 年世界镇痛日中国镇痛周 天津市疼痛学会专家义诊

赵英

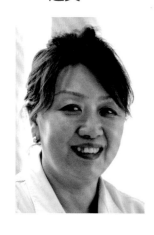

赵英，北京医院疼痛中心主任、主任医师、博士后、硕士生导师，1978.9—1982.12 就读于吉林长春白求恩医科大学医疗系。1990.7—1996.6 在日本仙台东北大学医学部麻醉医学系疼痛专业学习，1994.2 获日本医学博士学位；1996.8—1998.9 进入北京大学神经科学研究所博士后流动站，从师于中科院院士韩济生教授，1998.9 获教育部博士后称号；1998 年 9 月至今，就职于卫生部北京医院。2004.5 担任疼痛中心主任至今。

社会兼职：中国医师协会第三届理事会理事；中国非公立医疗机构协会第一届理事会理事；首届中国非公立医疗机构协会疼痛专业委员会主任委员；第二届中国医师协会疼痛医师专业委员会常委；第二届中国医师协会神经调控专业委员会常委；北京康复医学会第五届理事会常务理事，北京康复医学会疼痛分会会长，《中国康复医学杂志》第五届编委，《中国社区医师》杂志第三届编委。曾担任首届中国医师协会疼痛医师专业委员会主任委员；全国医师定期考核疼痛专业编辑委员会主任委员。

发表国内外论著 20 余篇，其他文章计 60 余篇。参编高等医药院校教材《康复医学》（供基础 / 预防 / 临床 / 口腔医学类专业用）1 部；参编中国医师协会全国专科医师培训规划教材《康复医学》《老年医学》（供专科医师培训使用）各 1 部；参编《神经康复学》《实用糖尿病学》《实用老年病学》书中疼痛章节的编写；参与《Delisa 物理医学与康复医学理论与实践》一书中疼痛章节的翻译。承担主持教育部、中保委、卫生部课题各一项。

感悟

我是文化大革命后的第一届自考大学生。1982 年 12 月我毕业于吉林长春白求恩医科大学医学本科（现吉林大学白求恩医学部）。大学毕业后我曾经做过麻醉科医生、西医诊断教研室助教、还专门脱产二年学习了中医（吉林省第七期西学中学习班学员），接着又做了针灸教研室（研究针刺镇痛）的讲师。曾经有人问我，这些不连贯的经历是不是妨碍了你的专业发展，可我却庆幸这些经历为我以后的疼痛康复专业选择奠定了坚实的基础。

我的临床医学专业学科选择是在日本开始的。1990 年 7 月我接受邀请去了日本仙台，并以客座研究员身份在日本东北大学医学部麻醉教研室学习。我的博士导师，麻醉教研室教授桥本保彦看了我的简历，为我安排了学习计划和目标。即在疼痛门诊，进行疼痛治疗方法的临床实验研究和临床实践。1991年7月年我通过了博士资格考试。1994年2月获得日本东北大学医学博士学位。1995年在日本麻醉杂志上发表了疼痛相关论著文章。

1996年6月我回国成为中科院韩济生院士的学生。1998年9月我博士后工作结束后，出站到卫生部北京医院康复医学科工作，如愿成为一名临床疼痛医生。1999年3月8日我们成立了疼痛门诊，2005年5月成立了北京医院疼痛诊疗中心，我担任中心主任工作至今。2003年，我申请了卫生部面向农村和基层推广事宜技术十年百项计划项目之一"慢性疼痛治疗神经阻滞的技术推广应用"。

回顾中国疼痛发展的历史，也是我自身成长发展成熟的历史。无论是组建中国医师协会疼痛专业委员会还是组建中国非公立医疗机构协会疼痛专委会，都离不开大家的支持和帮助，离不开当年在"中法疼痛中心"做学生时大家给予我的潜移默化的影响和感动！衷心感谢曾经支持和帮助我的你们！疼痛将我们紧密地联系在一起，为下一个疼痛十年而奋斗！

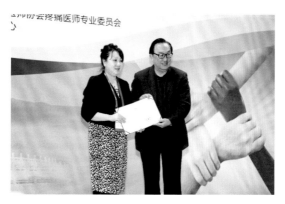

图6-12-1　当选为中国医师协会疼痛医师专业委员会第一届委员会主任委员（2011年）

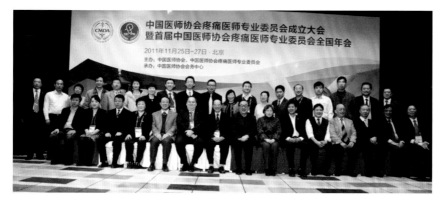

图6-12-2　中国医师协会疼痛医师专业委员会成立大会

王祥瑞

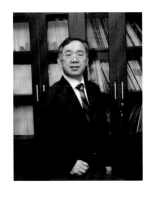

王祥瑞，1958年12月生，本科毕业于安徽蚌埠医学院（1978—1982），硕士毕业于上海第二医科大学（1987—1990），博士毕业于上海第二医科大学（1992—1995），曼彻斯特大学医学进修（1997），上海仁济医院麻醉科住院医生、主治医生（1990—1994），破格晋升副主任医师（1994）和主任医师（1998），2000年任博士生导师，上海交大医学院教授（2007至今），曾担任仁济医院麻醉科麻醉科副主任（1995—2001）、主任（2001—2015），上海交大医学院麻醉与危重病学系主任（2006—2016），上海医学会麻醉专委会副主任委员（2004-2016），中国医师协会麻醉分会常委（2012—2015），现任上海交通大学医学院附属仁济医院首席专家、疼痛科主任，国家中医药管理局三级实验室（针刺麻醉）主任，中医药促进会软组织疼痛分会副主任委员，中国非公医师协会疼痛专业委员会副主任委员，中国医师学会疼痛分会常务委员，中华医学会疼痛分会常务委员，上海医学会疼痛专业委员会前任主任委员，中国中西医结合麻醉分会副主任委员，上海中西医结合学会理事、麻醉与疼痛分会主任委员，中华针灸学会针刺麻醉理事会副主任委员，上海针灸学会针刺麻醉分会副主任委员，浦东医学会理事、中西医结合康复专委会主任委员，《中国疼痛医学杂志》《临床麻醉学》编委。《中华麻醉学杂志》《国际麻醉学杂志》特约编委。自1996年获第1项国家自然科学基金，至今已主持国家自然基金7项，上海科委重点课题3项，作为课题负责人参与国家973项目2项，发表论文300余篇，其中SCI收录论文56篇，主编专著和译著7部。曾获中国针灸学会科技进步二等奖（2006），上海市科技进步三等奖（2011），上海市精品课程（2009），教育部科技进步二等奖（2016），发明专利2项（2010），实用新型专利5项（2012，2016）。

感悟

目前麻醉体系基本上是追随西方国家的方法，很少有自己的改进或创新，而中西医结合的理念和方法则是新华夏医学的精华，1996年第一次将针灸和心脏手术相结合的理念撰写成国家自然科学基金标书，很幸运当年获得了国家自然科学基金和卫生部科研基金的资助（39670898），开展了该方向的研究。通过研究发现针刺的镇痛作用用在手术并不能体现其优势，没有不可替代的作用，而对机体的保护作用可能是其优势所在，据此，1999年再次获得国家自然科学基金资助（39970921），几年的研究成果2006年获中国针灸学会科技进步二等奖。2001 年担任麻醉科科主任，将围手术期脏器的保护和疼痛研究作为科室的主要研究方向。2005 年英国 BBC 希望在国内拍摄针麻手术的纪录片，在北京、上海联系无望的情况下，上海医科大学曹小定教授介绍他们到我院，在院领导的批准下，英国 BBC 进行了全程录像，并在 BBC 向全球播放，存在就有道理，存在就可以研究。国家中医药管理局领导看到录像后到上海考察，论证是否可以作为 973 的项目，也引起了北京一些同行的极大兴趣，终于有了 10 年的重大科研项目。但愿这 10 年已实事求是的科学态度和方法对国人有所交待，毕竟是人生最精华的 10 年。

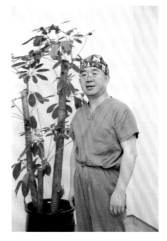

图 6-13-1　工作照

2007 年 7 月，卫生部批准"疼痛科"为一级诊疗科目后，2012 年成立了仁济医院疼痛科病房。1991—1995 年我负责慢性疼痛治疗门诊的工作，确实对疼痛病人的诊治非常感兴趣，虽然每周半天门诊，也只能用神经阻滞的方法，治疗好许多病人，很有成就感。1999 年仁济医院东院开张，疼痛门诊每周 5 天，病人量逐年增多，现在每年 4 万人次左右，有一件事使我对慢性疼痛的诊治有进一步的认识，2011 年底我的老师孙大金教授患了头面部带状疱疹，刚刚开始大家没有重视，许灿然教授开了抗病毒药，外用药，过几天后我们去看望他的时候也没有明显的疼痛，但是一周后出现剧烈的疼痛，紧急住到医院干保病房，呈闪电样、烧灼样、难以忍受的剧烈性疼痛。每次疼痛历时数秒至数分钟，我们用尽了所有的止痛药和方法均无效果，也请了外院最好的疼痛科和神经科医生，都没能够控制疼痛，大家束手无策，看到他痛不欲生的样子，弟子们心里非常难受，他说搞了一辈子麻醉，自己的痛也不能搞定，更让我们无地自容，大家最后确定用静脉注射氯胺酮来控制突发性疼痛，取得非常好的效果，二周后疼痛消失，也没有后遗痛。2015 年开始专职从事慢性疼痛的临床和科研，为自己的心灵放飞，和大家一起关注疼痛，守护健康。

林建

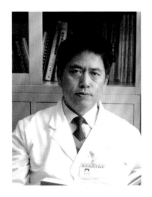

林建，1960 年 4 月生，江苏南京人，主任医师，研究生导师。现任南京鼓楼医院疼痛科主任，本科就读于南京医学院（现名南京医科大学）（1978—1983），后去武汉同济医科大学读麻醉学研究生（1987—1990），毕业后去南京大学医学院附属鼓楼医院麻醉科工作，社会兼职有：江苏省中西医结合学会疼痛专业委员会主任委员，江苏省疼痛学分会主任委员，中华医学会疼痛学分会常务委员

1992 年 2 月 11 日开设镇痛科门诊，2012 年正式更名为疼痛科，2017 年 2 月疼痛科成功回迁鼓楼医院本部，核定床位 35 张，核定加床 4 张。疼痛科现有主任医师 2 名，副主任医师 3 名，主治医师 5 名，住院医师 2 名。治疗师 3 名，护士 12 名。

2007 年联合省内六家医院疼痛科主任制定并促成通过了《苏价费〔2007〕394 号 省物价局省卫生厅关于新增疼痛诊疗项目及试行价格的通知》，2011 年促成了江苏省疼痛科专业中级职称考试，2014 年又促成高级职称考试。2016 年 10 月成功承办了在南京举行的中华疼痛学分会学术年会。

感悟

我 1983 年分配到江苏省人民医院麻醉科的时候，时任麻醉科主任林桂芳为了打消我们医学生进入"非临床"科室的疑虑，告诉我们麻醉科还有疼痛门诊这个门诊和重症监护这个病房，所以是临床科室。这是我心中的一颗"疼痛"种子。1992 年 2 月我终于说服麻醉科徐主任，开设了镇痛科。当年 4 月为一例 90 高龄的安徽农妇做了患侧下胸段脊髓背角酚甘油毁损而消除了她的晚期癌痛。5 月又遇到一位苏北种粮刘姓庄稼汉因为面部抽痛半年多求医无门，已经卖了牛召回了读书的女儿，这次不看好他已经觉得无法再回家见家人，而我从书本到解剖室反复数次终于用无水乙醇分别半永久阻滞了他的第 II 支和第 III 支三叉神经干以后完全缓解了他的疼痛，让他治愈回家了。这两个典型病例让我对从事疼痛诊疗有了责任感和使命感。我在医院一百周年纪念刊物上以责任与使命为题发表了这个病例的诊治经过和我的感悟。也让我思考应该以我擅长的穿刺阻滞技术（后来发展为微创治痛技术）来诊治难治性疼痛和癌性疼痛作为我的方向。

2003 年以前，针状电极射频刚进入中国。在最初的半月神经节标准射频治疗三叉神经（II 和 III 支）痛以后，我在 2004 年初观察了针状电极经安全三角进入责任椎间盘治疗盘源性腰

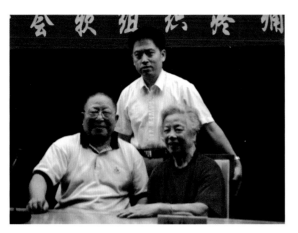

图 6-14-1　参加软组织疼痛会议与宣蛰人夫妇合影 (2002.9.1)

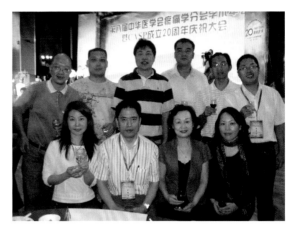

图 6-14-2　CASP 二十周年大会上鼓楼医院镇痛成员合影（2009.9.5）

痛和椎间盘膨出性的脊神经根刺激症状（也可以看成椎间盘突出症的一种类型），发现效果是肯定的。此后我又谨慎的推广到合适的颈椎间盘源性疼痛的治疗，也取得较好效果。一个射频技术把疼痛科带向前进一大步。2007 年脉冲射频的概念引入国内，三叉神经半月节脉冲射频治疗温度在 42~60℃都有报告和实际应用。我们的观察和思考结论是，脉冲射频在外周神经痛的治疗上电压电场的调节作用和一定的温度热损作用都很关键，单纯的调节是不存在的。由于较大的椎间盘膨出和突出，以及较明显的 HIZ 导致的重度盘源性腰痛需要足够范围和体积组织的射频热凝，水冷射频介绍到国内。受它的启发我在 2008 年，把双针射频技术发掘出来。所有国内销售的针状电极射频都开放了或者加入了双极射频的功能。双极射频有单极刺激测温调温和双极同时和分开刺激测温调温等不同模式，以及偶电极模式。双针双极射频虽逊于水冷射频但是明显好于单针射频。双极射频除了应用于几乎所有盘源性腰痛和颈型颈椎病外，还被用来治疗椎旁肿瘤引起的脊神经挤压浸犯疼痛、骶髂关节痛、大的卵圆孔半月神经节射频热凝。双极射频还在颈胸腰交感神经射频和脊神经节射频与脉冲射频治疗中大大提高治疗成功率，对缓解颈椎间盘源性，胸椎源性和腰椎源性疼痛，缓解相关节段的带状疱疹神经痛，缓解脊神经区域的肿瘤疼痛，强直性脊柱炎疼痛和盆腔痛上都取得较好和很好的效果。

　　以上这些经验总结，引进和创新技术的应用，都对我们的疼痛科工作起到了巨大的推动作用。

薛荣亮

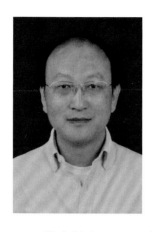

薛荣亮，1960年4月生，籍贯陕西白水，中共党员。主任医师，教授，现任西安交通大学医学院麻醉系主任。1984年7月毕业于西安医科大学医疗系，留校后在第二附属医院麻醉科从事麻醉与疼痛学临床、教学及科研工作至今。期间于1995年破格晋升副教授，聘为麻醉科副主任，1999年聘为科主任、研究生导师，2001年晋升为教授，2006年聘为西安交通大学麻醉系主任、第二附属医院麻醉手术科主任至今。

学术任职：2006年至今中华医学会疼痛学分会常委、2015年至今任中国医师协会麻醉学分会常委、2006年至今任中华医学会麻醉学分会委员、2008年至今中华医学会创伤学分会委员、2006年至2013年任陕西省医学会疼痛学分会主任委员、2013年至今陕西省医学会麻醉学分会主任委员、2006年至今任西安市医学会麻醉学会副主任委员等；2009年至今任《中国疼痛医学杂志》编委、2008年至今任《中华麻醉学杂志》编委、2009年至今任《临床麻醉学杂志》编委、2007年至今任《实用疼痛学杂志》编委、2008年至今任《国际麻醉与复苏杂志》编委等。本人主持课题获得4项国家自然科学基金资助和1项省基金资助；获国家发明专利1项、实用新型专利1项；主持项目获陕西省2015年科技进步一等奖1项、陕西省2003年科技进步二等奖1项、获陕西省2013年科技进步三等奖1项。已培养研究生60余名，目前在读研究生25名；发表专业论文150余篇，其中第一作者发表SCI论文10余篇。参编专著3部，参译及副主译专著2部。

感悟

我于1979年就读西安医学院医疗系，1984年以较为优秀的成绩毕业留校。本希望做一名普通外科医生。当时由于附属医院学科建设的需求，学校分配我去第二附属医院麻醉科工作，在经历一个月的思想斗争之后，决定服从组织安排。工作后第二年也就是1985年，科室即派我去北京参加由谢荣教授主办的全国麻醉医生进修班，进行了为期一个月的麻醉与疼痛相关基础与临床学习，从此开启了我麻醉与疼痛的临床、教学与科研之路。

从我工作以来，我们科的学科管理一直是麻醉与疼痛不分家，在从事临床麻醉工作的同时，我们科于1985年就开展了疼痛诊疗工作，包括神经阻滞、锥管内治疗等，当时条件艰苦，没有可用病房，我们就腾出值班室消毒后给病人进行各种治疗，同样解决了许多疼痛病人的病痛。

1995年我被破格晋升为教授，并担任科室副主任，有机会参与到科室的管理工作。在我的主张下开设了正规的疼痛专科门诊，从此疼痛诊疗工作走上了正规之路。鉴于疼痛诊疗的多学科性，疼痛门诊则邀请了麻醉科教授、神经科教授、骨科教授坐诊，使诊疗水平不断提高。

在从事临床工作的过程中，我深切的体会到，许多疼痛病人就医无门，患疼痛性疾病时不知去哪个科就诊，而且医院挂号人员也不知该去哪个科，疼痛的科普工作迫在眉睫，鉴于此，我们非常重视每年的镇痛周活动，除了举办大型疼痛义诊之外，进行了多场疼痛知识的科普讲座，使广大病人包括医务工作者进一步熟知疼痛知识。而就现今而言，我认为疼痛科普宣传工作目前仍需继续开展下去。

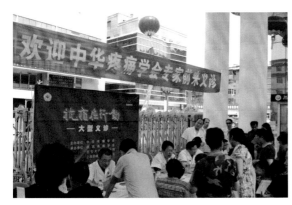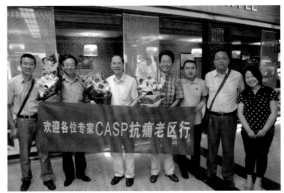

图 6-15-1　CASP 抗痛老区行—延安站

1999年我担任了科主任工作，对于疼痛诊疗工作又有了进一步的认识，仅靠常用的阻滞技术已经不能满足病患需求，随后我们逐步引进了日本的超激光治疗仪、射频治疗仪、臭氧治疗仪、冲击波治疗仪等设备，治疗手段日益丰富。

2006年，我担任了陕西省疼痛学会主任委员，此时感觉责任重大，同时也压力并存。积极开展各项学术活动，除了每年举办的年会之外，开展了多项学术沙龙与疼痛研讨会，同时创办了"西北疼痛科主任论坛"，推动疼痛事业的健康发展，在我担任省疼痛学会主任委员的两届任期的六年期间，陕西疼痛学会连续六年被评为优秀专科分会和先进个人。韩济生院士在来西安讲学期间，也由衷的赞赏，并题词"荣亮主任：振兴西北疼痛事业"，这是荣耀、是鞭策、也是压力，促使我为疼痛事业毕生奉献！

王昆

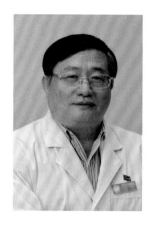

　　王昆，1960 年 11 月生，天津医科大学附属肿瘤医院疼痛治疗科主任、营养科主、主任医师；1984 年毕业于第四军医大学；1988、8 年转业到天津医科大学肿瘤医院从事麻醉工作。1994 年作为创始人之一参与组建了除痛门诊，与同事一道逐步建立和健全了门诊麻醉药品的管理和发放制度，形成了我院麻醉药品管理模式。提出了癌痛病人在家治疗模式，由医护人员到不能来院的病人的家中巡诊，评估疼痛、指导用药、加强麻醉药品的发放过程中的管理，

受到了业界的好评和借鉴。同时也探索对于一些镇痛药物治疗效果欠佳的病人采用神经阻滞为主的微创介入技术。并在 1997 年建立了癌痛治疗病房，开展了神经阻滞和毁损术为主的微创介入技术及 PCA 技术治疗癌痛。1999 年到新疆喀什地区莎车县人民医院援疆，在援疆期间，帮助县医院创建了疼痛门诊，为各民族疼痛病人服务，获得了当地民众的好评。2000 时任麻醉科副主任王昆，负责除痛门诊管理工作，组织和协调麻醉药物处方管理流程中的各个部门和环节，逐步完善了处方发放的流程和预警机制，使病人能够充足获得处方药物，同时减少和防止流弊的发生。

　　2003 年联合主编了《临床癌症疼痛治疗学》，是国内第一部相关癌痛的专著。2004 年在天津首先引进射频治疗技术用于癌痛治疗。逐步开展了射频消融技术治疗神经病理性疼痛、奇神经节毁损术治疗会阴痛，并且开展了腹腔神经丛毁损术治疗上腹内脏神经痛、上腹下神经毁损治疗盆腔及会阴痛等。同时还开展了经皮椎体成型术和骨成型术。对于难治性癌痛给予多学科的会诊和治疗。2008 年 4 月作为创始人和学科带头人，在医院领导的大力支持下，在除痛门诊的基础上，建立了全国第一家以疼痛科医生为主体的癌痛专科病房。收治不同肿瘤导致的顽固性癌痛。开展了多项新技术，包括瘤体毁损治疗坐骨神经痛、粒子植入治疗癌性神经病理性疼痛等。并且于 2010 年引进了心理治疗医生，开展了肿瘤心理的筛查、评估和治疗。我们自 2011 年在国内首先提出癌痛需要分段治疗，药物容易控制的癌痛可以由肿瘤科医生处理，在控制疼痛的同时给予抗肿瘤治疗。药物治疗效果不好或副作用难以耐受的病人，应该由疼痛科医生接诊，采用多学科治疗技术给予控制疼痛，改善机体生理功能。尤其是涉及功能损伤的病人，及早采用介入治疗是非常重要的理念，在缓解癌痛的同时，可以避免和改善病人的生理功能。在癌痛治疗过程中难以割裂癌痛和肿瘤

支持治疗以及症状处理，包括病人的心理支持和营养支持。因此，癌痛需要肿瘤相关的多学科治疗技术，需要专业的培训，需要建立一支专业队伍，培养和建立专业的护理团队。我院近年来举办了多项学习班和会议，举办了 2011 年"难治性癌痛介入治疗学习班"，2012年天津市疼痛年会，2013 年"肿瘤心理与支持治疗学习班暨天津肿瘤心理论坛"，2013 年"全国肿瘤姑息与支持治疗培训班"等会议。为肿瘤相关疼痛与症状处理提供了培训平台。

2014 年初医院成立营养科，由我本人兼任营养科主任。开展了晚期肿瘤营养治疗，完善了肿瘤病人姑息治疗的体系，包括肿瘤病人的癌痛及症状治疗、心理治疗和营养治疗，这在国内也是较为领先的治疗体系。并且在我院举办了天津市第一次《肿瘤目标营养培训班》。2015 年举办了国内第一届肿瘤专科医院疼痛管理论坛，形成了肿瘤专科医院疼痛科管理流程的专家共识。目前已经主编专著 2 部、参编 10 余部。第一作者或通讯作者发表 SCI 文章4 篇，中华系列文章 4 篇、核心杂志文章 20 余篇。

目前担任中华医学会疼痛学分会常委、癌痛学组组长，中国抗癌协会姑息与康复治疗专业委员会委员、难治性癌痛学组组长，中国抗癌协会肿瘤营养营养与支持治疗专业委员会常委、支持学组组长，中国抗癌协会肿瘤心理专业委员会常委，中国抗癌协会麻醉与镇痛专业委员会委员，《中国疼痛医学杂志》编委。

感悟

自 1994 年开始癌痛治疗工作以来，感触颇多。癌痛是大多数肿瘤病人存在的问题，肿瘤临床医生、病人、及家属常常是在忍受剧烈疼痛的同时进行抗肿瘤治疗，病人的痛苦难以用语言描述。疼痛科有技术和能力改变这一状况，但很难得到病人和家属的认同，教育病人、家属及肿瘤临床医生是疼痛面临的挑战。我在门诊诊治病人的时候最常做的工作是纠正病人和家属的错误理念，包括阿

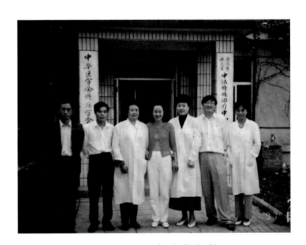

图 6-16-1　中法中心学习

片药物的合理应用，治疗肿瘤的同时控制癌痛，难治性癌痛的多学科观念等。真诚希望病人改善生活质量。提升生活品质，享受无痛生活。

庄志刚

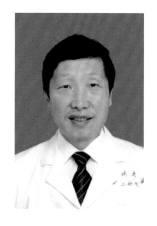

庄志刚，1960年4月生，河南太康人，1984毕业于河南医科大学，分配到中国第一拖拉机厂职工医院麻醉科（现河南科技大学第三附属医院）。1992年在山东省立医院麻醉科师从宋文阁教授学习疼痛临床诊疗业务，参编李仲廉教授主编的《临床疼痛治疗学》。协助宋文阁教授整理资料参编严相默教授《临床疼痛学》。1993年在洛阳市率先开展疼痛门诊与病房工作。1995年北京医科大学中法疼痛治疗中心客座专家，在韩济生院士指导下开展疼痛临床与基础结合的研究工作，其中辣椒素神经根注射对神经病理性疼痛的治疗效果的观察做了有益的探索。1997年获中华医学会疼痛学分会全国优秀会员。2005年赴赞比亚共和国执行国家援外医疗任务（副主任医师），任援赞比亚医疗队分队长。援外其间对艾滋病疼痛有了初步的认识。当年在健康报发表文章"白衣外交官"获年度三等奖。在SCI、核心期刊、国家级期刊共发表学术论文30余篇。2012年（主任医师）调动工作，任郑州大学第二附属医院疼痛科主任。2016年获河南省优秀援疆医疗专家。现任河南省康复医学会疼痛康复分会主任委员，河南省妇幼保健协会麻醉与镇痛专业委员会主任委员，河南省医学会疼痛学分会副主任委员，河南省医师协会疼痛科医师分会副会长。

感悟

1992年的一天，从健康报上看到一条消息，在北戴河工人疗养院举办"疼痛诊疗学习班"，心里一阵狂喜，和领导沟通，我不脱离麻醉，每周做个门诊，打打"阻滞"治疗一些疼痛的病人。领导看我片刻，居然同意了。在会议听宋文阁老师讲课后，我当即找到宋老师说："我要去您那里进修疼痛临床业务"。

在跟随宋老师一年的时间里，我不仅学会了疼痛的评估、基本的诊疗技术，更重要的是学到了老师严谨的治学作风，高度的责任感，永不停息的学习精神。进修期间参编了李仲廉教授主编的《临床疼痛诊疗学》，协助宋老师整理资料参编严相默教授的《疼痛治疗学》，同时开始发表疼痛临床的相关论文。跟随宋老师积极参与小针刀的临床研究工作，成为国内最早的"小针刀研究会"会员。

1995年，北京医科大学与法国Uppsa研究所合作成立"中法疼痛治疗中心"，韩济生院士邀请宋文阁团队参与中心的临床工作。由于中心需要临床医师长期坐诊，继傅志俭教授

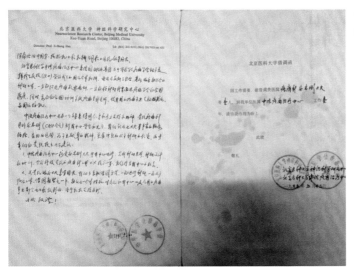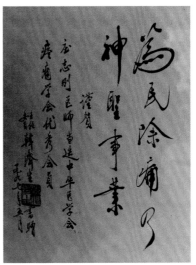

图 6-17-1 1995 年 5 月 22 日韩济生院士给我院亲笔书写的借调函和奖状

之后，宋老师推荐了我。赶到北医之后，我被韩济生院士的敬业精神和为疼痛事业献身的勇气深深地感动。我第一次听到了"为中国的疼痛事业做贡献"这句话，而且相信这是真实的表达。最让我感动的是韩老师亲笔给我们单位领导写了借调函（见图）。在中法疼痛中心工作期间，感受到基础对临床的巨大指导意义。了解了疼痛的闸门学说，疼痛治疗中的感觉调制；了解了神经病理性疼痛的概念，知道疼痛可以使神经细胞产生记忆并发生改变；学习了针刺镇痛的原理，在我的大脑中永远印下了针刺中频率的重要意义，2 Hz 产生脑啡肽、内啡肽，100 Hz 产生强啡肽；了解了针灸为什么在国际上得到认可。工作期间每次的午餐会成了我的学术盛宴，韩老师的硕士、博士就某一个学术问题各抒己见，韩老师细心辅导。记得有一次我忽然问韩老师："麻木是什么原理"？韩老师认真地想了一下，对我说："这个问题研究的不多，我给你找些资料"。第二天，韩老师就给我了几篇英文资料，科学家的形象瞬间高大起来。对所有问题都依据严格的数据，并不因为自己是神经科学研究的权威便随意解释什么。这对我以后的临床工作产生了深刻的影响。中法疼痛中心是疼痛医师的家，当时活跃在国内疼痛临床一线的专家几乎都在中心有过短暂工作交流，法国的专家也到中心指导过工作。在中法中心的经历使我有幸接触到了各流派的专家，对疼痛临床有了更多的了解。我开始喜欢上疼痛医学！由于我在中法疼痛治疗中心的工作，1997 年被评为中华医学会疼痛学会优秀会员。韩老师亲笔书写优秀会员证书。

李勇杰

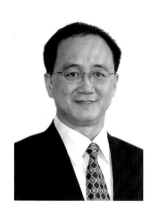

李勇杰，1961 年 5 月生，教授，博士生导师。1984 年毕业于北京大学医学院，获学士学位；1991 年毕业于山西医科大学，获医学博士学位。1994 年到 1998 年，先后在美国 Johns Hopkins 医院神经外科做博士后，在 Loma Linda 大学医学中心神经外科工作。1998 年推动宣武医院与美国 Loma Linda 大学合作创办了北京功能神经外科研究所，这也是中国第一家功能神经外科领域的临床治疗和科研机构。2014 年创建了中国首家疼痛与微创脊柱日间手术中心——北京西点门诊部；现任首都医科大学附属宣武医院功能神经外科主任，首都医科大学神经外科学院二系副主任，首都医科大学疼痛生物医学研究所副所长，首都医科大学精神病学系副主任；社会兼职：北京市政协常委；北京市政协教文卫体委员会委员；北京济生疼痛医学基金会理事长；首都医科大学侨联主席。学术兼职有：中华医学会疼痛学分会常委（第四、五届），中华医学会神经外科分会功能神经外科专业学组副组长，中华医学科技奖第二届评审委员会委员，中国医师学会功能神经外科专家组 副主任委员（第一届、第二届），中国抗癫痫协会常务理事。北京医学会神经外科分会副主任委员，北京医学会疼痛学分会候任主委。荣获：中央文明办 "（敬业奉献类）中国好人"（2015），中国北京市委、北京市人民政府颁发 "北京市先进工作者"（2015.4），"首都十大健康卫士"（2015），北京市侨联颁发第二届北京华侨华人 "京华奖"（2016）；培养研究生 60 余名；承担和参与国家级和北京市研究课题课题 20 余项，获得国家级和北京市科研基金资助数百万元；发表论文 400 余篇。目前是《中国疼痛医学杂志》副主编，10 余种学术期刊编委；主编《功能神经外科学》，参编《外科学》《临床技术操作规范》《临床诊疗指南神经外科学分册》《微创神经外科学》《临床神经科学前沿》多部专著。

感悟

在本科读书期间，进入韩济生教授的试验室，在于英心教授的指导下，初涉疼痛医学科研。1986 年到 1991 年师从山西医科大学乔健天教授研究脊髓水平疼痛传导的机制。1994 年到美国约翰霍普金斯医院神经外科做博士后，研究立体定向和电生理技术。1998 年，作为中国驻美领事馆 "留学尖子人才"，带着梦想回国的我选择了首都医科大学宣武医院，创建了北京功能神经外科研究所，这也是中国第一家功能神经外科领域的临床治疗和科研机构。从此，被病人称作"细胞刀"的微电极导向立体定向疗法风靡全国。而北京功能神经外科研究所也被美国帕金森病基金会授予"卓越成就临床中心"，成为亚洲唯一获此殊荣的临床机构。

功能性脑病包括疼痛、运动障碍病、癫痫和精神紊乱性疾病，这是一类在影像学上没有改变的神经系统疾病；类似于神经系统的"程序"运转出了问题；在传统药物治疗无能为力时，只能借助手术进行干预；李勇杰团队不断追踪世界领域在功能性脑病的最新动态，改良技术方法，提升治疗水平，拓展治疗范畴。1999 年 3 月，功能神经外科研究所应用丘脑底核毁损技术治疗帕金森病获得成功，同年又开展脑深部电刺激技术（脑起搏器治疗术）治疗帕金森病。1999 年 5 月，首例全身性扭转痉挛的手术获得了成功。1999 年下半年，首例痉挛性斜颈、舞蹈症以及抽动秽语综合症等的手术相继获得了成功。李勇杰团队创造性地把手术的治疗范围拓展到其他运动障碍性疾病之后，又开始了手术治疗癫痫和疼痛的工作，至今已拓展到 30 多种功能性脑病。研究所形成了以疼痛中心、运动障碍中心和癫痫中心为核心，脑瘫、面肌痉挛以及精神外科为分支的多层次、全方位的学科构架，成为国内最大的功能性脑病临床、科研和教学基地。如今，北京功能神经外科研究所已成立 20 年，共诊治病人 10 余万，手术治疗近 20000 例。自 2009 年起连续十年，研究所的帕金森病"脑起搏器"治疗量达到全球第一，成为"脑深部电刺激全球最大治疗中心"。

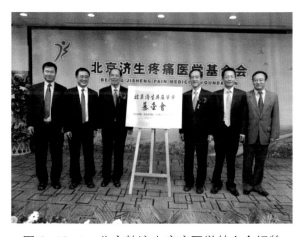

图 6-18-1　北京韩济生疼痛医学基金会揭牌

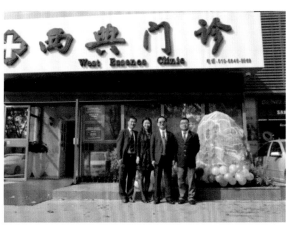

图 6-18-2　西典门诊

蒋宗滨

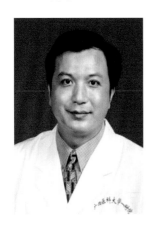

蒋宗滨，1962年7月生，广西玉林人。1985年毕业于广西医学院，获医学学士学位；1985年7月—2004年12月，在广西医学院附院麻醉科工作，历任住院医师（助教）、主治医师（讲师）、副主任医师（副教授）和主任医师（教授）；1995年4月—2004年12月，任麻醉科、麻醉学教研室副主任、手术麻醉科党支部书记；1998年至2001年，在广西医科大学研究生学院攻读麻醉学硕士，获医学硕士学位；2001年至2003年，在加拿大西安大略大学医学院大学医院麻醉科留学；2005年1月—2016年12月，任广西医科大学疼痛医学中心主任、广西医科大学第一附属医院西院手术麻醉科主任；2012年1月至2016年12月，兼任疼痛科主任；2017年1月至今，任广西医科大学第二附属医院疼痛科、手术麻醉科主任。现为中国民族医药学会疼痛分会副会长、中国医师协会疼痛科医师分会常委、广西医学会疼痛学分会副主任委员、广西医师协会麻醉学医师分会副会长；是《中国疼痛医学杂志》《中华麻醉学杂志》等10多本专业杂志的编委。发表论文100余篇，其中SCI收录6篇；编写学术专著及国家卫计委规划教材20部；主持省部级科研项目16项，获省部级科技进步奖5项；培养硕士研究生40余名。

感悟

1985年7月大学毕业后留在广西医学院附院（后更名为广西医科大学第一附属医院）麻醉科工作，从此，就与疼痛结下不解之缘。当时的工作主要是临床麻醉，但麻醉科已经开展硬膜外镇痛治疗工作。1988年4月，在时任科主任谭冠先教授的率领下，创建了广西第一家疼痛门诊，从此正式踏上疼痛医学之路。当时，疼痛门诊的治疗手段比较单一，仅药物＋神经阻滞，但也发挥了很大的作用，解除了不少疼痛病人的痛苦。印象最深的是1989年，有一位从香港来就医的带状疱疹后神经痛病人，痛苦不堪，辗转粤港澳治疗，但疼痛一直没有得到有效的控制，当时没有加巴喷丁等特效药，但我科的周文富教授利用自制的带钢丝硬膜外导管，从硬膜外腔置入留管，体外端的钢丝连接针麻仪，每天进行2次电刺激。经过2周的治疗，结果把疼痛控制住了！当时病人很吃惊，也万分感激，离开南宁前，给我们送了一面锦旗，那是我们疼痛门诊获得的第一面锦旗，备受鼓舞！现在回想，那不就是脊髓电刺激的最早发明和应用吗？遗憾的是，我们没有继续深入研究，也没有把成果转化为产品！

促使广西疼痛事业迈向一个新台阶的是 1997 年，那一年三喜临门。第一，5 月，在韩济生院士的亲切关怀和帮助下，经多方努力，广西医学会疼痛学分会正式成立，成为全国成立地方疼痛学分会最早的省区之一；第二，在同一时间段，中华医学会疼痛学会第二届学术年会在南宁召开，大会高朋满座，学术气氛浓厚，影响持久深远；第三，6 月，"中华疼痛学会第八临床中心"落户广西医科大学第一附属医院，我受命从北京带回了由韩济生院士亲笔书写的牌匾。第八临床中心成立大会之际还举办了疼痛诊疗学习班。三件大事同年举办，为广西的疼痛事业打下了坚实的基础，从此，广西疼痛人也从广西走向了全国。

为了加强学科建设，推动疼痛医学的发展，2005 年 3 月，经广西医科大学批准，成立了"广西医科大学疼痛医学中心"，从此，广西疼痛医学的医、教、研、管相辅相成，高歌猛进，和谐发展。2012 年 2 月，医院下文正式成立疼痛科，至此，我院疼痛科驶入了学科建设与发展的快车道。

回想从事疼痛医学工作的 29 年，我常常想：作为疼痛人，自己到底为中国、为广西的疼痛事业做了哪些贡献？归纳起来有三点：①许多镇痛新药、疼痛新技术第一个引进到广西并推广应用，比如瑞芬太尼、舒芬太尼、氟比洛芬酯、地佐辛、加巴喷丁、普瑞巴林等药物的临床应用；无痛美容、PCA、臭氧（水）注射、鞘内吗啡泵等技术的开展与临床应用；② 2008 年第一个在全国高等医学院校本科生和本硕生中开设《疼痛医学》选修课，为疼痛医学教育、疼痛后备人才的储备尽了一点微薄之力；③ 2010 年第一个在全国提出疼痛科核心技术的概念及其范畴，内容刊登在当年的《实用疼痛学杂志》第 6 期，为学科的建设发展建言献策。

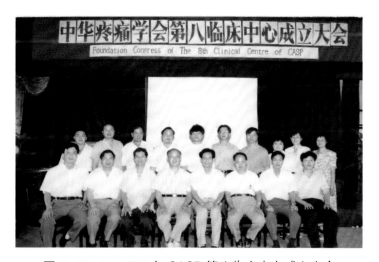

图 6-19-1　1997 年 CASP 第八临床中心成立大会

熊利泽

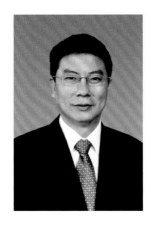

熊利泽，1962年11月生，湖北枣阳人，2006年毕业于第四军医大学，获博士学位。先后赴英国牛津大学（1992）和日本山口大学（1998）学习和研究。现任第四军医大学西京医院院长，中华麻醉学会主任委员，亚澳麻醉学会(AARS)主席，《中华麻醉学杂志》总编辑。长江学者计划特聘教授（2006），国家杰出青年基金获得者（2008），973首席科学家（2014），教育部长江学者创新团队（2011）和科技部重点领域创新团队（2012）学术带头人，以第一完成人获国家科技进步一等奖（2010），吴杨奖（2013），军队杰出专业技术人才奖获得者（2015），原总后勤部科技金星（2014）。熊利泽教授所带领的团队以围术期脑保护为主要研究方向，经过近30年的探索与研究，以激活内源性保护能力为切入点，在神经保护领域取得了新的突破。提出"针药平衡麻醉"新理念，利用针麻及西药麻醉的优点，改善术后病人的临床转归。先后共主持22项国家及军队重大课题。在《Journal of Clinical Investigation》《European Heart Journal》等国际权威杂志发表SCI论文197篇，IF >5为49篇；其中第一或通讯作者136篇，IF>5为31篇，单篇最高IF=13.765（J Clin Invest，2013），研究结果被《Annual Review Immunology》《Nature Neuroscience》等杂志引用共1893次，单篇最高引用144次，并写入了《Innate Tolerance in the CNS: Translational Neuroprotection by Pre- and Post-Conditioning》等22部国际专著，包括国外英文专著2部。

感悟

我1985年毕业于第四军医大学临床医学系。同年留校，分配到西京医院麻醉科。1988年赴英国牛津大学Nuffield麻醉学教研室学习国际前沿麻醉学理念和技术。这些经历让我从不同角度对麻醉进行了深入的学习和研究，并逐渐在麻醉疼痛领域有了自己的认识。

1998年，我决定留学日本山口大学，进行脑缺血损伤和疼痛方面的学习与研究。回国时，我携带了当时国内很难获得的实验器材：脑缺血模型必需的尼龙线、脑室注射立体定位仪、一些实验用耗材等…这些珍贵的实验器材为日后的麻醉科的科学研究提供了必要实验条件，有些也成为实验室的传家宝沿用至今。从日本回来后，我就带领团队投入脑缺血损伤保护的研究中。我们当时的实验室只有12平米左右，条件非常艰苦，但一年时间里我们做出的科研成果就发表在麻醉学权威杂志《Anesthesiology》上，这是国际麻醉学领域公认最权威的杂志，是我们学科的第一篇国外论文，奠定了我们学科发展的基础。可以说，我们的实验室从无到有，从几个平米的空屋子到上千平米价值千万，这个起步是非常非常艰难的，这也是时至今日我从事麻醉和疼痛学工作最深刻的感受之一。

神经病理性痛是一个包含多种类型疼痛的常见的临床顽症，发病机制复杂，超过2/3的病人不能获得有效的减轻疼痛的治疗。而疗效是一个临床学科成长的硬道理，针对病理性痛的病因治疗才能得到最佳的疗效。我们总结归纳，认为感觉神经损伤很可能是神经病理性痛的根本病因，临床上病人疼痛状态的持续存在恰恰可能是因为感觉神经损伤仍未康复。创新性提出"神经保护策略治疗病理性疼痛"的新思路。我们的研究发现用神经保护和治疗常用手段—高压氧治疗可调控大鼠神经病理性痛的急慢性转化，缓解维持期原发新三叉神经痛，其机制可能与抑制炎症反应有关。相关论文在 Eur J Pain 发表，同期获邀撰写述评，并得到 University of Illinois at Chicago 同行 ShailendraKapoo 的好评（I read with great interest the recent article by Gu et al. (2012). The article is highly thought provoking… ）。沿用相同的神经保护策略，我们还发现早期给带状疱疹病人行重复椎旁注射，使用甾体类激素系统性抑制免疫炎症反应，可显著降低带状疱疹后遗神经痛的发病率。深入挖掘神经病理性疼痛潜在机制，我们的研究相继发表在《J Clin Invest》《Cancer Res》等国际知名期刊。

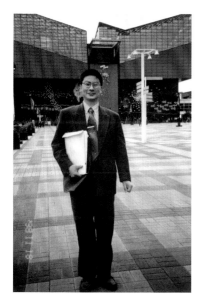

图 6-20-1 日本进修照片

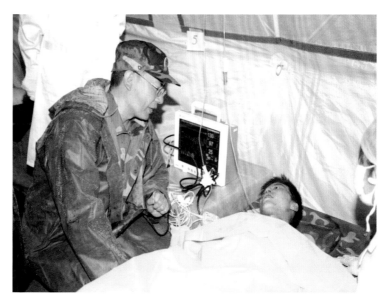

图 6-22-2 2006 年，熊利泽教授带队赴汶川抗震救灾

吕岩

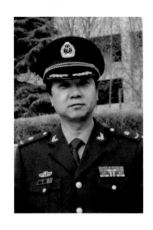

吕岩, 1963年2月生, 黑龙江齐齐哈尔人, 第四军医大学 (1981—1986) 医疗系毕业后任神经内科住院医师4年, 然后师从我国著名神经科学家李继硕教授, 分别于1993年和1997年获得神经科学硕士和博士学位。博士毕业后分别在日本久留米大学 (1998—2000) 和美国北卡罗来纳大学 (2000—2001) 做博士后研究。博士后出站后在美国北卡罗来纳大学担任讲师 (2001—2004) 和助理教授 (2004—2008)。2007年年底全职回国, 在第四军医大学西京医院工作至今。现任教授, 博士生导师, 第四军医大学西京医院疼痛科主任, 中国医师协会疼痛科医师分会副会长 (2015—)、陕西省疼痛学会主任委员 (2013—)、中华医学会疼痛学分会委员 (2013—)。从事痛与镇痛的基础与临床研究30多年, 发表SCI论文50余篇, 其中20篇代表性论文被SCI引用1300余次。2008年至今连续获得5项国家自然科学基金的资助, 其中国家自然科学基金重点项目1项 (278万元), 重大国际合作项目1项 (200万元), 面上项目3项。兼任10余种国际英文杂志审稿专家以及《中国疼痛医学杂志》常务编委。

感悟

1986年刚开始医生生涯的时候, 作为一名神经内科医生, 面对很多慢性顽固性疼痛病人束手无策, 翻遍我们在大学里学的教科书, 竟然找不到疼痛相关的机制与治疗的系统内容。委托国外的朋友找到了一本1982年出版的第一版《Textbook of Pain》, 主编是Patrick Wall和Ronald Melzack。两人于1965年共同提出了疼痛闸门控制学说。关于疼痛机制的描述不是停留的学说阶段, 就是还没有定论。关于镇痛治疗无外乎非甾体类药物和阿片类药物, 还有就是神经阻滞。难道就没有根治慢性疼痛的办法吗? 带着这些疑惑, 报考了李继硕教授的研究生, 专攻痛与镇痛的神经学机制。犹如刘姥姥进了大观园, 对疼痛研究领域的每一篇论文都感到新奇, 然而硕士和博士阶段的学习与研究不但没有解答我的疑惑, 还增加了些许失望。继续深造吧! 然后开始了在日本和美国的博士后研究, 专攻疼痛的神经学机制。一路走下来, 直到发表了一些自认为比较重要的研究论文, 却发现不仅是我的研究, 绝大多数疼痛研究领域的基础研究距离临床应用还很遥远。非要等到疼痛机制搞清楚了, 才能治疗疼痛吗? 到了2005年, 恰逢美国北卡罗莱纳成立大学成立临床疼痛医学中心, 有幸以大学神经科学中心PI的身份成为临床疼痛医学中心兼职教授 (adjunct professor)。临床医生出身的我，又燃起了回归临床的欲望。

2007 年年底回国后，正式全职投身疼痛科临床工作。西京医院是国内较早开设疼痛门诊的医科大学附属医院（1989 年成立），经过十年的努力，西京医院疼痛科已经成长为国内具有影响力的疼痛科之一。目前国内外成熟的慢性疼痛微创治疗技术都已在西京医院顺利开展。西京医院疼痛科目前拥有医师 9 人，其中教授 2 人；副教授 2 人；主治医师 2 人；住院医师 3 人。开展固定床位数 15 张。2016 年门诊量 27586 人次，门诊治疗量 14102 人次，住院病人微创手术量 340 人次。

虽然中国疼痛科经历了十年的突飞猛进的快速发展与进步，但与临床成熟科室相比，我们在医学领域的影响力还很弱，复旦大学管理研究所推出的中国医院学科排行榜还没有疼痛科。疼痛科建设已到了历史机遇期，国家卫计委已将疼痛科增加到三级综合医院医疗服务能力指南，下一步如何发展是中国疼痛科的重要课题。借鉴兄弟学科的发展经验，无不以学术引领临床进步。

科研与学术是保证并不断提高疼痛科临床诊疗质量、加快人才培养和实现疼痛学科科学化管理的基石。只有从事研究工作，医生才能成其圆满，才能创造掌握先进技术，才能把握现代医学的发展方向，才能不断改善临床实践。医科大学教学医院和三级医院的医生则有责任担当起医学科研的任务，这类医生相当于国外的 Scientific physician 或 Physician scientist，作为知识分子必然要担当知识创造和医学发展进步的责任。个人以为中国疼痛科的进一步建设也应以"学术引领，注重临床"为发展策略！中国疼痛科建设任重！道远！

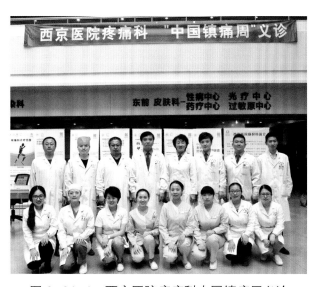

图 6-21-1　西京医院疼痛科中国镇痛周义诊

李荣春

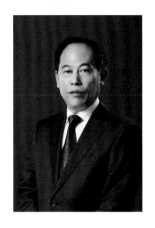

李荣春，1963年10月生，湖北武汉人，毕业于武汉大学医学院（原湖北医科大学），主任医师，华中科技大学兼职硕士研究生导师，湖北中医药大学教授；现任武汉市普爱医院副院长，并担任中国医师协会疼痛医师专业委员会第二届委员会副主任委员、中国中西医结合学会第一届疼痛学专业委员会副主任委员、中华医学会疼痛学分会第六届委员会委员，中华医学会麻醉学分会第十一届委员会疼痛学组委员，湖北省疼痛学会第四届副主任委员，《中国疼痛医学杂志》及《实用疼痛学杂志》编委等。在2007年被授予武汉市"五一劳动奖章"；2008年被授予"武汉市有突出贡献中青年专家"；2009年荣获第六届"中国医师奖"；2013年被全国科教文卫组织评为"全国医德标兵"；2014年荣获"全国五一劳动奖章"。2015年荣获"湖北省突出贡献中青年专家"。

感悟

我是1983年就读武汉大学医学院临床医学系，1988年毕业。毕业后来到了华中科技大学同济医学院附属普爱医院麻醉科工作，从事临床麻醉工作二十余年，熟练掌握各种临床操作技术，工作兢兢业业，勤勤恳恳，一次偶然的机会，我接触到了一门新兴学科——疼痛学。看着慢性颈、肩、腰、腿痛的病人满脸痛苦而来，高高兴兴而去，我决定将自己的专业定位做一次重大调整，利用自己临床麻醉技术的优势为那些被疼痛所困扰的病人解除病痛。从此，我开始了利用麻醉科独有的穿刺技术，结合其他辅助方法为慢性疼痛病人解除痛苦的专业历程。

为学习国内最先进的疼痛诊疗技术，多次自费到上海市第六医院、山东省立医院、深圳南山医院和北京天坛医院等地观摩、学习、研究。常常是周五晚上登上火车，周一早晨赶回医院。那段时间两头忙。在一丝不苟地完成份内麻醉工作的同时，利用中午和晚上的时间接诊疼痛病人。悉心的治疗，使病人迅速摆脱疼痛，病人口口相传的称赞引来了四面八方的病人。2006年，率先在中南地区成立疼痛科病房，我更是全身心地投入到为门诊、住院病人解除颈、肩、腰腿痛的治疗中。科室先后开展了射频联合超激光治疗神经痛、通过臭氧射频治疗骨关节炎的技术。

2009年3月，中国疼痛学会将"第七临床中心"的牌匾挂到了武汉市普爱医院疼痛科的门楣上，这意味着疼痛科不仅是接诊病人和做科研，还要指导其他医疗机构的疼痛治疗技术。我们连续 7 年举办"中南地区脊柱微创技术研讨会"，来自全国十三个省市近千名疼痛科医生参会，七次会议的成功召开得到了中华疼痛学会领导的高度评价。并不辞辛劳帮助筹建襄樊市、荆州地区、仙桃市、孝感市、恩施等地的疼痛学会，并对各地级市疼痛科提供技术支持和临床指导，大力推动了中南地区疼痛事业的发展。

从最初单纯靠臭氧进行神经阻滞逐渐发展到现在包括臭氧、激光、胶原酶、射频、旋切、钳夹、椎间孔镜、椎体成形术、神经电刺激、癌痛治疗等在内的一系列疼痛微创治疗手段，我们边实践边探索，要优化技术的同时更要疗效。

一枝独秀不是春，百花齐放春满园。我从来没有把自己刻苦钻研的技术当作独门绝活和私有财产，而是毫无保留传授给年轻大夫，现在，科里的年轻人都能独挡一面地开展工作。疼痛科学习氛围浓厚，曾先后荣获"武汉市青年文明号"、被市总工会授予"巾帼文明示范岗"、"三八红旗集体"，并获批"武汉市重点专科"（2009）、"湖北省重点专科"（2014），同时成为全国疼痛学界首家获批的"国家药物临床试验基地"（2014）等。一个个荣誉称号，留下了一串串光辉的足迹。

回顾 10 年征程的艰难，深有感触。科室团队为病人早日减轻疼痛，每天加班加点工作，以高度的"责任心、爱心、耐心、细心、菩萨心"对待每一位病人，我看到了高尚的医德、精湛的医术、扎实的作风；看到了坚韧不拔的意志、永不退缩的勇气、锐意进取的精神和团队协作的重要性。

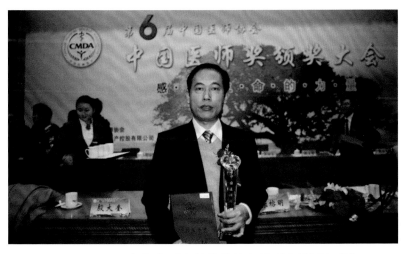

图 6-22-1 李荣春副院长荣获第六届"中国医师奖"

刘慧

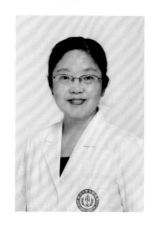

刘慧，1963 年 10 月生，四川彭山人，本科毕业于四川医学院（1979—1984），华西医科大学临床医学院硕士研究生毕业（1984—1987），毕业后留校（原四川医学院附属第一医院，现四川大学华西医院）工作至今，任助教、讲师、副主任医师，主任医师，1987 年—2000 年从事麻醉工作，1994 年开展疼痛门诊，2000 年开始完全从事疼痛工作至今，2003 年创建华西医院疼痛病房，床位 48 张，门诊2 万人次 / 年 2013 年成立疼痛科，2013 任四川大学华西医院疼痛科主任，麻醉科副主任。2013 年作为学科带头人带领团队获得卫生部疼痛临床重点专科建设项目，2001 年担任硕士研究生导师，培养硕士研究生 21 名，中华医学会疼痛学分会全国常务委员（2008 至今），中国医师协会疼痛医师专委会副主任委员（2016 年至今），四川省疼痛学分会主任委员（第一、二届 2009—2015），四川省疼痛学会候任主任委员（第四届 2018—2021年）中国女医生协会疼痛分会全国副主任委员，西部精神学会疼痛专委会主任委员，中国医促委疼痛病学培训中心副主任委员，中国民族医药学会疼痛分会疼痛超声学组组长，四川省及卫生部医疗事故鉴定专家，中华麻醉学会疼痛专委会委员，国际疼痛研究会（IASP）会员。《中国疼痛医学杂志》常务编委、《实用疼痛学杂志》副主编，《华西医学杂志》编委。已发表国家级论文 50 余篇，有关疼痛方面的论文 50 余篇，参编疼痛相关著作 9 部（分别任副主编，系统主编，编委）。承担或负责课题 10 项，擅长疼痛疾病疑难重症诊治，尤其率先在国内疼痛领域开展超声技术在疼痛诊疗的应用及系列研究，引领疼痛超声于国内领先。研究方向：疼痛基础与临床。

感悟

我于 1979 年考入四川医学院医学系，那是十年浩劫后改革高考制度的第二年，继 77、78 级高考之后，我有幸成为天之骄子，成为许多人梦寐以求的大学生。怀着强烈的知识渴求，以及报效祖国的理想，度过了五年的医学生生活，1984 年考入华西医科大学临床医学院攻读麻醉专业硕士学位，1987 年获得医学硕士学位，毕业后留校至四川医学院附属第一医院麻醉科工作。由于对疼痛领域的科研的兴趣，加之 20 世纪 90 年代中期三甲医院评审必须三甲医院开展疼痛门诊的要求，1996 年单位派我到延边大学医学院附属医院疼痛科进修学习，我感到疼痛科的治疗能够减轻临床病人的痛苦，同时也发现该学科的发展有巨大的潜力和不足，激发了我对疼痛专业的热爱和孜孜不倦的追求，从此走上了疼痛学科专科医师的道路。开启了我事业的又一段难忘而珍贵的人生。

20世纪90年代，中国的疼痛事业刚刚起步，从事疼痛的人员大多是麻醉科医生，条件非常简陋加之各级人员对疼痛认识不足，那是艰苦创业的阶段，但是，在我国老一辈的疼痛专家及中国疼痛的奠基人韩济生院士带领下，在中华疼痛学会主任委员及相关领导的大力呼吁和艰辛努力下，2007年7月26日卫生部发布227号文件，代码27，在《医疗机构诊疗科目名录》中增加"疼痛科"为一级诊疗科目，由此确立了疼痛科在临床的地位，我们从事疼痛的医生终于有了身份证，这是中国疼痛的春天和重要的转折点。由此，中国疼痛事业进入了发展的快通道！

我作为医院疼痛科主任，以"临床为本，教研强科"为宗旨，加强学科建设和人才梯队培养，不断开展新技术，新方法，与国内国际同行建立广泛联系，拓宽视野，加强对周边地区辐射能力和影响力的提高，建立了远程网络教学及远程会诊和松散型医联体，使学科具有更强的竞争力，以疼痛病房规模及技术一流为目标，带领团队于2013年获得卫生部疼痛临床重点专科建设项目，同时探索和积累了疼痛科建设和管理的宝贵经验。

为了四川疼痛事业的快速发展，建立疼痛学会迫在眉睫，于2009年创建了四川省医学会疼痛专委会并担任第一、二届主任委员及第四届主任委员（候任主委），借助学会的平台不断开展有水平有影响的学术活动、各种培训班、卫生下基层等各项活动，加强学科建设及人才梯队培养，目前四川省疼痛从业人员队伍不断壮大，技术水平不断提高，造福广大病人，解除病人的痛苦。

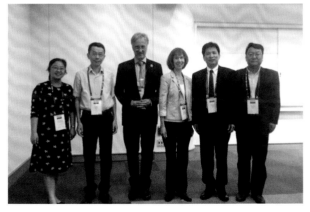

图6-23-1　2016年9月参加IASP第16届世界疼痛大会

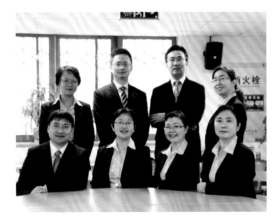

图6-23-2　华西医院疼痛科全体医务人员

冯艺

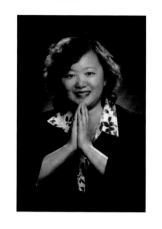

冯艺，女，1965 年 1 月生，北京人，毕业于首都医科大学（1982—1987），2005 年获得北京大学临床医学博士学位。于 1995—1998 年赴美国德克萨斯大学医学院麻醉科和解剖及神经学科，作为访问学者从事有关疼痛机制和治疗的研究。2005 年晋升为主任医师和教授，并获得博士研究生导师资格。2007 年负责组建疼痛亚专业组，现为独立的疼痛医学科。2012 年创建了卫生部第一批癌痛规范化治疗示范病房。多学科疼痛管理的主要倡导者、筹备者和项目负责人。中华医学会疼痛学分会常务委员、中华医学会麻醉学分会委员、中国医师协会麻醉学医师分会常委、中华中医药学疼痛学分会常务委员、北京医学会麻醉学分会副主任委员、卫生部卫生专业技术职称资格考试麻醉学专业委员会委员、北京医师协会麻醉分会副会长。《中华麻醉学杂志》常务编委《中国疼痛学杂志》常务编委、《临床麻醉学杂志》编委、《医学参考报》疼痛频道主编、《Chinese J of Medicine》审稿人、《World Journal of Anesthesiology》编委。国家 973 计划、国家自然科学基金、首都卫生发展科研专项、北京市自然科学基金、教育部科学技术研究项目等科研项目负责人。在国内核心杂志（《中华麻醉学杂志》《中国疼痛学杂志》等）及国外重要杂志（《Anesthesiology》《J of Pain》《Pain Physician》等）发表论文 100 余篇，其中 SCI 论文 20 余篇。

感悟

一、从科研到临床，用数据修正传统

1995 年至 1998 年赴美国德克萨斯大学医学院做访问学者期间主要从事内脏痛与非甾体类抗炎药相关研究，师从著名神经学家 William D Willis，从此与疼痛结缘，迈进了疼痛医学领域的大门并对疼痛产生了浓厚的兴趣。此后一直对疼痛保持着高度关注并进行临床与基础研究。在从事临床麻醉过程中，我们发现胸外科开胸术后慢性疼痛发生率居高不下，而胸外科当时常规采用肋间神经冷冻方法治疗术后急性疼痛，这种做法真的有效吗，怀着这种疑问我和胸外科医生合作调查发现肋间神经冷冻虽然可以很好地抑制术后急性期疼痛，当遗憾的是，肋间神经冷冻会增加术后慢性疼痛发生率，印证了冥冥之中的假想。在国家自然科学基金支持下我们进行动物实验，研究数据证实了我们的临床发现，相关文章在 Cryobiology 杂志上发表，得到了国内外同行的认可。在我们研究数据的支持下，胸外科已经不再使用肋间神经冷冻镇痛这一技术。我的亲身经历让我切实体验到科研与临床互相佐证、相辅相成，我们的研究成果可以使很多病人免于经受慢性疼痛的痛苦，这对我是巨大的鼓舞。

二、涓涓不息创科立业，终成江河反哺社会

我于2007年牵头成立北京大学人民医院麻醉科疼痛亚专业组，成立之初仅有一名医生，这些年来逐步开展诊疗业务、招揽人才，成为独立的疼痛医学科，从无到有、从小变大、从弱到强。现在疼痛医学科的医疗、教学和科研全面发展，并且一直走在国内疼痛诊疗领域前列。我带领团队获得2015年度国家卫计委医政司"优质服务岗"称号。这里的一点一滴无不包含着院领导、学科带头人、骨干及所有医务人员的辛勤耕耘。2012年我科成为卫计委首批癌痛规范化治疗病房，这是对我们前期工作的认可，同时也督促我们不断进步，走在国内乃至国际的前列。我负责的首都卫生发展科研专项项目的重点攻关项目"以远程无线多参数监控为指导的癌痛病人临终居家治疗"，通过远程无线信息系统将居家病人、社区医院和三甲医院紧密联系在一起，为病人制定个体化镇痛方案，每周对疑难病人进行远程视频会诊，项目结束后远程视频会诊并未中断，迄今已坚持了六年，为很多病人和家属提供了更好更便捷的医疗服务，同时也培训了大批社区医生。

三、合力积薪，围术期疼痛治疗新理念

多年的工作中我体会到疼痛不仅仅是疼痛科和麻醉科的工作，疼痛疾病涉及多学科专业知识，疼痛治疗与管理同样也需要多学科参与。因此我开始关注多学科疼痛管理（PMDT），早期先在人民医院内部分别与多个外科召开共识会，例如骨关节科、胸外科等，达成共识后和各科室的合作更加流畅，对于疼痛的管理也更加优化。我于2016年策划并主持北京市多学科疼痛管理项目发布会，推动PMDT在北京地区的发展。我们于2016年主办第一届围术期多学科疼痛管理高峰论坛，论坛中国内著名外科专家、疼痛科专家、麻醉科专家和护理学专家共同讨论，碰撞出思想的火花，为推动多学科疼痛管理的发展做出重要贡献。

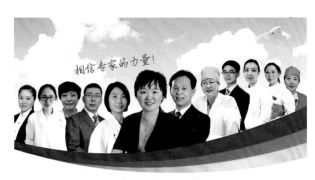
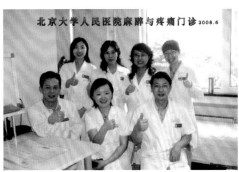

图6-24-1　疼痛科团队

刘晓光

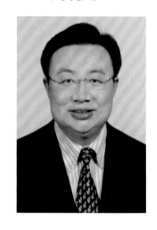

刘晓光，1966年5月生，教授、主任医师、博士生导师。北京大学医学部副主任，北京大学第三医院科研院长，骨科副主任，疼痛医学中心主任。中国康复医学会颈椎病专业委员会主委、脊柱脊髓专业委员会微创学组副主委、青年委员会主委。中华医学会骨科分会委员、微创学组副组长，疼痛分会委员。中华预防医学会卫生应急分会副主委；中国医师协会骨科分会常委、教育委员会副主委；中国中西医结合学会骨科专业委员会副主委；中国医院协会医疗法制专业委员会副主委、自律维权委员会常委；北京医学会骨科分会委员、秘书长、微创学组组长；北京中西医结合学会骨科分会副主委等职。《Spine》杂志中文版编委、《中华外科杂志》通讯编委、《中国骨与关节杂志》常务编委、《中国微创外科杂志》副主编、《中国疼痛医学杂志》常务编委等。

主持国家自然基金委、科技部"十五攻关"课题、首发基金、首都特色基金等，承担了卫生部、教育部等多项重点基金课题。获教育部高校科技创新二等奖（两项），北京市科学技术奖二等奖，北京市优秀中青年医师"名医奖"。

感悟

2007年到2017年是中国疼痛科成建制蓬勃发展、快速建设的十年。这十年间，我也亲历了北京大学第三医院开设疼痛门诊，建立疼痛医学中心和独立疼痛病房，北京大学医学部成立疼痛医学中心，北京疼痛学会和疼痛医师协会建设等工作，有一些感受和体会拿出来与大家分享和探讨。

顺势而为，建立建设疼痛科人才培养体系：十年树木，百年树人。任何医学专业的发展和兴盛，人才都是最重要的基础。现在临床的各个专业几乎都有自己规范化的住院医师一阶段、二阶段培养体系，有些专业甚至已经具备专科医师的培养计划和体系。

与传统学科相比，疼痛科在中国的发展一开始就具备MDT的基因。中国疼痛医学在开始发展阶段荟萃了基础医学、麻醉科、骨科、康复科、神经内外科、肿瘤科、风湿免疫科、皮肤科、中医科等许多不同背景的有识之士，跨界思考，共同奋斗，群策群力，推动疼痛医学的发展。开展疼痛方面的研究工作，在学会体系里可以找到任何相关背景的专家。临床发现问题，多学科讨论，展开临床研究，基础研究，多中心研究，从基础到临床完成转化，从临床研究到应用的转化，这些在其他专业很难完成的整合、协调和转化可能在疼痛领域都会有实现的基础和可能。和传统学科比，新学科人才优势，科研积累都不够，这些都需要时间沉淀和积累。但疼痛专业完全可以借力发力，利用多学科便捷合作，临床基础便捷合作的优势，进行跨学科研究，转化研究等，加快速度赶上甚至超越兄弟科室。

2007年，北京大学第三医院响应卫生部227号文件，成立了疼痛门诊，安排专职的医师出诊。同时与骨科、肿瘤科、康复科合作开展疼痛病人的住院治疗。在韩济生院士倡导和直接领导下成立北京大学医学部疼痛医学中心后，我们的工作有了更加明确的方向和支持，经过多年的发展，临床需求不断扩大，2014年，医院领导英明决策，建立了北医三院疼痛医学中心和独立的疼痛病房，由我兼任中心和疼痛科主任，抽调骨科、麻醉科的相关医师进一步充实医师队伍。中心一直秉承多学科协作，专业化发展的方针，与兄弟科室一起开创合作共赢的局面。需要手术治疗的脊柱病人，疼痛科转诊到骨科，需要微创介入治疗的脊柱病人，骨科转诊到疼痛科。与放射科一起合作开展、发展CT介入疼痛诊疗技术，与超声科合作丰富超声引导疼痛介入诊疗技术，与肿瘤科合作积极开展肿瘤微创介入技术，与13个疼痛相关临床科室定期开展病例讨论。不同的兄弟科室都从疼痛科发展的过程中受益，自然也支持、帮助疼痛科发展。人才方面，制定住院医师规范化培养制度，与医院、学校教育部门积极沟通，推动落实。培养科室医师国内外有序学习先进技术。科内严格转科制度，手术准入制度，手术分级制度。定期开展继续教育讲课。科研方面，结合临床需要，独立申请到科技部重大专项，与放射专业、骨科专业、超声专业也共同申请课题，展开研究。专业方面，建立兴趣小组，同时开展脊柱关节源性疼痛，癌痛，神经痛疾病的诊疗工作，常规手术不设准入门槛，科室医师都可按制度开展，另外兼顾各种慢性疼痛疾病的诊疗。

回顾2007年到2017年的疼痛工作，紧张充实，收获满满。展望未来，我们不忘初心，继续为民除痛。生逢盛世，戮力前行，相信中国疼痛科的明天一定会更美好，我期待下一个十年！

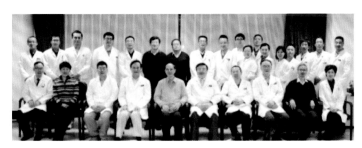

图6-25-1 北京大学第三医院疼痛中心

熊东林

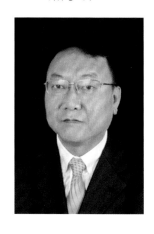

熊东林，1965年1月生，江西南昌人，现任国家临床重点专科—深圳市南山人民医院疼痛科主任，社会兼职有：中华医学会疼痛分会第五届委员会中枢疼痛学组副组长，广东省医学会疼痛分会主任委员兼青委主委，2012年起任深圳市中西医结合学会疼痛专业委员会第一届委员会副主任委员，2013年起任深圳市医学会疼痛专委会主任委员，2014年起任广东省中医药学会疼痛专业委员会第一届委员会副主任委员，深圳市医学会第七届理事会常务理事，2015年起任中国医疗保健国际交流会骨科疼痛防治专业委员会、柱内镜学组委员，中华麻醉学会疼痛学组成员，2016年发起创建广东省医师协会疼痛科医师分会并任首届常务委员，2016年起任中国中西医结合学会疼痛学专业委员会首届副主任委员兼首届神经调控组组长，广东痛医疗质控中心副主任，南方科技大学疼痛医学中心副主任，全国社会办产业企业管理协会社会办医分会常务理事兼秘书长。任《中国疼痛医学杂志》《实用疼痛学杂志》编委。

省市级课题3项，发表论文10余篇，其中SCI 5篇。参加2013年、2016年中华医学会疼痛分会牵头中国《神经病理性疼痛诊疗专家共识》《带状疱疹后神经诊疗中国专家共识》，2010年获深圳市科技进步二等奖，参与编写《椎间盘源性疼痛微创诊疗学》《神经病理性疼痛学》，参译《经皮穿刺脊髓电刺激镇痛术》《疼痛医学精要》。

感悟

1983年考进江西医学院医疗系，1988年毕业后留校，晋聘选择麻醉专业。1993年12月被借聘于蛇口人民医院麻醉科，1991年南山医院麻醉科主任开始着手创建疼痛门诊，我义无反顾决定从事疼痛诊疗。当年广东省疼痛学会成立不久，设立南山医院疼痛诊疗中心，1999年医院派我到北京医科大学"中法"疼痛中心学习、进修并协助该中心进行疼痛诊疗，2004年始开展影像介导下卵园孔穿刺疗法，早期多为盲穿，成功率极低，为了在X线下找卵园孔，我整整花费了1年多时间，包括查阅国外书籍，最终通过利用北医带回的颅骨标本，在斜坡垂体窝，岩部及卵园孔，园孔使用金属标记，放置DSA下透视，逐一摸清寻找卵园孔球管应向患侧及尾侧倾斜的15~25°，摸清卵园孔下外斜峰实际是颅骨岩部的投影，为半月神经射频治疗打开一扇光明之窗。

2007年10月，我提出疼痛科应走差异化、国际化，与其他科不同的道路，以微创、微侵影像介导下的治疗特色，其核心为"两弹一星"，两弹指："神经调控"包括电刺激和"鞘内吗啡输注系统植入术"（外形均有高能电，金属外壳及等线电极），其中电刺激术为氢弹，将在疼痛治疗中发挥重要作用，一星指："硬膜外腔镜等内镜系统"，实行"精准治疗"做到安全、有效。

2009 年，南山医院疼痛科与广东医学院合作成立了国内首个疼痛学教研室，南山医院疼痛科成为中华医学会疼痛学分会临床培训基地（深圳），是国内首批有资格开展规范化临床培训工作两家单位之一，作为教研室的授课老师之一，20 年来南山医院疼痛科培训了 700 多个专科医生，5 批麻醉专业疼痛发展方向本科生，为中国疼痛事业的发展尽自己一份力量。

2014 年初，疼痛科团队成员的汗水和泪水定格在一个四方扁牌上，南山医院疼痛科毫无争议地被国家评为临床重点学科建设单位。2015 年，疼痛科以市"三名工程"为契机引进了院士团队，成立南山医院疼痛医学韩济生院士工作站。2016 年 10 月，在国家卫生计生委的支持下，由中日医院发起，以包括南山医院在内的 6 家国家级的疼痛临床重点为龙头，联合国内部分大型三甲医院共同成立了"中日医院疼痛专科医联体"。

2017 年 3 月 31 日成立南方科技大学南山医院疼痛医学临床中心，该中心致力于推动高校与医院、创新医药企业的密切合作，形成"研 - 医 - 企"协同创新机制，我任中心副主任。

同时，由深圳市南山区人民医院牵头的"国家临床重点专科·南山医院疼痛专科医联体"也正式启动，13 个省的 50 多家公立医院加入该疼痛专科医联体，把南山医院疼痛科的技术优势、管理能力高层次、高质量进行输送，提高帮扶单位医院疼痛科医务人员对疼痛常见病、多发病的诊断、鉴别和治疗能力，为病人提供高水平、整体性、持续性疼痛专科诊疗服务，真正实现"基层首诊、分级医疗、急慢分治、双向转诊、上下联动"的就医新格局。医联体模式是正真意义上缔造病人的福音，成为中国疼痛治疗"新引擎"。

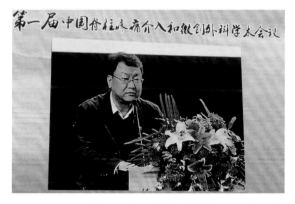

图 6-26-2　第一届中国脊柱疼痛介入和微创外科学术会议

黄东

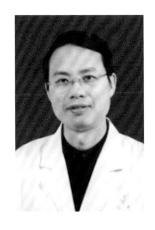

黄东，1966 年 1 月生，主任医师，教授，博士生导师，现任中南大学湘雅三医院疼痛科主任，中南大学疼痛医学研究所所长。1989 年 7 月毕业于中南大学湘雅医学院（原湖南医科大学）临床医学专业，获得学士学位；2010 年 6 月获得博士学位。1992 年起一直从事疼痛医学临床、教学与科研工作。2000 年筹备并成立了湖南省首家综合性疼痛诊疗中心——湘雅三医院疼痛诊疗中心，2002 年参与筹备成立了湖南省疼痛医学专业委员会，并担任委员和首任秘书，2008 年获国家留学基金委资助，在美国纽约大学疼痛中心担任高级访问学者。现为湖南省疼痛医学专业委员会主任委员，中华疼痛学会及中国医师协会疼痛科医师分会常委。在颈肩腰腿痛、神经病理性疼痛的诊治及癌痛的规范化治疗等方面有 20 余年临床经验，尤其擅长疑难性疼痛疾病的诊疗。研究方向为慢性疼痛，重点在骨癌痛和神经病理性疼痛机制研究。获得国家自然科学基金、科技部支撑计划项目、教育部博士点基金及其他省部级课题 10 余项，发表研究论文近 50 篇，其中 SCI 收录 20 余篇。获湖南省科技进步三等奖 2 项，专利 3 项。

感悟

1992 年，我开始接触疼痛治疗，当时，我还是一名年轻的麻醉科医生。一个偶然的机会，一位朋友与我谈起他夫人因外伤导致一侧肩背及上肢顽固性疼痛，辗转多地求治无效，咨询我是否有办法。当时，我根据她左上肢疼痛伴肌肉萎缩及颜色变暗的情况，试探着做了一个肌间沟臂丛神经阻滞，休息一会后她就回家了。十天后，她又来到了医院，说疼痛缓解了一大半，左上肢颜色也开始恢复正常，我非常惊讶，并不懂其中缘由，应她要求再次做了相同的治疗。一月后，她在电话里很开心地告诉我，已经完全康复。这件事情对我触动很大：一是想不到麻醉技术居然可以治病，二是为什么能治疗疼痛并不清楚原因。从此，我便怀着浓厚的兴趣和强烈的好奇心参与到疼痛医学临床与研究中来。

1999 年，湘雅三医院承办了"中美疼痛医学学术研讨会"，会上，来自美国疼痛医学领域的权威专家，介绍了疼痛医学发展的最新进展，并作专题学术讲座。这次会议开启了我从对症治疗向对因治疗疼痛转变的全新思路。2000 年，在湘雅三医院原麻醉科主任王明安教授的带领下，湖南省第一个多学科参与的综合性疼痛诊疗中心——湘雅三医院疼痛诊疗中心成立。由于疼痛诊疗属于新生事物，其他相关临床科室开始并不理解，甚至持怀疑的态度。"中心"成立之初，我们一方面争取医院领导支持，另一方面虚心向专家请教，多次组织相关学科讲课和会诊，渐渐地拉近了与相关学科的距离。

2002 年，湖南省医学会成立疼痛医学专业委员会挂靠在湘雅三医院，韩济生院士亲临指导。其后，中华疼痛学会历届领导也多次莅临湖南和湘雅三医院进行专题学术讲座和交流，湖南疼痛医学事业步入健康发展的轨道。2003 年，由湖南省和广东省疼痛医学专业委员会倡议，组成了中南六省区疼痛医学学术委员会，定期进行学术交流。

2011 年，在医院疼痛诊疗中心的基础上，湘雅三医院正式注册设立疼痛科。为了提高诊疗水平，组织多学科会诊已成为医院一项常规制度。同时，在中南大学的领导下，我们整合湘雅系统优质医疗资源，牵头成立了中南大学疼痛医学研究所，并设立了疼痛微创介入技术实体操作培训中心，在中华医学会大力支持下，邀请国内知名疼痛医学专家授课，通过将理论学习与人体教学模型和尸体模拟操作相结合，并予以临床手术演示，让学员们在短时间内比较规范掌握疼痛微创介入技术的要领并获得练习的机会。尽管一路走来困难重重，我们仍然坚持每年举办 2—3 期培训班，至今已举办了 14 期，来自全国各地近 300 名学员接受了规范培训，这些学员都成为了各医疗机构疼痛诊疗骨干。

在我国，尽管疼痛科的建立只有十年，但它是快速发展的十年，也是内涵稳健发展的十年。十年来，湘雅三医院在疼痛医疗新技术应用、人才培养、基础及临床研究等方面均取得了可喜的成绩，为湖南乃至全国疼痛医学事业的发展作出了积极贡献。在此，就如何持续推动疼痛医学内涵建设的发展，

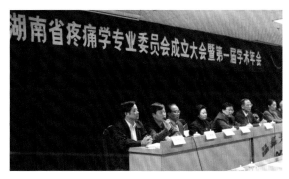

图 6-27-1　2002 年湖南省疼痛专委会成立大会照片

我谈三点个人体会：一、人才是制约学科发展最大的瓶颈，必须以各种形式加大疼痛医学人才，特别是年轻医学人才的培训力度；二、临床规范是确保医疗质量及核心竞争力的重要保障，必须尽快制定具有普遍共识的新的疼痛诊疗规范；三、在进一步加强已有学科优势的基础上，更加注重国际合作，不断提升疼痛医学的基础与临床研究水平。

夏令杰

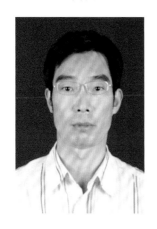

夏令杰，1968 年 8 月生，河南鹿邑人，1991 年毕业于河南医科大学，1997 年考入山东医科大学，师从山东省立医院宋文阁教授，2000 年毕业后专门从事疼痛门诊工作，2002 年成立河南省疼痛临床研究中心，2006 年创建疼痛科。在河南省率先开展了"半月神经节射频热凝治疗三叉神经痛"、"射频热凝及臭氧消融治疗颈椎间盘突出症""射频热凝、臭氧、旋切及胶原酶治疗腰椎间盘突出症""加巴喷丁及神经阻滞治疗带状疱疹后神经痛"等新业务新技术，使我省神经病理性疼痛的治疗，颈腰椎间盘的微创治疗上了一个新台阶。目前担任中华医学会疼痛学会常委（2013—2018），中国医师协会疼痛专业委员会常委（2015—2018），全国卫生产业企业管理协会社会办医学分会常务理事兼副秘书长（2016—），河南省医学会疼痛学分会副主任委员（2013—2017），主任委员（2017—），河南省医师协会疼痛医师分会副主任委员（2017—2021），河南省抗癌协会麻醉与镇痛专业委员会名誉主任委员（2013—2016），河南中西医结合学会疼痛分会副主任委员（2014—2017），河南省妇幼保健协会麻醉与镇痛专业委员会副主任委员（2014—2017），郑州市疼痛学会副主任委员（2013—2016），郑州市医学专家会诊中心疼痛专业首席专家（2008—），担任《中国疼痛医学杂志》（2014—）与《中华实用诊断与治疗杂志》编委（2013—）。

感悟

1997 年我报考了山东医科大学麻醉学研究生。当时对疼痛学几乎一无所知的我，很幸运地成了山东省立医院宋文阁教授的研究生。在读研究生期间，我目睹了宋老师他们老一代疼痛学家创业的艰辛，分享了他们成功的喜悦。

2000 年我研究生毕业后，疼痛门诊的任务就自然而然地落在我头上。起初坐门诊给人的感觉是孤独寂寞和压力，来疼痛门诊看病的人寥寥无几，偶尔一个病人也是其他科不愿意看或是看了许多科都看不好的病人。那时最羡慕的是骨科、泌尿外科的门庭若市，最难受的是坐了一整天也看不了三两个病人的落寞，最令人伤心的是其他专业的误解甚至是冷嘲热讽。记得有一天，一位外科医生，看见我在门诊坐，竟然随口对我说一句："你一个麻醉师，谁会找你看病？！还不回去做麻醉？！"虽然使我伤心气愤，但它也成了我做好疼痛的动力。从那以后我更加坚持做好疼痛工作，哪怕是没有几个病人也要坚守，随便进来问问的病人也耐心解释沟通。经过一段时间的坚持,越来越多的病人和同行认可了疼痛门诊的价值和疗效。门诊病人也从每天 2~3 个,增加到每天十几个,每天几十个。2006 年 4 月,正式成立疼痛科,当月便实行经济单独核算。

建科之初,压力之大可想而知,社会公众、病人以及同行对疼痛科的认可度还比较差,没有麻醉科这棵大树的经济担保,只有 8 张床,要养活 3 个医生 6 个护士,地方偏,没有电梯,做微创手术要等到别的科用完 C 臂的晚上,申请的射频臭氧等设备不能及时到位等不利条件,几乎将我压垮,睡眠差,食欲差,使当时身高 185cm 的我,体重只有 63 公斤。但开弓没有回头箭,干不好,不要说对不起领导的关心和支持,也无法向跟着我一起从事疼痛的医生护士交待。所以,我更加努力向国内同行请教学习,带头加班加点,在报纸、电台以及院内外讲座宣传疼痛科的治疗范围、特色技术,抓住为院领导以及重要保健对象服务的机会,展示疼痛科的价值,争取领导的理解与支持。通过不懈的努力,疼痛科前后经历几次搬迁,几次扩床,经济和社会效益不断增长,受到领导和同行的高度赞扬。其间我个人也获得了"河南省人民医院感动服务标兵""河南省直优秀共产党员""河南省保健委员会优秀保健专家""河南省构建和谐医患关系先进个人"等荣誉称号。现在的疼痛科年门诊量已超过 20000 人次,年出院人数超过 1600 人次,成为河南省规模效益最好的疼痛科之一。

在这么多年从事疼痛工作的过程中,我深深地感悟到,要做好疼痛工作,应该具备以下几个方面的条件:①具有献心疼痛事业的决心——百折不挠,持之以恒。②系统而全面的专业知识——要具备疼痛专业、影像专业、骨科、风湿科、神经内科等多学科知识。③强大的沟通能力——包括与病人、与同事与领导等的沟通能力。④不断学习的态

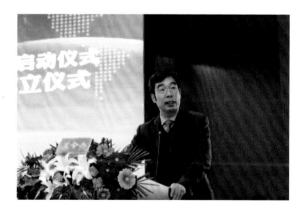

图 6-28-1　在疼痛专科医联体"成立仪式。

度——学习临床知识,开展新技术新业务,提高科研能力等。⑤善于做好宣传——通过各种渠道让人们了解疼痛科核心理念、核心疾病、核心技术。

善于抓住各种机遇——重要保健会诊的机遇、医院快速发展的机遇、分级诊疗的机遇等。

吴大胜

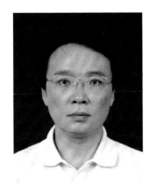

吴大胜，1969年1月生，吉林长春人，1992年毕业于延边医学院临床医学专业。现任吉林省人民医院疼痛诊疗中心主任；中华医学会疼痛学分会（长春）临床中心主任；中华医学会疼痛学分会常委；中华医学会疼痛学分会全国神经病理痛学组副组长；中国医师协会疼痛医师专业委员会委员；吉林省医学会疼痛分会主任委员；《中国疼痛医学杂志》编委；长春市医学特色专科学科带头人。

1992年被分配到吉林省人民医院麻醉科工作，2005年组建吉林省人民医院疼痛科，并主持工作。2009年5月，参与引进了多项具有国际先进水平的疼痛治疗技术，并在《中国疼痛医学杂志》上发表全球第一篇《单极水冷射频治疗颈椎间盘突出症》的学术论文。2009年5月参加卫生部《疼痛科收费立项》工作。2009年7月，吉林省人民医院疼痛科被中华医学会疼痛学分会遴选临床中心。2016年9月完成国内第一例镜下水刀切除巨大腰椎间盘突出。近年来主持召开了多次省级、国家级、国际级学术会议，多次赴欧美等国研修学习。近年来参加编写著作两部、发表论文十余篇，主持省级科研两项。2003年晋升主任医师，分别被延边大学、北华大学、长春中医药大学聘为硕士研究生导师。2008年被共青团吉林省委和吉林省卫生厅联合授予"青年岗位能手"称号。2015年被选拔为吉林省"科技创新拔尖"人才。

感悟

时光荏苒，岁月匆匆。一转眼疼痛科已经迎来了建科十周年的生日，为了纪念这个日子，编辑部要求写一点感悟，接到任务后一直不曾动笔，搁置至今。不是没有感悟，而是感悟颇多不知如何下笔。

看到病人满意的表情家属欣慰的笑容会感悟到社会的需要；看到病人遗憾的眼神和家属无奈的面容会感悟到学科发展的紧迫；看到增长的门诊量、床位数、科室收入会感悟到学科的壮大；看到二级学科、住院规培、服务能力的缺失会感悟到学科的稚嫩；看到治疗手段的增加、方法的改进会感悟到临床的发展；想起致痛机制的缺失、治疗原理的不明会感悟到基础研究的重要。

疼痛科已经建科十年，经过全体疼痛人的艰苦努力、拼搏付出取得了一些成就，然而在我们欣喜的同时更应该感悟到疼痛医学今天的成就绝不是仅靠这十年取得的，而是通过

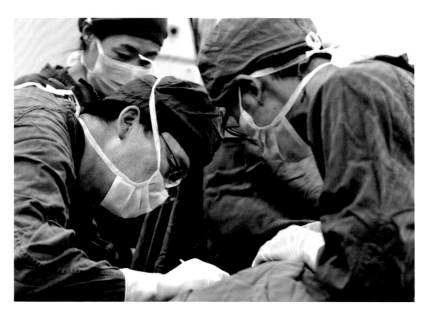

图 6-29-1　专注手术

之前十年、二十年、甚至几十年的孕育才有的，那时的条件要比现在差的多，所以我们的前辈们比我们付出的努力要多、付出的艰辛要多，遇到的困难更是大得多。记得十年前刚刚建科的时候就有一位业界前辈告诫我们"创业战犹酣，同志需努力"，今天的我们更需要团结、包容、合作、奋斗！

注：人物篇由于编辑时间仓促，资料收集欠全，难免有些遗漏及谬误，敬请谅解。

第七章

疼痛相关学会建设

第一节　中华医学会疼痛学分会

中华医学会疼痛学分会成立于 1989 年，曾用名中华疼痛学会，终身名誉主任委员为韩济生院士。

疼痛是医学界多学科的综合研究领域。国际疼痛学会（International Association for the Study of Pain，IASP）于 1973 年成立，促进了各国疼痛研究及工作的交流，各发达国家均成立了相应的专业机构。为了提高我国疼痛理论和临床防治的研究水平，1989 年成立了"国际疼痛学会中国分会"，对外称"中华疼痛学会（Chinese Association for the Study of Pain，CASP）"，由北京大学神经科学研究所所长、中国科学院院士韩济生教授任中国分会主席。1992 年转为"中华医学会疼痛学分会"，韩济生院士任主任委员。

学会成立以来，进行了诸多卓有成效的工作：举办了多种形式的学术交流会议，创办了《中国疼痛医学杂志》，受原卫生部委托、经 60 多位专家辛勤执笔、编写了《临床技术操作规范·疼痛学分册》和《临床诊疗指南·疼痛学分册》，在全国成立了十余家医、教、研相结合的临床中心等。

2004 年 10 月 11 日，中华医学会疼痛学分会响应 IASP 号召，在全国范围内举行"世界镇痛日暨中国镇痛周"活动，这对于普及疼痛疾病知识、推动疼痛医学事业发展，实践"免除疼痛是患者的基本权利"；这一伟大目标起到了积极的作用。

2007 年 5 月 16 日，在桂林召开的第二届全国疼痛科主任峰会上选举产生了中华医学会疼痛学分会新一届的领导班子：前任主委韩济生院士、主委王福根教授、高级顾问赵志奇、崔健君教授、侯任主委樊碧发教授、副主任委员于生元、王家双、张达颖，秘书长康妹娟、秘书任莉梅。2007 年 7 月 16 日，原国家卫生部正式下发文件，在《医疗机构诊疗科目名录》[卫医发（2007）第 227 号文件]中增加一级诊疗科目"疼痛科"，代码：27；主要业务范围为：慢性疼痛的诊断治疗。标志着中国的疼痛医学事业将进入一个全新的快速发展时期，"免除疼痛，是患者的基本权利"将肯定不再是一个口号。

一、中华医学会疼痛学分会现任与历任委员人员组成

第一届委员会

主任委员：韩济生

副主任委员：赵志奇 匡培根 蒋位庄

常务委员：

韩济生 赵志奇 匡培根 宣蛰人 蒋位庄 吕国蔚 黎春元 李仲廉 李继学

范天生 关新民 秦 潮 胡浴恒

秘书：于英心 康妹娟

委员：

韩济生 匡培根 吕国蔚 黎春元 于英心 孙 燕 蒋位庄 李仲廉 石崇俭

乔健天 王 绍 李继学 赵志奇 宣蛰人 王全美 印其章 周逸平 陈本禄

吴承远 范天生 关新民 陈秉学 谭冠先 张瑞龄 刘祚周 李永康 秦 潮

宋福麟 胡浴恒

第二届委员会

主任委员：韩济生

副主任委员：匡培根 赵志奇 王泉云

常务委员：

韩济生 赵志奇 匡培根 王泉云 蒋位庄 孙 燕 王福根 严相默 王全美

宋文阁 谭冠先 张根光

秘书：于英心 康妹娟

工作秘书：任莉梅

委员：

韩济生 赵志奇 匡培根 王泉云 蒋位庄 孙 燕 王福根 严相默 王全美

宋文阁 谭冠先 张根光 于英心 吕国蔚 李仲廉 孟庆云 张 策 高元烈

崔健君 李继学 王新华 黄凤伦 郑汉光 吴蓉蓉 杨锡馨 吴承远 范天生

陈永明　马白成　徐启明　陈秉学　高崇荣　周德华　吴云松　张宽平　李永康

第三届委员会

主任委员：韩济生

副主任委员：赵志奇　崔健君　王福根

顾问：匡培根

常务委员：

于生元　王家双　王福根　严相默　吴云松　吴承远　李仲廉　郑汉光　赵志奇
倪家骧　崔健君　韩济生　熊利泽　谭冠先　樊碧发

秘书：康妹娟　万　有

工作秘书：任莉梅

委员：

万　有　于生元　马君志　王泉云　王家双　王新华　王福根　吕国蔚　严兴福
严相默　吴云松　吴承远　吴蓉蓉　宋文阁　张　衡　张咸伟　李仲廉　李伟彦
李全成　杨天德　孟凡民　林财珠　罗　非　郑汉光　赵志奇　倪家骧　徐世元
郭　政　高崇荣　崔健君　常　洪　傅诚章　蒋宗滨　韩济生　窦锡龄　鄢建勤
熊利泽　谭冠先　樊碧发

第四届委员会

前任主任委员：韩济生

现任主任委员：王福根

候任主任委员：樊碧发

秘 书 长：康妹娟

副秘书长：张德仁

秘书：任莉梅

副主任委员：于生元　王家双　张达颖

常务委员：

万　有　于生元　王家双　王福根　王杰军　刘小立　刘延青　吴云松　宋文阁

张达颖　张少臣　李全成　李勇杰　连庆泉　郑宝森　夏仁云　蒋宗滨　樊碧发
薛荣亮　王　文　张德仁　吴承远

委员：

万　有　于生元　王云霞　王　文　王占友　王　社　王　昆　王杰军　王　林
王家双　王锁良　王福根　卢振和　叶　刚　刘小立　刘延青　刘　慧　朱长德
汤　健　严兴福　何并文　佘志银　冷玉芳　吴云松　吴玉莲　吴承远　宋广德
宋文阁　张少臣　张达颖　张志坚　张咸伟　张福泉　张德仁　李伟彦　李全成
李勇杰　杜晓冰　杨天德　连庆泉　陈家骅　孟凡民　林　建　林财珠　罗　非
郑宝森　俞永林　祝胜美　赵国栋　夏仁云　郭　政　黄　东　蒋宗滨　韩雪萍
鄢建勤　廖正银　樊碧发　薛荣亮　魏　俊　段玉生

第五届委员会

主任委员： 樊碧发

前任主任委员： 王福根

候任主任委员： 于生元

副主任委员： 万　有　张达颖　王家双　刘延青

秘书长： 康妹娟

副秘书长： 刘延青　张德仁

秘书： 任莉梅

常务委员：

樊碧发　傅志俭　黄　东　康妹娟　李勇杰　林　建　刘小立　刘延青　孟凌新
万　有　王　文　王福根　王家双　吴玉莲　吴云松　夏仁云　薛荣亮　于生元
俞永林　张达颖　张德仁　郑宝森

委员：

陈　军　陈　霞　陈家骅　陈孔利　陈夏平　段玉生　樊碧发　傅志俭　郭　政
郭素香　韩雪萍　黄　东　蒋宗滨　康妹娟　冷玉芳　李全成　李勇杰　廖正银
林　建　刘　慧　刘传圣　刘铁汉　刘小立　刘延青　刘玉光　卢振和　罗　非
孟凌新　孟令杰　汤　健　铁木尔　万　琪　万　有　王　昆　王　林　王　文

王福根　王家双　王锁良　王祥瑞　王云霞　魏　俊　吴玉莲　吴悦维　吴云松

夏仁云　薛荣亮　鄢建勤　严　敏　严兴福　叶　刚　于生元　俞永林　张传汉

张达颖　张德仁　张福泉　张小梅　张学华　张玉秋　张志坚　赵国栋　郑宝森

朱长德　祝胜美

第六届委员会

终身名誉主任委员：韩济生

现任主任委员：于生元

前任主任委员：樊碧发

候任主任委员：刘延青

副主任委员：万　有　刘小立　张达颖　傅志俭

秘书长：王　文

副秘书长：宋学军

工作秘书：任莉梅

常务委员：

万　有　于生元　王　文　王　昆　王家双　王祥瑞　冯　艺　卢振和　刘小立

刘延青　刘　慧　吴大胜　吴玉莲　张达颖　李勇杰　林　建　夏令杰　黄　东

傅志俭　樊碧发　薛荣亮

委员：

万　有　万　琪　于生元　马　柯　王云霞　王　文　王国年　王　昆　王　林

王家双　王祥瑞　冯　艺　卢振和　任　飞　刘小立　刘传圣　刘　庆　刘延青

刘金锋　刘荣国　刘晓光　刘　慧　吕　岩　朱长德　严　敏　何睿林　冷玉芳

吴大胜　吴玉莲　吴悦维　宋学军　宋　涛　张小梅　张少勇　张玉秋　张传汉

张达颖　李勇杰　李荣春　杨承祥　肖礼祖　陈　军　陈夏平　陈家骅　陈普望

陈　霞　林财珠　林学武　林　建　欧阳碧山　郑宝森　祝胜美　夏令杰　郭永清

铁木尔　梁立双　黄　东　傅志俭　韩雪萍　熊源长　樊碧发　薛荣亮　魏　俊

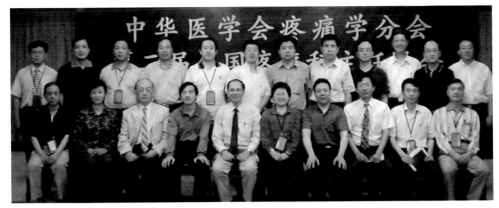

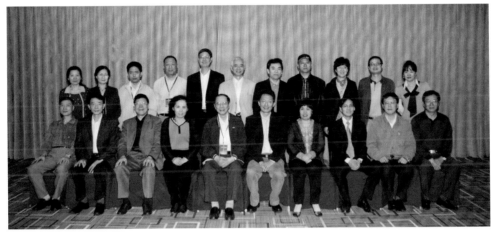

7-1-1　部分改选常委集体照

二、省级医学会疼痛分会成立情况介绍

陕西省医学会疼痛学会：1993 年 7 月成立，薛荣亮授任第一届主任委员

黑龙江省医学会疼痛学会：1995 年 7 月成立，李继学教授任第一届主任委员

湖北省医学会疼痛学会：1996 年 10 月成立，马自成教授任第一届主任委员

江西省医学会疼痛学会：1996 年成立，彭明授任第一届主任委员

重庆市医学会疼痛学会：1997 年成立，张宽平教授任第一届主任委员

广东省医学会疼痛学会：1997 年 10 月成立，高崇荣教授任第一届主任委员

广西省医学会疼痛学会：1997 年 5 月成立，谭冠先教授任第一届主任委员

辽宁省医学会疼痛学会：1999 年 4 月成立，崔健君授任第一届主任委员

吉林省医学会疼痛学会：2000 年 11 月成立，张少臣授任第一届主任委员

北京市医学会疼痛学会：2001 年 8 月成立，王福根任第一届主任委员

河南省医学会疼痛学会：2001 年 6 月成立，马君志教授任第一届主任委员

湖南省医学会疼痛学会：2002 年 10 月成立，王明安授任第一届主任委员

海南省医学会疼痛学会：2004 年 4 月成立，严兴福教授任第一届主任委员

福建省医学会疼痛学会：2005 年 12 月成立，张志坚教授任第一届主任委员

新疆医学会疼痛学会：2005 年 5 月成立，尹极峰教师任第一届主任委员

安徽省医学会疼痛学会：2006 年 11 月成立，陈家骅教授任第一届主任委员

云南省医学会疼痛学会：2007 年 7 月成立，段玉生授任第一届主任委员

河北省医学会疼痛学会：2007 年 7 月成立，刘小立教授任第一届主任委员

山东省医学会疼痛学会：2007 年 12 月成立，傅志俭教授任第一届主任委员

天津市医学会疼痛学会：2008 年 9 月成立，郑宝森教授任第一届主任委员

四川省医学会疼痛学会：2009 年 8 月成立，刘慧教授任第一届主任委员

贵州省医学会疼痛学会：2009 年 8 月成立，王林教授任第一届主任委员

上海市医学会疼痛学会：2010 年 5 月成立，俞永林教授任第一届主任委员

宁夏医学会疼痛学会：2010 年 6 月成立，陈夏平教授任第一届主任委员

浙江省医学会疼痛学会：2011 年 4 月成立，严敏教授任第一届主任委员

江苏省医学会疼痛学会：2012 年 5 月成立，林建教授任第一届主任委员

甘肃省医学会疼痛学会：2012 年 6 月成立，冷玉芳教授任第一届主任委员

山西省医学会疼痛学会：2012 年 8 月成立，郭永清教授任第一届主任委员

青海省医学会疼痛学会：2014 年 8 月成立，段宝霖教授任第一届主任委员

内蒙古医学会疼痛学会：2017 年 11 月成立，于建设教授任第一届主任委员

第二节　中国医师协会疼痛科医师分会

中国医师协会疼痛医师专业委员会作为中国医师协会的二级机构，将坚持"服务、协调、自律、监督、管理"的协会宗旨，规范临床疼痛医师的培养和管理，提高疼痛医师的整体素质和服务质量，依法维护疼痛医师在执业活动中享有的合法权益，团结和组织全国的疼痛医师，弘扬"以德为本、救死扶伤"的人道主义职业道德，为人民健康服务。

经原国家卫生部、民政部登记注册批准，中国医师协会于2011年11月25—27日在北京召开中国医师协会疼痛医师专业委员会成立大会暨首届中国医师协会疼痛医师专业委员会全国年会。

2016年11月21日，中国医师协会下发医协函（2016）509号文件，经协会行政办公会研究，协会第三届理事会第九次会议审议通过，批准中国医师协会疼痛疼痛医师专业委员会更名为中国医师协会疼痛科医师分会，是我国疼痛诊疗事业上又一里程碑事件。

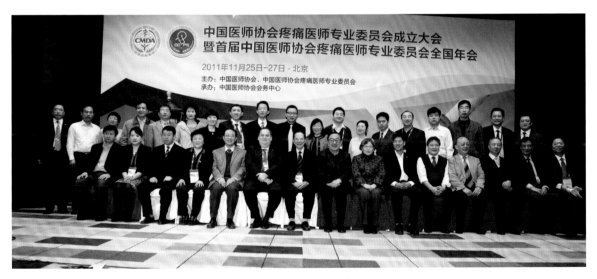

7-2-1　成立照片

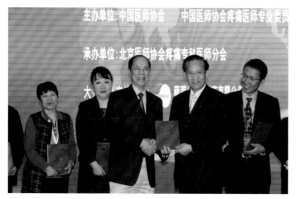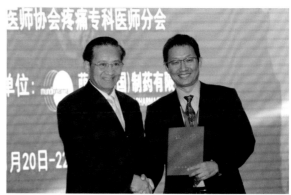

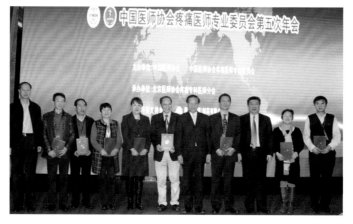

7-2-2 改选照片

第一届委员会

主任委员： 赵　英

副主任委员： 樊碧发　黄宇光　张志强　傅志俭

常务委员兼总干事： 孙立智

常务委员：

王保国	冯威健	刘　慧	刘朝晖	吕　岩	米卫东	张先龙	李建军	李全成
李荣春	林　建	罗　健	郑宝森	魏翠柏	祝胜美	赵国光	夏令杰	徐沪济
黄国志	傅开元	蒋宗滨	谢　荣	熊源长				

委员：

卫法泉	戈晓东	王　毅	王长春	王德强	田　华	乔晋琳	刘广召	刘传圣
吕秋波	孙　莉	安建雄	冷玉芳	吴　韬	吴士明	宋　哲	宋雪松	张长杰
张达颖	张利萍	张宗泽	张绍杰	李　方	李　俊	李　慧	李昌熙	李海涛

杨华清　陈夏平　陈家骅　周脉涛　林高翔　罗　芳　姚　军　娄　强　赵国栋
郜　毅　秦广平　郭子杰　钱自亮　顾卫东　高维亮　梁立双　黄佑庆　翟新利
薛富善　于挺敏　董铁立

第二届委员会

主任委员： 樊碧发

副主任委员： 吕　岩　刘　慧　李荣春　张达颖　傅志俭

常务委员兼总干事： 孙永海

秘书： 任莉梅　谢卫东

常务委员：

王立奎　王保国　王祥瑞　王锁良　卢振和　冯威健　刘小立　刘金锋　刘荣国
孙立智　孙永海　严　敏　李水清　李建军　吴玉莲　吴悦维　张小梅　张志强
林　建　罗　民　郑宝森　赵国光　段宝霖　夏令杰　徐仲煌　黄　东　黄国志
梁立双　蒋宗滨　傅开元　熊源长　魏翠柏

委员：

马民玉　马　柯　马　骏　王开强　王云霞　王长春　王亚平　王　林　王　昆
王德强　王　毅　戈晓东　文传宾　申　文　史可梅　丛勇滋　冯智英　师存伟
乔晋琳　刘广召　刘传圣　刘　庆　安建雄　杜冬萍　李全成　李亦梅　李兴志
李昌熙　李　俊　李　慧　杨华清　杨晓秋　吴大胜　吴春根　何云武　辛学东
宋　涛　张子璞　张少勇　张传汉　张国良　张绍杰　张洪新　陈付强　陈　黔
林孙枝　林学武　欧阳碧山　罗　芳　金　毅　周脉涛　赵　平　郜　毅　姚　明
格桑卓嘎　贾和平　顾卫东　顾　柯　徐铭军　郭瑞宏　黄佑庆　黄锦益　龚国华
康　健　彭　胜　董铁立　蒋　劲　谢广伦　谢　荣　谢朝晖　鲍文强　蔡振宇
廖平生　薛朝霞　薛富善　魏　俊

第三节　中国中西医结合学会疼痛专业委员会

随着医学的不断发展和人们就医需求的不断提高，疼痛已不仅是一种症状，而更多地被认为是一种疾病，况且诸多疼痛性疾病目前仍无法对其做出明确的诊断和有效的治疗，疼痛医学就是在这一背景下产生和发展起来的一门新兴的医学学科，其主要任务是针对这类不适宜采用外科治疗，药物治疗效果又不理想的疼痛性疾病，采用一些非常规的治疗手段，达到治疗疾病的目的，随着疼痛医学的发展，一些外科疾病和许多内科疾病都纳入了疼痛医学的范畴，其内涵已超越了疼痛本来的含义。

中西医结合疼痛诊疗医学取中医、西医之长，互补中西医疼痛诊疗专科优势，吸收了内、外、骨伤、神经、康复、中医等临床各学科的理论和技术，涉及各类慢性疼痛性疾病和心脑血管、神经、内分泌、免疫、骨关节、肿瘤以及心身疾病等广泛的医学领域，拥有手法、针灸、中西药物、神经阻滞、银质针、射频热凝、脊柱内镜、脊髓电刺激等被誉为21世纪最有发展前景的医学技术及一些中西医特殊疗法。为了规范疼痛诊疗技术，促进国内疼痛事业的健康发展，2016年3月经中国中西医结合学会批准正式成立中国中西医结合学会疼痛学专业委员会，并于2016年6月4日在中日友好医院召开成立大会。

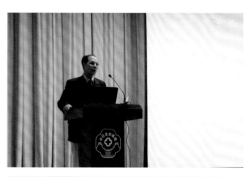
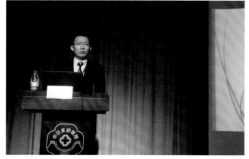
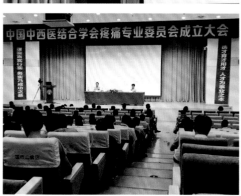
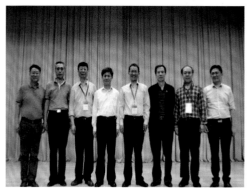

7-3-1　成立照片

第一届疼痛专业委员会

主任委员：樊碧发

顾问：韩济生　王福根　董福慧　刘子明

副主任委员：姚新苗　李荣春　熊东林　李伟彦　张洪新　曹东波

秘书长：尚鸿生

秘书：任莉梅　谢卫东

常务委员：

陈长贤	贺永进	贾和平	李亦梅	刘　垒	柳　健	万燕杰	吴大胜	肖　京
谢朝晖	修忠标	徐凤和	薛朝霞	姚　明	张学学	张育珠	赵序利	周友龙
林学武	田国刚							

委员：

樊碧发	姚新苗	李荣春	熊东林	李伟彦	张洪新	曹东波	尚鸿生	陈长贤
贺永进	贾和平	李亦梅	刘　垒	柳　健	万燕杰	吴大胜	肖　京	谢朝晖
修忠标	徐凤和	薛朝霞	姚　明	张学学	张育珠	赵序利	周友龙	林学武
田国刚	白　玉	鲍红光	曹新献	陈金生	陈小砖	戴江华	戴政文	范志刚
方　梅	冯鹏玖	顾　柯	韩冲芳	华国昌	李艳红	李子勇	刘金峰	刘荣国
罗　民	彭丽岚	裘卫东	申　文	孙　涛	王春爱	王德全	王建光	王建秀
王开强	王立奎	王晓英	卫　凌	谢雅英	阎雪彬	杨茂林	杨庆立	杨振玲
阎文军	姚　旌	姚　鹏	禹志军	张德喜	张国民	张焕峰	张建中	张金华
张炯林	张　强	张　赢	赵建民	赵忠民	郑拥军	周远华	范愈燕	李　顺
张小梅	杨邦祥	皮铎波	葛传福	陈付强	程肖芳	许　华	张海燕	陈维武
冯　丹								

第一届疼痛专业委员会青年委员会

副主任委员： 廖　翔　司马蕾

委员：

廖　翔　司马蕾　白恩忠　陈　曦　陈奇红　谌　锐　程肖芳　邓　超　户红卿
黄　冰　解翔彬　靖　刚　巨　辉　李　静　李永军　刘　娜　刘丹琼　刘红军
刘靖芷　刘文龙　吕　丹　孙建民　田德民　王　飞　王　霞　王学昌　王　玥
翁文水　习超杰　杨　峰　姚太平　俊　敏　袁　燕　张玉梅　钟伟泉　周　斌
周　伶　程　浩

第八章

中国疼痛科建科十周年庆典

十年磨砺　十载辉煌
——热烈庆祝中国疼痛科成立十周年

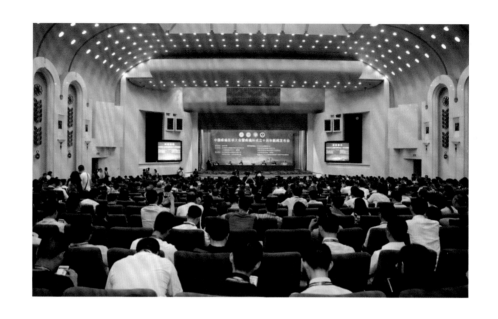

　　我们见证了一个时代的变革，见证了中国疼痛医学的崛起，亲历了疼痛科在中国的诞生和发展！为纪念原国家卫生部卫医发（2007）227号文件颁布十周年，于2017年7月14日至16日在人民大会堂隆重召开"中国疼痛医学大会暨疼痛科成立十周年新闻发布会"。会议旨在"留住历史，传承发展"；通过对学科建设成就和重点人物及事件的描述，全面展示在韩济生院士的引领下，中国疼痛科由无到有的发展历程和蒸蒸日上的现状。讴歌为疼痛医学而探索、奋斗、传承、创新的学者和专家。

　　20世纪70年代，韩济生院士由于针麻研究在国际上一支独秀，在学术交流过程中感受到国际疼痛医学发展的潮流，逐渐形成成立中华疼痛学会的思想。在他积极倡导、筹措下，1989年，164名专家学者，主要是疼痛基础研究学者与麻醉专家作为奠基会员，成立了中华疼痛学会，并被国际疼痛学会（IASP）接纳为中国分会，1992年改名为中华医学会疼痛学分会，并创建了《中国疼痛医学杂志》，从此开启了中国疼痛事业发展的新篇章。

　　回首十年之前的2007年7月16日，原国家卫生部颁布了"卫医发（2007）227号"文件，确定在《医疗机构诊疗科目名录》中增加一级诊疗科目"疼痛科"，并在我国二级以上医院开展"疼痛科"诊疗服务。由此，一个新的医疗诊疗科目"疼痛科"正式诞生！

十年来，中国疼痛界学者秉承着"吃苦耐劳、踏实肯干"的骆驼精神在疼痛专科发展上探索开路；秉承着"为民除痛"的志向在疼痛技术发展上披荆斩棘。从 2007 年原国家卫生部确定将"疼痛科"列为一级诊疗科目，到 2016 年原国家卫生计生委发布 936 号文件，明确规定了疼痛科的业务内容和内涵建设标准。中国疼痛界迎来了学科发展的大好时代。

疼痛科建科十周年记

疼痛，千万年人类进化中挥之不去的折磨！疼痛，医学实践中未解的难题！十年，漫长历史长河里电光火石的一瞬！十年，个体生命里最美的年华！用十年的光阴矢志不渝地去对决千年不解的顽疾，该是怎样一副波澜壮阔、气壮山河的医学历史画卷！

2007—2017 的十年，在实现中华民族伟大复兴的中国梦的宏大背景下，在健康中国建设的雄伟蓝图里，一群中华好儿女以"为民除痛"为光荣职责，不畏艰辛，求实创新、自强不息、忘我拼搏，书写了辉煌十年的篇章！

建科伟业

推动疼痛科职业医师职称考试制度

2008 年，中华医学会疼痛学分会在主管部门的指导下推进了职称考试，并优化了收费制度和标准。

全国大量创建疼痛科

疼痛科在二级医院、三级医院如雨后春笋般涌现。

中国疼痛医学受到国际疼痛学界重视

在韩济生、赵志奇等教授的支持下，中国疼痛学人更多地参与了世界顶尖学术著作的编撰，例如"21 世纪的神经科学"巨著中《疼痛学基础》一章，由陈军、魏峰、谢任均等教授领衔，组织海内外 44 位华人科学家参与完成，受到广泛好评。2016 年，在日本横滨召开的第 16 届世界疼痛大会上，开设了由中国学者主持的慢性疼痛专场讨论会。樊碧发教授在日本国会介绍中国设立疼痛科的意义和经验，扩大了中国疼痛医学的国际影响力。

创建首批国家临床重点专科

2014 年，经过多轮严格评审和专家论证，评选出 6 家国家级疼痛重点专科，它们分别是中日友好医院、山东省立医院、南昌大学第一医院、广州医科大学附属第二医院、深圳南山医院和四川大学华西医院的疼痛科。以上被评出的疼痛重点专科将得到国家重点扶持，并作为疼痛专业的第一方阵，为全国疼痛科的发展起到引领和推动作用。

贯彻执行国家计划，提升基层医院疼痛诊疗水平

2016年国家卫生计生委为贯彻落实《国务院办公厅为推进分级诊疗制度建设的指导意见》，颁布了三级综合医院医疗服务能力指南。其中，对疼痛科的核心医疗服务技术进行了详细的表述，基本标准为临床专科应当达到的基础能力要求，推荐标准是鼓励专科提升能力后达到的高度。

带头建立全国疼痛科医联体

2016年10月，为积极响应国家医改的号召，国家临床重点专科中日友好医院的疼痛科与全国200余家医院成立了疼痛专科医疗联合体，促进疼痛科在不同地域的均衡发展，使疼痛科在全国进一步蓬勃发展得到强劲动力。

十年进展

十年前，全国独立开展慢性疼痛疾病诊疗的科室不足100家；十年后，全国有独立建制的疼痛科达12000余个。十年前，全国专业疼痛科医师不足500人；十年后，全国注册在案的疼痛医师有10000余人。

在技术发展方面

十年前，疼痛医师诊疗的疾病种类和开展的技术种类有限；十年后，中国的疼痛医师可以采用几十种微创介入技术对脊柱关节源性疼痛、神经痛、癌痛等7大类慢性疼痛疾病进行有效的诊疗。

在组织发展方面

十年前，全国只有中华医学会疼痛医学分会一个学术组织；十年后，全国有中华医学会疼痛医学分会、中国医师协会疼痛科医师分会、中国中西医结合学会疼痛分会、中国非公立医疗机构协会疼痛专业委员会等多个学术组织。

在国际影响方面

十年前，国际疼痛学会的中国会员只有寥寥数位，如今有400余名。十年前，世界疼痛大会上仅有数名中国学者做报告；2016年第16届在日本举办的世界疼痛大会开设了中国分会场。

2012 年，中国疼痛医学的奠基人、中国科学院院士韩济生被国际疼痛学会授予全球荣誉会员，以表彰他个人和中国疼痛医学为推动全球疼痛医学发展所作出的杰出贡献！

十年来，我国疼痛医学人才队伍不断壮大，技术不断进步，学术组织不断发展，国际影响力明显增强。

韩济生院士说：40 年奠基，我们披荆斩棘、铺路搭桥。10 年创业，我们交出了一份骄人的成绩单！50 年过去，衷心感谢各级领导的支持，衷心感谢各位创业者的坚持努力（骆驼队精神），在 IASP 的支持下，我们正在争取不久的将来在中国召开世界疼痛大会。但对我们最大的奖励，无疑来自疼痛病人满意的微笑！在政府支持、疼痛医学界团结努力下，未来 10 年，中国疼痛医学必将迎来更大辉煌！

十年间，疼痛学科的发展离不开国家的支持、离不开学界的帮助，更离不开疼痛人的坚持努力奋发图强。

奋力前行

回望历史，中国的疼痛人不忘初心，将继续加速前行！在国家卫健委和各级医疗机构领导的指导下，在社会各界的支持下，在医学界广大专家和兄弟科室的帮扶推动下，拟定了今后努力方向：

（1）培养队伍：通过多种渠道加力培养大量慢性疼痛诊疗人才。

（2）开展研究：深化疼痛的基础研究、临床研究和转化研究。

（3）体制创新：在体制创新、技术创新的一些方面走向世界的前列。

（4）加强科普：如何防止慢性痛的发生，有了慢性痛如何加速治疗免其发展。

（5）勇于担当：随着现代社会工作、生活方式和环境因素的改变，影响人类健康的疾病谱的改变，人口老龄化的到来，疼痛工作者未来也面临更大的、更艰巨的挑战。脊柱关节源性疼痛、肿瘤疼痛、神经病理性痛这三大类慢性疼痛将继续严重影响人民群众的健康生活，仍然有许多难题需要疼痛人去攻坚克服。这既是压力和责任，也是动力和使命。

雄关漫道真如铁，而今迈步从头越。过去的 10 年，中国的疼痛人怀揣梦想，艰苦奋斗，为国家和人民交上了满意的答卷。未来的 10 年，我们相信以年轻一代的疼痛人为主的队伍会在老一辈学者指导下将砥砺前行，奋力拼搏，书写为民除痛新的华章！

出席中国疼痛科建科十周年庆典嘉宾

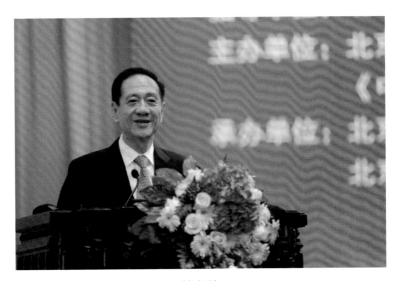

韩启德

中国科学院院士

第十届、十一届全国人大常委会副委员长

第十二届全国政协副主席

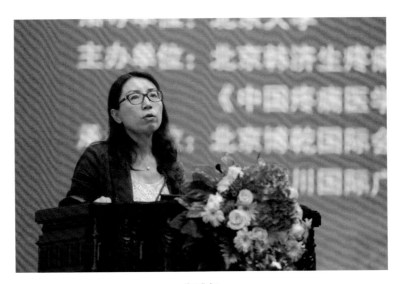

焦雅辉

国家卫生健康委员会

医政医管局副局长

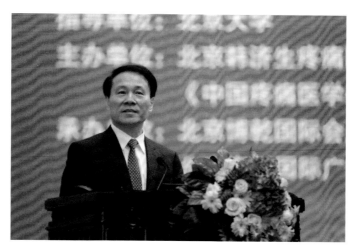

詹启敏

中国工程院院士

北京大学副校长

北京大学医学部主任

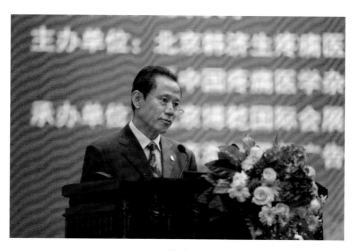

苏志

中华医学会党委书记

中华医学会副会长

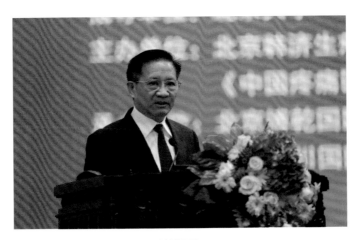

张雁灵
中国医师协会会长

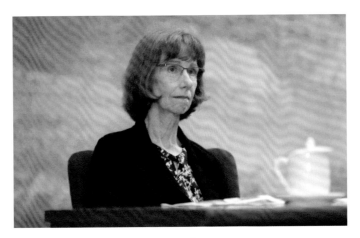

Judith A. Turner
国际疼痛学会（IASP）主席

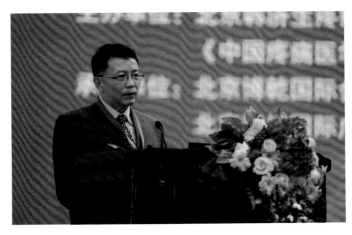

Ru-Rong Ji
美国 Duke University 痛觉研究中心主任

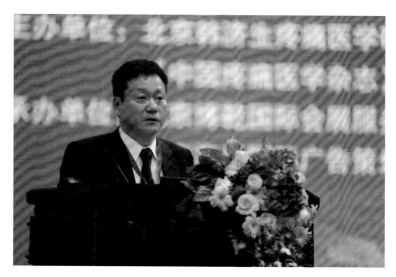

細川豊史
日本疼痛学会理事长　日本缓和学会理事长

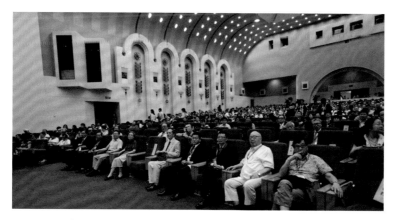

参加中国疼痛科建科十周年庆典部分特邀嘉宾

参加中国疼痛科建科十周年庆典部分省市代表照片汇集

（省市按汉语拼音排序）

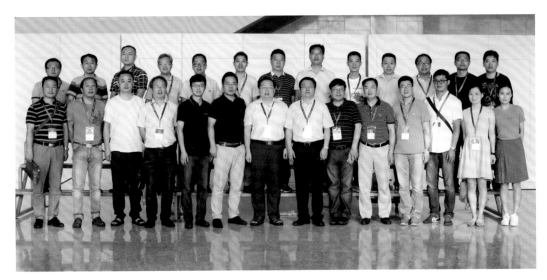

安徽省部分代表合影

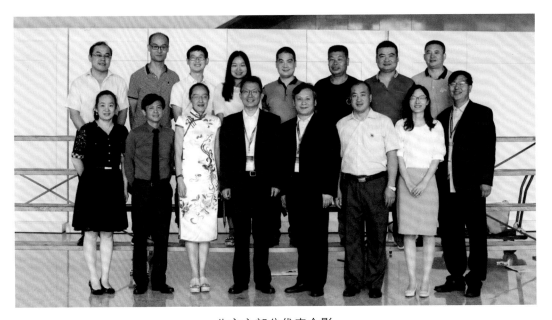

北京市部分代表合影

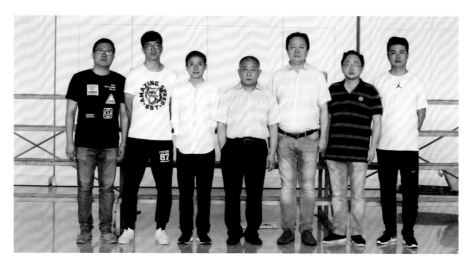

甘肃省部分代表合影

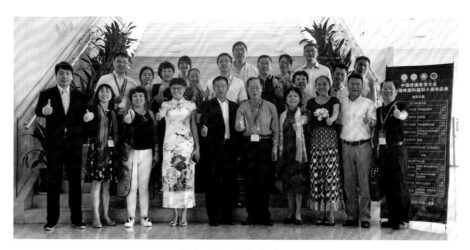

广东省部分代表合影

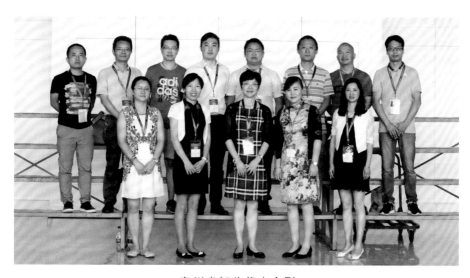

贵州省部分代表合影

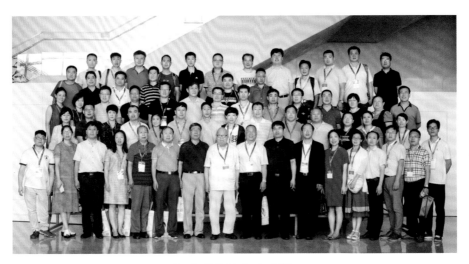

河北省部分代表合影

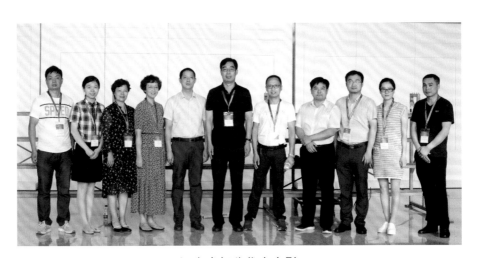

河南省部分代表合影

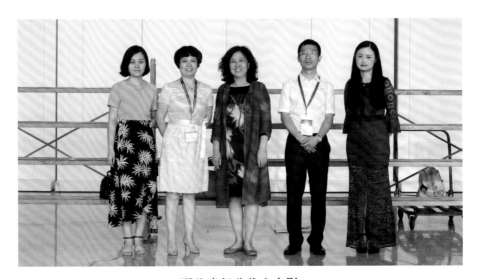

湖北省部分代表合影

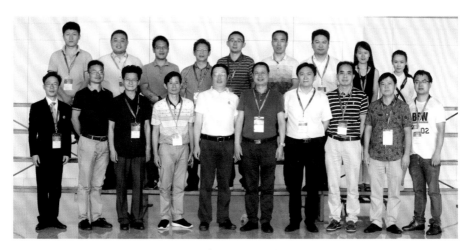

湖南省部分代表合影

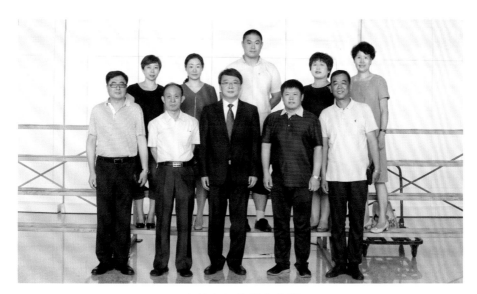

吉林省部分代表合影

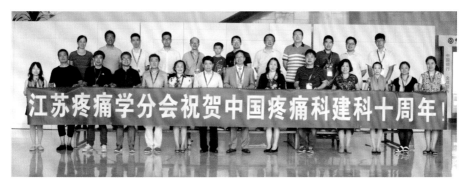

江苏省部分代表合影

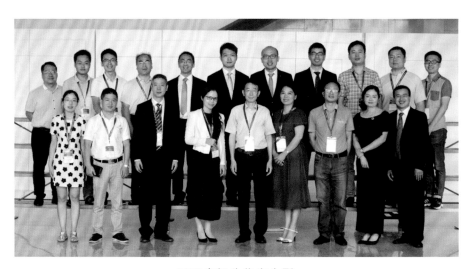

江西省部分代表合影

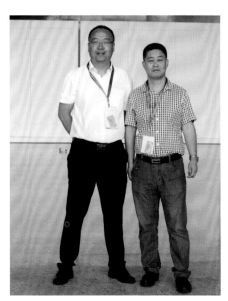

宁夏回族自治区部分代表合影

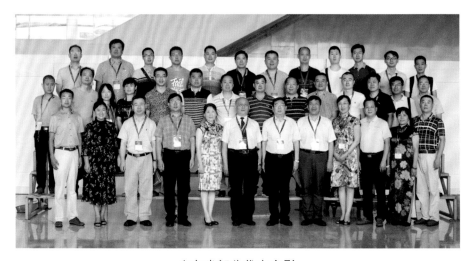

山东省部分代表合影

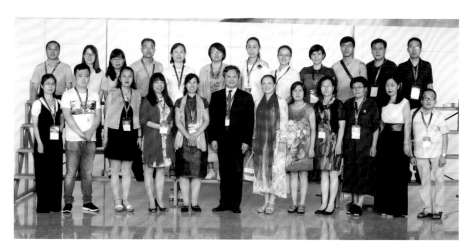

山西省部分代表合影

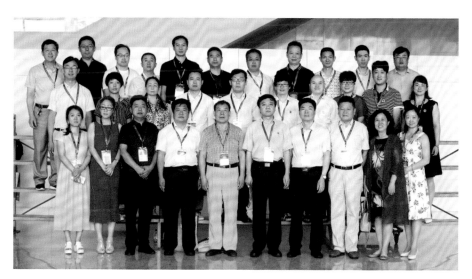

陕西省部分代表合影

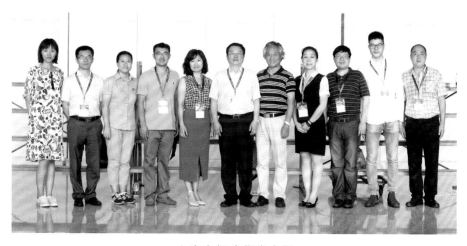

上海市部分代表合影

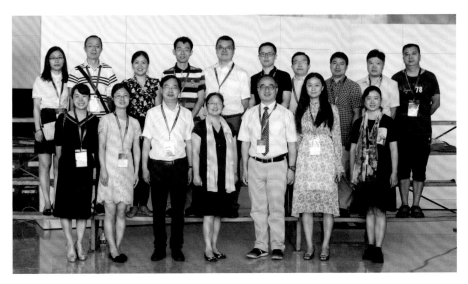

四川省部分代表合影

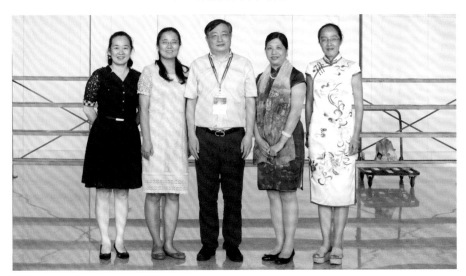

天津市部分代表合影

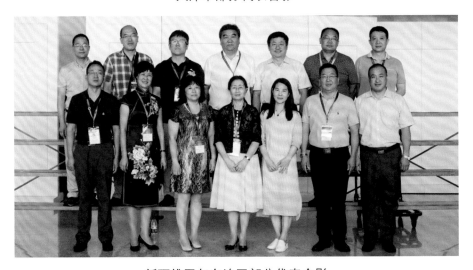

新疆维吾尔自治区部分代表合影

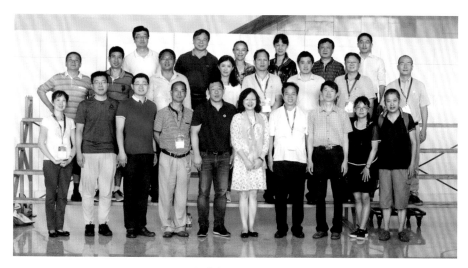

云南省部分代表合影

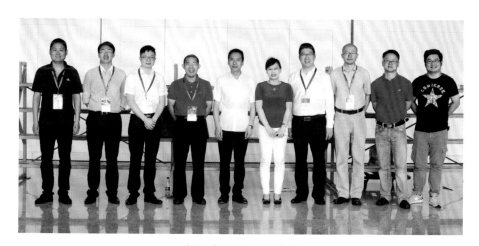

浙江省部分代表合影

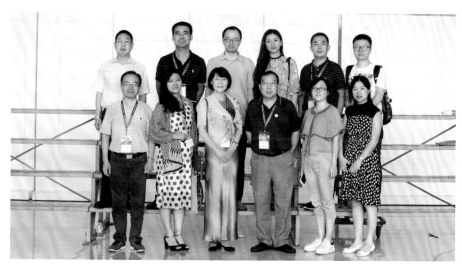

重庆市部分代表合影

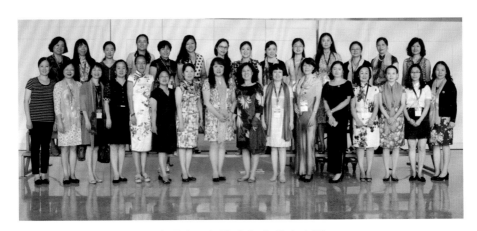

中国女医师协会部分代表合影

布 会 合 影 留 念

2017.7.15 北京 人民大会堂

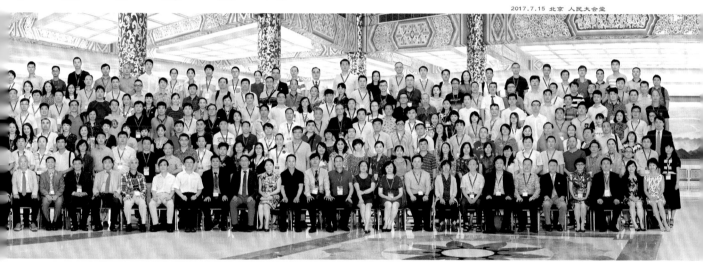